2022

结核病研究进展报告

（2022）

U0292052

中国防痨协会　组织编写

主　编　初乃惠　赵雁林

人民卫生出版社

·北京·

版权所有，侵权必究！

图书在版编目（CIP）数据

结核病研究进展报告. 2022 / 中国防痨协会组织编写；初乃惠，赵雁林主编 . —北京：人民卫生出版社，2023.4

ISBN 978-7-117-34692-4

Ⅰ.①结⋯　Ⅱ.①中⋯②初⋯③赵⋯　Ⅲ.①结核病—研究报告—中国—2022　Ⅳ.①R52

中国国家版本馆 CIP 数据核字（2023）第 056672 号

人卫智网	www.ipmph.com	医学教育、学术、考试、健康，购书智慧智能综合服务平台
人卫官网	www.pmph.com	人卫官方资讯发布平台

结核病研究进展报告(2022)
Jiehebing Yanjiu Jinzhan Baogao(2022)

组织编写：中国防痨协会
主　　编：初乃惠　赵雁林
出版发行：人民卫生出版社（中继线 010-59780011）
地　　址：北京市朝阳区潘家园南里 19 号
邮　　编：100021
E - mail：pmph @ pmph.com
购书热线：010-59787592　010-59787584　010-65264830
印　　刷：保定市中画美凯印刷有限公司
经　　销：新华书店
开　　本：787×1092　1/16　印张：14
字　　数：323 千字
版　　次：2023 年 4 月第 1 版
印　　次：2023 年 4 月第 1 次印刷
标准书号：ISBN 978-7-117-34692-4
定　　价：65.00 元

打击盗版举报电话：010-59787491　E-mail：WQ @ pmph.com
质量问题联系电话：010-59787234　E-mail：zhiliang @ pmph.com
数字融合服务电话：4001118166　E-mail：zengzhi @ pmph.com

《结核病研究进展报告（2022）》
编写委员会

主　审　刘剑君　成诗明

主　编　初乃惠　赵雁林

副主编　张宗德　黄海荣　万康林　吴雪琼　聂文娟

编　委（按姓氏笔画排序）

丁杨明　于　霞　万康林　王　南　王术勇　王桂荣　王聪丽

孔瑶瑶　占玲俊　成诗明　朱传智　刘　毅　刘海灿　阳幼荣

杜　昕　杜芳芳　李　涛　李自慧　李姗姗　杨崇广　吴雪琼

初乃惠　张宗德　张俊仙　张蓝月　陆　宇　陈素婷　尚园园

周文强　赵雁林　胡冬梅　逢　宇　聂文娟　徐彩红　高　珊

黄海荣　黄银霞　龚文平　梁　艳　董　静　蒋　毅　程梦丽

潘丽萍　燕　娜

秘　书　周文强

前　言

结核病(tuberculosis,TB)位列全球死因第 13 位,是人类免疫缺陷病毒(human immunod-eficiency virus,HIV,又称"艾滋病病毒")感染者的"头号杀手",也是抗生素耐药相关的主要致死性传染病。新型冠状病毒感染大流行扭转了全球多年来在抗击结核病方面取得的进展,对全球结核病防控产生破坏性影响,故非常有必要对结核病领域的基础、诊断、治疗、预防等方面的研究进行系统梳理和阶段性总结。

全球每年发表关于结核病的文章有 6 000 余篇,研究方向和研究方法众多,结核病领域的专家学者难以有精力阅读如此之多的文献。为了帮助科技工作者充分了解结核病领域的研究进展,提高全国结核病防治人员的诊疗能力,便于其及时了解全球结核病在新技术、新方法、新理念和新药物上的进展,促进新技术和新方法在日常工作中的应用,中国防痨协会组织专家们撰写本书。本书是继《结核病研究进展报告(2020)》后的新版,对 2021 年至今在国际上发表的重要文献进行分析和解读,希望有助于推动结核病相关的深入系统的研究。

编者

2022 年 12 月

缩 略 语

3HR	3 months of daily isoniazid and rifampin	每日服异烟肼和利福平治疗 3 个月
4R	4 months of daily rifampin	利福平治疗 4 个月
ACE2	angiotensin converting enzyme 2	血管紧张素转换酶 2
ACF	active case finding	患者主动发现
AE	adverse event	不良事件
aHR	adjusted hazard ratio	调整后的危险比
AIDS	acquired immune deficiency syndrome	艾滋病
aOR	adjusted odds ratio	调整优势比
ART	antiretroviral therapy	抗逆转录病毒治疗
aTB/ATB	active tuberculosis	活动性结核病
AUC	area under the curve	曲线下面积
MGIT	mycobacterial growth indicator tube	分枝杆菌生长指示管
BAL	bronchoalveolar lavage	支气管肺泡灌洗
BCG	Bacillus Calmette-Guérin	卡介苗
Bdq/BDQ	bedaquiline	贝达喹啉
BMRC	British Medical Research Council	英国医学研究委员会
BTB	bovine tuberculosis	牛结核病
CCB	calcium channel blocker	钙通道阻滞剂
CFU	colony forming unit	菌落形成单位
Cfz	clofazimine	氯法齐明
cgMLST	core genome multilocus sequence typing	核心基因组多位点序列分型
CI	confidence interval	置信区间
C_{max}	maximum concentration	峰浓度
COPD	chronic obstructive pulmonary diseases	慢性阻塞性肺疾病
COR	correlate of risk	风险相关性
COVID-19	corona virus disease 2019	新型冠状病毒感染
CRX	chest X-ray	胸部 X 线检查
Cs	cycloserine	环丝氨酸

CSF	cerebrospinal fluid	脑脊液
CT	computed tomography	计算机断层扫描
CTAB	cetyltrimethyl ammonium bromide	十六烷基三甲基溴化铵
CU	compassionate use	扩展性临床试验
DALY	disability-adjusted life year	伤残调整生命年
DC	dendritic cell	树突细胞
Dlm/DLM	delamanid	德拉玛尼
DOT	directly observed treatment	直接面视下督导化疗
DRESS	drug rash with eosinophilia and systemic symptoms	伴嗜酸性粒细胞增多和系统症状的药疹
DRS	disease risk score	疾病风险评分
DS	drug-susceptible	药物敏感
DST	drug susceptibility testing	药物敏感试验
DTH	delayed type hypersensitivity	迟发型超敏反应
E/EMB	ethambutol	乙胺丁醇
EBA	early bactericidal activity	早期杀菌活性
ELISA	enzyme-linked immunosorbent assay	酶联免疫吸附试验
ESR	erythrocyte sedimentation rate	红细胞沉降率
FDG	^{18}F-Fluorodeoxyglucose	^{18}F-氟代脱氧葡萄糖
[^{18}F]FDG-PET/CT	[^{18}F]fluoro-d-glucose positron emission tomography and computerized tomography	2-脱氧-2-[^{18}F]氟-d-葡萄糖正电子发射计算机断层扫描
FEC	fecal egg count	粪便虫卵计数
FEV_1	forced expiratory volume in one second	第1秒用力呼气容积
FPG	fasting plasma glucose	空腹血糖
FQ	fluoroquinolone	氟喹诺酮类药物
FVC	forced vital capacity	用力肺活量
GA	gastric aspirate	胃穿刺物
GLM	generalized linear model	广义线性模型
GM-CSF	granulocyte-macrophage colony-stimulating factor	粒细胞-巨噬细胞集落刺激因子
H/INH	isoniazid	异烟肼
HBV	hepatitis B virus	乙型肝炎病毒

HCV	hepatitis C virus	丙型肝炎病毒
HIRA	health insurance and review assessment service	健康保险和审查评估服务系统
HIV	human immunodeficiency virus	人类免疫缺陷病毒
HLA-DR	human leukocyte antigen DR	人类白细胞 DR 抗原
HR	hazard ration	风险比
HSP	heat shock protein	热休克激蛋白
i.n.	intranasal	鼻内
i.v.	intravenous	静脉内
ICD-10	International Classification of Diseases Tenth Revision	国际疾病分类第十版
ICD-9	International Classification of Diseases Ninth Revision	国际疾病分类第九版
ICI	immune checkpoint inhibitor	免疫检查点抑制剂
ICS	intracellular immunostaining	细胞内免疫染色
IFN-Ⅰ	type 1 interferon	Ⅰ型干扰素
IFN-β	interferon beta	β 干扰素
IFN-γ	interferon gamma	γ 干扰素
IGRA	interferon gamma release assay	γ 干扰素释放试验
IL	interleukin	白细胞介素
INDEL	insertion-deletion	插入或缺失突变
LAM	lipoarabinomannan	脂阿拉伯甘露聚糖
LC-MS/MS	liquid chromatography-mass spectrometry	液相色谱 - 质谱
LMM	linear mixed model	线性混合模型
LOD	limit of detection	最低检出限
LTA4H	leukotriene A4 hydrolase	白三烯 A4 水解酶
LTB4	leukotriene B4	白三烯 B4
LTBI	latent tuberculosis infection	结核潜伏感染
Lzd	linezolid	利奈唑胺
MBT	multidrug background therapy	多药物背景方案
M/Mfx	moxifloxacin	莫西沙星
MAMS-TB	multi-arm multi-stage tuberculosis	多臂多阶段试验

MDP1	mycobacterial DNA-binding protein 1	分枝杆菌 DNA 结合蛋白 1
MDR-TB	multidrug-resistant tuberculosis	耐多药结核病
MIC	minimal inhibitory concentration	最小抑菌浓度
MMC	multiple-merger coalescent	多重合并聚结体
MMP	matrix metalloproteinase	基质金属蛋白酶
MOI	multiplicity of infection	感染复数
MRI	magnetic resonance imaging	磁共振成像
M. tb/MTB	Mycobacterium tuberculosis	结核分枝杆菌
MTBC	Mycobacterium tuberculosis complex	结核分枝杆菌复合群
M.tb-sir	M.tuberculosis-specific immune response	结核分枝杆菌特异性免疫应答
MTD	maximum tolerable dose	最大耐受剂量
NAT2	N-acetyltransferase-2	N- 乙酰转移酶 -2
ncRNA	non-coding RNA	非编码 RNA
NHI	national health insurance	国民健康保险
NHP	non-human primate	非人灵长类动物
NNT	number needed to treat	需要治疗人数
NPA	nasopharyngeal aspirate	鼻咽抽吸物
NPV	negative predictive value	阴性预测值
NTM	nontuberculous mycobacteria	非结核分枝杆菌
OBR	optimised background regimen	优化背景方案
OOB	out-of-bag	袋外
PanACEA	Pan-African Consortium for the Evaluation of Antituberculosis Antibiotics	泛非抗结核药评估联盟
PBMC	peripheral blood mononuclear cell	外周血单个核细胞
PBS	phosphate buffered saline	磷酸盐缓冲液
PCF	passive case finding	被动病例发现
PCR	polymerase chain reaction	聚合酶链式反应
PET	positron emission tomography	正电子发射体层成像
PGx	pharmacogenomic	药物基因组学
P ⅢNP	Procollagen Ⅲ N-terminal propeptide	Ⅲ型前胶原氨基端原肽
PK	pharmacokinetic	药代动力学

PK-PD	pharmacokinetic-pharmacodynamic	药代动力学 - 药效学
PPD	purified protein derivative	纯化蛋白衍生物
PSQ	pyrosequencing	焦磷酸测序
PYs	person-years	人年
PZA/Z	pyrazinamide	吡嗪酰胺
QFT	QuantiFERON-TB Gold	TB 抗原特异的 IFN-γ 释放试验
qRT-PCR	quantitative real-time polymerase chain reaction	实时定量聚合酶链反应
R/RIF	rifampicin	利福平
RNA	ribonucleic acid	核糖核酸
RNA-Seq	RNA sequencing	RNA 测序
ROC	receiver operating cureharacteristic	受试者操作特征曲线
RR	relative risk	相对危险度
RRTB	rifampicin resistant tuberculosis	利福平耐药结核病
RT-qPCR	real time quantitative PCR	实时定量 PCR
SAE	serious adverse event	严重不良事件
SARS-CoV-2	severe acute respiratory syndrome coronavirus 2	严重急性呼吸综合症冠状病毒
SAS	safety analysis set	安全性分析集
SAT	self-administered therapy	自我管理治疗
SD	standard deviation	标准差
SDG	sustainable development goal	可持续发展目标
SIR	standardized incidence ratio	标准化发病率
SITC	Society for Immunotherapy of Cancer	癌症免疫治疗协会
SLID	second-line injectable drug	二线注射类药物
SNP	single nucleotide polymorphism	单核苷酸多态性
STR	short treatment regimen	短疗程治疗方案
TB	tuberculosis	结核病
TB22	22-gene RNA model	22 基因 RNA 模型
TBI	tuberculosis infection	结核感染
TBM	tuberculosis meningitis	结核性脑膜炎
TBMGIT	TB mycobacterial growth indicator tube	结核分枝杆菌生长指示管

TBTC	Tuberculosis Trials Consortium	结核病试验联盟
TCID50	50% tissue culture infective dose	组织半数感染剂量
TIMP	tissue inhibitor of metalloproteinase	组织金属蛋白酶抑制物
TLR2	Toll-like receptor 2	Toll 样受体 2
TNF	tumor necrosis factor	肿瘤坏死因子
TNF-α	tumor necrosis factor alpha	肿瘤坏死因子 α
TPT	tuberculosis preventive treatment	结核病预防性治疗
TST	tuberculin skin test	结核菌素皮肤试验
TTCC	time to culture conversion	培养阴转时间
TTP	time to positivity	报阳时间
vs.	versus	相对
WB-ICS	whole blood intracellular cytokine staining	全血细胞内细胞因子染色
WGS	whole genome sequencing	全基因组测序
WHO	World Health Organization	世界卫生组织
WT	wild type	野生型
XDRTB	extensive drug resistant tuberculosis	广泛耐药结核病
Xpert	Xpert MTB/RIF	实时荧光定量核酸扩增检测技术
Xpert Ultra	Xpert MTB/RIF Ultra	超敏实时荧光定量核酸扩增检测技术

目　录

基础篇

2021—2022 年，结核病基础研究领域异彩纷呈，在动物感染模型及新实验技术应用、结核分枝杆菌（*Mycobacterium tuberculosis*，*M. tb*）基因功能和致病机制、结核病免疫机制、抗结核新药和新方案的相关基础研究、结核分枝杆菌分子流行病学研究等多个方面都有较好的研究成果。

第一章 动物感染模型及实验新技术应用

一、结核病肉芽肿的免疫调节图谱

结核肉芽肿的许多病理特征是人类特有的,很难在模型系统中进行复制,然而在结核病中获得活检标本较困难,人体材料的缺乏和高保真模型系统的缺乏阻碍了新疗法的发展。肉芽肿组成高度可变,每个肉芽肿发展轨迹不尽相同,分析组织微环境(microenvironment,ME)中的局部宿主 - 细菌动态,对于研究肉芽肿结构和免疫细胞的功能尤为重要。

(1)目的:研究者开发了一种新的研究框架体系,利用有限的患者组织结合公开的转录组数据,借助强大的生物信息学分析方法解析人类活动性结核的免疫学特征。

(2)方法

1)制作南非结核病患者晚期的切除组织和美国的结核病患者尸检肺组织标本的石蜡包埋块。样本采集部位包括肺、胸膜腔、淋巴结、椎骨以及子宫内膜。

2)使用多路离子束飞行时间成像(MIBI-TOF)技术对活动性结核病患者组织中的 37 种蛋白质进行分析,构建全面的免疫调节图谱,8 个空间微环境中映射成 19 个细胞子集。

3)对健康志愿者和结核病患者的外周血进行转录图谱分析,研究外周血免疫激活情况;进行转录组 meta 分析,研究免疫调节趋势与肉芽肿成像一致性。

(3)结果:三组不同临床来源的 15 个组织样本,分成 19 个细胞亚群,8 种 ME。使用 FlowSOM 进行表型分析,发现肉芽肿中以 T 细胞和髓系细胞为主,根据不同标志物,髓系细胞又分为巨噬细胞、树突细胞(dendritic cell,DC)和单核细胞。研究者统计 γδT 细胞占 0.1%,CD209$^+$DC 占 0.2%,调节性 T 细胞(regulatory T cell,Treg)占 1%,表明该方法能识别丰度较低的细胞群。分析 19 个细胞群与 TB 疾病状态之间的关系,发现全面的细胞普查结合免疫细胞频率分析可以揭示不同类型的肉芽肿。

空间富集并量化分析两种标志物如 PD-L1 和 IDO1 一起出现的频率,可揭示肉芽肿中空间结构和功能的关联。使用 MIBI-TOF16 定义的 8 个空间肉芽肿 MEs,揭示肉芽肿中局部免疫调节特征。通过对结核病患者血液转录组的正交分析,发现肉芽肿和外周血的免疫状态同步,二者存在相关性。

(4)结论:通过新建的通用分析框架,确定了结核肉芽肿中的细胞组成和免疫调节通路与外周免疫反应的关系,对开发靶向宿主的免疫疗法和理解结核病免疫失控的免疫学基础具有重要意义。结核中 IDO1 和 PD-L1 等蛋白的表达与肿瘤免疫 ME 中观察到的免疫逃逸机制一致。基于肉芽肿的多光路成像研究将为结核病控制提供新的思路,通过深入了解肉芽肿局部调控最终如何影响感染结果来控制结核病。

二、gramtools 基于基因组图进行多尺度变异分析

基因变异分析是很多研究的基础,本研究开发一种软件 gramtools 并建立一个模型来处理多尺度变异,不仅基因分型优于现有方法,并且能够对多个交替背景进行基因分型,揭示先前隐藏的基因重组。

(1)目的:建立一个模型来处理多尺度变异,并开发一个可视化组件框架(visual component framework,VCF)的 JSON 扩展(jVCF),允许对多个参考进行变异调用,这两者都可在软件 gramtools 中实现,该软件优于现有的 SNP 基因分型方法,可对 *M. tb* 中重叠了大量的缺失突变的 SNP 分型,能够在恶性疟原虫的多个替代背景上进行基因分型,揭示先前隐藏的重组。

(2)方法

1)使用 vBWT 进行图形约束和基因分型:使用线性化表示的压缩后缀数支持基因组图中的序列搜索,称为变异感知 Burrows-Wheeler 变换(vBWT)。

2)使用模拟数据验证嵌套基因分型:基于恶性疟原虫的模拟结果,评估 gramtools 基因分型,并与 SAMtools(经典的"堆积"变体调用者)和 Cortex(在 de Bruij 图中发现气泡)进行比较,然后映射到参考基因中。

3)在替代单倍型上绘制 SNP:确认每个基因的不同形式的小变体,定义一个变体站点和 gramtools 可支持的图形类型。

4)基因组图构建:gramtools 构建基因组图,无需来自参考基因组的嵌套变异和变体的 VCF。

5)构建基因分型模型:gramtools 可进行单倍体和二倍体基因分型。

6)恶性疟原虫二倍体变异分析:在 gramtools 中使用包含 4 种表面抗原(DBLMSP、DBLMSP2、EBA175、AMA1)的图表对恶性疟原虫基因组图进行基因分型,并使用自定义脚本分析最终的 jVCF。

(3)结果:gramtools 能实现基因组图构建、基因分型和增强基因组图的工作流程。在此工作流程中,基因分型主要服务于两个用途:首先,通过使用具有此个性化参考基因来发现新变体;其次,gramtools 用于已发现变体进行基因分型。因此,相比其他工具,gramtools 不仅能实现读取,还能进行精确匹配(在质量修整之后),目前仅限于高精度短片段读取。

(4)结论:本研究提供了一个在基因组图谱中识别和分型多尺度变异的框架,并展示如何在 gramtools 中成功实现。与最先进的基因组图工具 GraphtTyper2 和 vg 相比,gramtools 展现了良好的基因分型性能,还使用多个参考基因提供等位基因二态性分析。

三、利用共变邻域分析法从单细胞转录组学中确定与感兴趣表型相关的细胞群

本研究提出的共变邻域分析(CNA),相比基于集群映射的方法能更灵活无偏倚地识别

相关细胞群。CNA 通过识别转录空间中的小区域组(被称为邻域)在不同的样本中丰度共同变化,描述了不同样本的主导变异轴,表明共享功能或调节。

(1)目的:通过构建共变邻域分析(CNA)的方法来分析高维度的单细胞数据集,证明在整个细胞中存在着邻域。在已发表的真实单细胞数据集进行模拟检验,以识别相关细胞群的样本属性,证明它完善并扩展了以前用标准方法发现的关联。

(2)方法

1)构建共变邻域分析(CNA)的算法:首先创建细胞 - 细胞相似性图。为数据集中的每个单元格 m 定义一个邻域,每一个其他单元格 m′ 都属于锚定于根据从 m′ 开始的图中的随机行走在 s 步后到达细胞 m 的概率。将转录邻域信息汇总成邻域丰度矩阵(NAM),其第 n、m 项是样本 n 的细胞在邻域 m 中的相对丰度。

2)邻域丰度矩阵的构建和质量控制:选择合适的随机行走的长度 S,去除具有强烈批次效应的邻域。以样本级协变量为条件,对 NAM 进行主成分分析(principal component analysis,PCA),同时对批次和协变量进行调节,进行关联测试。通过在关联测试前将其从 NAM 和属性中线性投射出来,来控制样本水平的混杂因素。用模拟来评估 CNA 的性能,量化校准第一类、第二类错误。

3)使用真实数据集进行验证分析:在类风湿性关节炎(rheumatoid arthritis,RA)患者和骨关节炎患者的滑膜关节组织的成纤维细胞胞质内小 RNA 测序(small cytoplasmic RNA sequencing,scRNA-seq)谱中,评估 CNA 是否能在真实数据中检测出重要的生物结构;在败血症患者和无败血症患者的 102 814 个外周血单个核细胞(PBMC)的 scRNA-seq 谱中,评估 CNA 在有许多细胞类型的数据集中识别细微的病例 - 对照关系的能力;在结核病队列患者的记忆性 T 细胞中验证 CNA 是否应用于一个更大、更丰富的表型数据集。

(3)结果

1)用模拟对 CNA 进行性能评估:与基于聚类的传统分析相比,CNA 在检测全局整体的基因表达程序(gene expression program,GEP)和特定聚类 GEP 信号方面具有更强的能力,同时对聚类丰度信号保持了相当的能力;几乎在所有模拟分析情况下 CNA 都具有更强的信号恢复能力。在较低样本量的 TBRU 数据的版本中,CNA 通常继续优于基于聚类分析。

2)CNA 捕捉到涉及类风湿性关节炎的 Notch 激活梯度:CNA 确定 NAM-PC1 是该数据集中的主导信号。CNA 确定了 RA 相关的细胞群(全局 $P=0.02$),再现了基于集群的粗略关联,但更精确地反映了驱动 Notch 机制。CNA 在基于集群的关联之外增加了信息的粒度。

3)CNA 完善了与败血症相关的血细胞群分析:CNA 发现了相当大的集群内的异质性。15 个已发表的集群中有 8 个包括明显的亚群,与败血症有不同程度甚至不同方向的关联;差异化表达分析将亚群与各自的集群和主要细胞类型进行对比,通过全局分析检测到的许多基因表达程序(如 RAC1)将集群中耗竭亚群与非耗竭细胞区分开来,在通路层面,发现几个免疫激活和炎症相关的基因组在这些 NAM-PCs 中富集,再现了与败血症有关的基因组。

4)CNA 捕捉到结核病数据集中的各种关联:数据集中的 NAM-PCs 具有生物学意义。NAM-PCs 能识别 T 细胞"先天性"特性,能检测到跨越广泛的细胞类型的细微转录转变,CNA 会在无偏倚的 mRNA 数据中单独识别不同数据模式下关联(全局 $P=4.5e^{-3}$),以及结核病主要的表型,即两个具有 Th17 和先天性特征的集群("C-12"和"C-20")在结核病进展患者中被耗尽。对单细胞数据(多模态表示)和 17 个样本级属性之间的关联进行了调查,通过控制混杂因素和多重检验,结果发现年龄($P<1e^{-6}$)、抽血季节($P<1e^{-6}$)、遗传血统($P=1.8e^{-4}$)和性别($P=3e^{-6}$)有全面的关联。

(4)结论:CNA 是一种在单细胞数据集中描述丰度变化主轴的方法,并以更大的灵活性和颗粒辨识度识别基因转录丰度与感兴趣样品属性相关的细胞群。CNA 与传统的基于聚类的分析相比,提供了更好的功率和信号恢复,同时保持对实验伪影的稳健性,并提供对样品级混杂因素的控制,而且不需要参数调整或长时间的计算。CNA 可用于研究不同的样本属性,从而提高对疾病病理学、风险和治疗的理解。除了用于测试与样本级属性的关联外,NAM-PCs 本身似乎也具有生物学意义。CNA 提供了一个多功能的框架,可以很容易地扩展到其他数据模式。

四、连续血管内染色法测定猕猴白细胞运输动力学

白细胞在全身的运输受到高度调控。监测白细胞的转运能够检测病原体、免疫反应和免疫记忆。疾病中经常发现白细胞运输失调,显示其在内稳态和免疫反应中的重要作用。虽然白细胞转运某些分子的机制已有报道,但对白细胞转运的调控知之甚少。目前,很少有定量评价细胞运输的方法,特别是非人灵长类模型中的检测。

(1)目的:开发一种连续血管内染色(serial intravascular staining,SIVS)的方法,通过注入荧光标记抗体来标记循环白细胞,测量非人灵长类动物的白细胞运输动力学。

(2)方法:基于前期小鼠解剖前单次注射荧光结合抗体,区分污染的血管内细胞($IVas^+$,IVas 后染色的细胞)和组织停留细胞($IVas^-$,IVas 后未染色的细胞)。通过连续注入不同标记的抗体,识别健康非人灵长类(nonhuman primate,NHP)的血液和组织中不同的动态细胞群,进而使用连续 SIVS 评估肺、淋巴结白细胞动态运输。

由于抗体注射只标记了血液中的白细胞,细胞在每次注射时的位置被打上"条形码",提供了位置记录,可以用来推断运输动力学。使用 SIVS 和多参数流式细胞术来定量稳态下健康动物进入淋巴组织的细胞运输,并识别非淋巴器官特有的血管周细胞。为了研究这些参数在疾病过程中是如何被影响的,以肺肉芽肿中的血管内白细胞为例,SIVS 用于定量研究感染 *M. tb* 的猕猴淋巴细胞的运输。

(3)结果:研究发现,SIVS 可以示踪 NHP 中白细胞运输,研究白细胞转运。连续血管内注射 αCD45 抗体不会严重改变白细胞运输,CD45 的输注可识别不同血管内腔室,并辅助淋巴结针刺活检组织(FNA)分析,区分活检细胞中多少比例代表组织来源的细胞,通过排除非淋巴细胞来帮助解释结果。IVas 可找到肺肉芽肿中组织内产生细胞因子的细胞,因此 SIVS 定量肺肉芽肿中的白细胞运输。

通过 SIVS 对结核肉芽肿研究发现:尽管肺肉芽肿中的大多数细胞停留超过 24 小时,但肉芽肿是动态的,细胞持续缓慢涌入,其速度预示着 *M. tb* 从肉芽肿中清除。

(4)结论:SIVS 结合细胞内染色和多参数流式细胞术,是一种强有力的方法来量化 NHP 体内白细胞运输动力学,且可用于 NHP 的结核肉芽肿免疫细胞的动态定量研究。

五、转录调控因子诱导的表型筛选揭示了结核分枝杆菌中的药物增强子

转座子突变策略是研究细菌应激反应的一种强大而客观的方法,但不能完全捕获网络反应的复杂性。为了克服转座子介导的基因突变局限性,研究者开发了转录调控子诱导表型(TRIP)筛选技术,该技术可以量化诱导 *M.tb* 单个转录因子的表达。将 TRIP 筛选与调控网络信息相结合,可以发现复杂的分子反应程序。

(1)目的:通过 TRIP 筛选,确定 *M.tb* 对一线抗结核药物异烟肼(INH)耐受的新调控网络。

(2)方法:研究发现调控子被诱导时会改变对 INH 的敏感性,其中几个调控子不能通过标准的基因突变方法识别。重点研究调控子 mce3R,该调控子被诱导时增强 INH 活性。将mce3R 调节的基因与 INH 的转录反应基线水平进行比较,并将基因 *ctpD*(Rv1469)作为推定的 INH 效应子,评估 *ctpD* 基因在 INH 耐受中的未知作用。

1)TRIP 利用了 207 株转录因子诱导(TFI)菌株的文库,将 TRIP 应用于体外 *M.tb* 对数期生长,以表征改变基线拟合度的网络扰动。为了验证 TRIP 检测到的相对丰度差异,将筛选结果与每个 TFI 菌株在有和没有 TFI 的 1 周时间过程中的生长情况进行了比较。

2)在建立 *M.tb* 调控网络的表型基线后,应用 TRIP 研究一线抗结核药物 INH 的反应。研究代表潜在治疗靶点的规则,mce3R 与介导脂肪酸 β 氧化和脂质转运的基因表达有关,而此前与 INH 无关。为了验证超敏性,研究者用 INH 单培养法测试了 mce3R 诱导菌株(mce3Rind)的生存能力。

(3)结果

1)TRIP 检测的表型反映了单株的生长情况;TFI 上的显著生长缺陷不常见,且是转录因子特异性的;蛋白质(和转录因子)过表达不表达非特异性生长缺陷。

2)诱导 *ctpD* 菌株表达的 mce3R 在 INH 处理 7 天时比单独 *ctpD* 菌株表达的菌落形成单位(colony forming unit,CFU)下降更大。结合转录组图谱分析显示结果表明 *ctpD* 是mce3R 介导的 INH 激活物调制的主要因素。

(4)结论:通过结合 TRIP 和调控网络可以分析改变结核菌对 INH 反应的基因,TRIP 可在任何回复微生物突变的条件下寻找网络介质的适应度,与 Tn-seq 相比,TRIP 需要跟踪的突变集大大减少,因此在技术上易于操作。通过整合调控网络信息,TRIP 将有助于深入了解 *M.tb* 条件特异性生长表型的突发机制,该策略可以推广到其他生物体。

[**专家点评**]

本章第一篇研究利用新的多路离子束飞行时间成像(MIBI-TOF)技术,结合强大的生物信息分析能力,使用 Deepcell 单细胞分割、FlowSOM 分析单细胞表型和组成,利用 S-LDA发现和分配每个细胞的微环境,从病理组织的全免疫图谱上研究结核肉芽肿的机制。研究者进行了空间富集化分析,量化了两种标志物一起出现的频率。空间性分析揭示了在整体分析水平上无法鉴定到的特征,即肉芽肿中存在空间相互协作的细胞反应。

本章第二篇研究提出在 gramtool 中识别、调用和输出遗传变异。通过识别位点关系,排他性地对不相容的位点进行基因分型,并与标准参考基因组和本地备用参考基因比较,输

出变异结果。gramtools 的基因组图模型应用于微生物数据集有 3 个优势：①在高度多样性的基因中，gramtools 基因分型优于基于参考基因组的变异识别；②与基因组图谱工具 vg 和 GraphTyper2 相比，gramtools 对大缺失和重叠小变异联合的基因分型有更高分型精度；③利用本地备用参考基因对高度分化的小变异体的识别有三个突出特性：兼容性、一致性和可解释性。

本章第三篇研究通过 CNA 对邻域（转录空间中非常小的区域）进行粒度分析，根据它们在样本中的协方差聚集邻域，解决单细胞数据粒度关联测试的挑战。既提供了数据依赖的、精简的单细胞数据表示法，又提供了功能强大的、准确的关联测试。CNA 有几个局限性。第一，CNA 的重点在于样本间的变化，其效果和信号恢复会随着样本量的增加而下降。第二，由于其信号类型的方法，在较低的样本量下，CNA 可能不如更有约束的模型强大。第三，尽管现有的集群和轨迹的生物注释方法可以分别应用于 CNA 群体和 NAM-PCs，但这些方法通常寻求单一的解释信号；一个相关的群体或 NAM-PCs 可能捕获多个相关过程，而对于一个特定的生物，这个过程可能被多个 NAM-PCs 所捕获。第四，CNA 的邻域在转录空间中具有概率分布，其相关群体的边界并不总是那么明显。因此，对于具体数据的分析，需要根据研究目的结合方法的优势和局限性来选择。

本章第四篇研究利用 SIVS 和 NHP 模型，真实揭示了结核病免疫和肉芽肿病理机制，弥补人群中不能动态活体开展疾病机制研究的缺陷。与以往大动物中定量研究细胞运输的方法不同，SIVS 无须进行体外细胞处理，并对细胞逐个区分 IVas$^+$ 和 IVas-。不过目前 SIVS 也有局限性。SIVS 在 NHP 中标记血管内白细胞，在动物体内多个时间点将血管内细胞与组织细胞区分开来，并忠实地跟踪血液细胞迁移，促进运输动力学分析。SIVS 将细胞内染色和多参数流式细胞术结合，是 NHP 模型中研究体内细胞运输的一种重要的、可靠的方法。

本章第五篇研究通过结合 TRIP 筛选技术和网络分析，深入了解结核分枝杆菌条件特异性生长表型的突变机制。转座子介导的基因破坏突变库的筛选是识别候选效应基因的有力工具，但也有局限性：①不能识别上调引发表型的基因；②实验丢失必需基因；③错过多基因协同作用的表型。为了解决基因突变局限性，本研究开发的 TRIP 筛选有以下优势：①凸显的表型是接近的，因为调控通常包括多个基因，通过进化选择共同调控；②揭示的表型可以用现有的基线调控网络进行解构；③通过化学方法触发转录因子表达，使之能够在特定环境中对刺激产生反馈；④可以评估重要的调控基因和效应基因。因此，TRIP 与基于基因干扰的筛选方法是高度互补的。

点评专家：占玲俊

第二章 结核分枝杆菌基因功能和致病机制

M. tb 的结构、生理功能及致病机制尚未完全阐明,其结构和功能在与宿主的相互作用中发挥重要作用。因此,本章重点介绍最近研究新发现的 *M. tb* 的结构及其相应的功能,*M. tb* 在不同环境条件下的代谢特点,*M. tb* 毒素的分子结构、分泌和作用机制,*M. tb* 的免疫逃逸等致病机制,以及结核新药物靶点的发现,将为结核病的诊断、预防、治疗和新药的研发奠定基础。

第一节 结核分枝杆菌结构和功能的研究

一、结核分枝杆菌 Rv0812 对叶酸和肽聚糖生物合成的代谢双功能

结核病仍然是传染病导致死亡的主要原因。关于 *M. tb* 特异性生理学的知识仍然不完整。通过生物信息学分析确定 Rv0812 是吡哆醇 -5′- 磷酸(PLP)依赖酶(PLPD)Ⅳ型家族的成员,与参与细胞壁相关 D- 氨基酸合成的细菌氨基转移酶和参与叶酸前体对氨基苯甲酸(PABA)合成的酶具有几乎同等的同源性。

(1)目的:了解 *M. tb* Rv0812 的结构和功能。

(2)方法:通过生物化学、代谢组学、结构生物学、生物信息学和化学遗传学方法,测定 *M. tb* 重组 Rv0812 蛋白的生化特性和晶体结构,鉴定与 Rv0812 氨基脱氧胆酸裂解酶(ADCL)/D- 氨基酸转氨酶(DAAT)双重活性相关的活性位点残基的结构,对 Rv0812 系统发育进行生物信息学再分析。通过基因敲除技术,构建 ΔRv0812 突变体,检测其双功能 ADCL/DAAT 的生理作用。

(3)结果:*M. tb* Rv0812 编码了一个具有两种酶活性的单一活性位点,一种是参与叶酸生物合成的 ADCL,一种是参与肽聚糖生物合成的 DAAT。首次发现其底物在该活性位点中竞争性介导核酸和细胞壁生物合成之间的代谢耦合,使 PABA 优先于 D-Ala/D-Glu 生物合成。

(4)结论:*M. tb* Rv0812 的双功能活性揭示了一种新的、酶编码的故障安全机制,可能有

助于 *M. tb* 和其他细菌的复制和分裂。

二、整体膜酰基转移酶 PatA 的分子尺机制及界面催化作用

细菌细胞膜不仅在细菌细胞的生理过程中发挥着基本的作用,而且在宿主 - 病原体的相互作用中也发挥着基本的作用。磷脂和糖脂是细菌细胞膜的基本组成部分,而蛋白质在细菌细胞膜组成中占比较低,但是其与磷脂和糖脂一道在细胞中发挥着一系列不同的关键功能。

(1)目的:解析整体膜酰基转移酶 PatA 的分子尺机制及界面催化作用。

(2)方法:利用表面等离子体共振(surface plasmon resonance,SPR)、电子自旋共振(electron spin resonance,ESR)、圆二色性(circular dichroism,CD)、差示扫描量热法(differential scanning calorimetry,DSC)以及结构和分子动力学(structural and molecular dynamics,MD)等方法确定耻垢分枝杆菌 PatA 的膜关联机制,采用化学合成、酶活性、等温滴定量热法(ITC)和 X 射线晶体学等方法描述 PatA 的分子尺机制。

(3)结果:证明了酰基转移酶 PatA 在阴离子脂质双分子层中的相互作用和插入是典型的整膜蛋白。这种相互作用方式,以及底物结合位点和催化位点的结构,决定了酶促进不同化学特性分子反应的能力。此外,酶促和结合实验表明,PatA 可以通过碳氢标尺机制从不同链长的酰基辅酶 A 中转移酰基。

(4)结论:本研究提出了一种界面催化机制,通过使用水溶性酰基辅酶 A 供体,PatA 可以酰化锚定在分枝杆菌内膜中的疏水磷脂酰肌醇甘露糖苷(phosphatidyl-myo-inositol mannosides,PIM)。

三、假定跨分枝杆菌外膜分泌管的鉴定及结构解析

M. tb 具有厚的细胞壁和复杂结构的包膜层。跨越这些屏障进行蛋白质分泌需依赖于一个特殊的分泌系统,目前关于该分泌系统的信息尚未见报道。

(1)目的:探索 *M. tb* Rv3705c 蛋白和耻垢分枝杆菌 MSMEG_6251 蛋白的三维结构及其在蛋白分泌过程中的作用。

(2)方法:通过 X 射线晶体学和冷冻电镜方法测定 *M. tb* Rv3705c 及其在耻垢分枝杆菌中的同源蛋白 MSMEG_6251 的三维结构,并通过 SDS 聚丙烯酰胺凝胶电泳(SDS-PAGE)和定量质谱法证实该蛋白在分枝杆菌外膜上所发挥的通道作用。

(3)结果:这两种蛋白质是分枝杆菌细胞膜中的管状蛋白(TiME),形成旋转对称环,两层的 TiME 环以尾对尾的方式组合成一个环形复合体,然后堆叠在一起形成管状。耻垢分枝杆菌的 TiME 主要见于细胞壁和细胞膜,敲除 TiME 基因显著降低了耻垢分枝杆菌培养基中的分泌蛋白量,而该基因在敲除菌株中重新表达能部分恢复分泌蛋白的水平。

(4)结论:*M. tb* Rv3705c 蛋白和耻垢分枝杆菌 MSMEG_6251 蛋白在分枝杆菌外膜上形成了一个蛋白质运输管,该发现为针对基于这一结构的抑制剂设计打开了大门。

四、结核分枝杆菌 SufR 通过其 4Fe-4S 簇对一氧化氮反应,并调节 Fe-S 簇的生物发生以在小鼠体内持留

$M.tb$ 的持留性是防治结核病的一个主要问题。宿主生成的一氧化氮(NO)被认为是 $M.tb$ 重编代谢和呼吸以维持持留性的信号之一。然而,$M.tb$ 对 NO 感知和重组的生理机制尚不完全清楚。由于 NO 会破坏必需酶的铁硫(Fe-S)簇,因此参与调节 Fe-S 簇生物发生的机制可能有助于 $M.tb$ 在宿主组织中持续存在。

(1)目的:研究 $M.tb$ 转录因子 SufR(Rv1460)的功能。

(2)方法:应用生化、生物物理和遗传鉴定方法研究 SufR 的特性和功能。

(3)结果:证实 $M.tb$ SufR 包含一个 4Fe-4S 团簇,通过其 4Fe-4S 团簇对 NO 作出反应并直接调节 suf 操纵子启动子的转录;大气中的 O_2 和 H_2O_2 逐渐降解 SufR 的 4Fe-4S 团簇;NO 通过形成蛋白质结合的二硝基铁二硫醇复合物直接靶向 SufR 4Fe-4S 簇。SufR 直接调控 suf 操纵子(Rv1460-Rv1466)的表达以对 NO 作出反应;与此一致的是,$M.tb$ ΔsufR 在 NO 压力下 suf 操纵子的调控解除。值得注意的是,NO 对 Fe-S 团簇产生不可逆的损伤,使 $M.tb$ ΔsufR 的呼吸和氧化还原缓冲能力下降。最后,$M.tb$ ΔsufR 不能从 NO 诱导的非生长状态中恢复,并以 NO 依赖的方式在免疫激活的巨噬细胞和小鼠肺内显示持续性缺陷。

(4)结论:SufR 是一种 NO 的传感器,通过重新编程 Fe-S 簇代谢和生物能量转化实现 $M.tb$ 的持留。

五、SOS 和 PafBC 在分枝杆菌 DNA 修复和突变中的分工

DNA 修复系统允许微生物在危及染色体完整性的不同环境中生存。像 $M.tb$ 这样的病原体必须与宿主环境的遗传毒性斗争,宿主环境会产生导致抗生素耐药性的突变。分枝杆菌中,DNA 损伤反应(DDR)的一个主要调节因子是可诱导的 SOS 通路,由 LexA 抑制因子调控;分枝杆菌还编码第二个 DDR 通路——PafBC,该通路具有一个转录激活剂的功能。虽然这些通路调控的基因存在一些重要重叠,但它们在生存和突变中的完整功能分工尚不清楚。

(1)目的:在不同类型的 DNA 损伤后,通过单独或联合特异性消除 SOS 和 PafBC,与 RecA 缺失比较,阐明分枝杆菌 SOS 和 PafBC 通路是如何在 DNA 修改和突变中发挥作用的。

(2)方法:单独或联合特异性消除 PafBC 或 SOS 通路;设计 LexA-S167A,以避免特异消除 SOS 后混淆 RecA 的功能;测试在分枝杆菌 DDR 中 PafBC 和 SOS 通路的转录和功能贡献。

(3)结果:发现 SOS 和 PafBC 系统都是 DNA 损伤修复所必需的,依据 DNA 损伤的类型具有不同的重叠的作用,其中 SOS 在紫外线损伤后发挥主导作用,PafBC 在旋转酶抑制后对生存更为重要。最值得注意的是,发现旋转酶抑制和复制叉微小变化可特异性激活 PafBC 通路,并且共同调控 DnaE2/ImuA/B 突变体,PafBC 和 SOS 成为染色体突变的共同依赖因素。

（4）结论：SOS 和 PafBC 通路都对各种 DNA 损伤条件造成的 DNA 损伤作出全面有效的反应，在 DNA 损伤的存活和修复损伤引起的突变中起着重要作用，这两个通路之间的重要差异部分取决于 DNA 损伤剂的类型。

六、高频溶原化蛋白 X 作为鸟苷三磷酸酶控制缓慢生长的分枝杆菌在低氧诱导下的复制抑制

高频溶原化蛋白 X（HflX）是鸟苷三磷酸酶超家族成员的一种，参与蛋白质的翻译，并且在大肠杆菌等原核生物的热休克胁迫中作为线粒体分离因子结合并分离线粒体亚单位。然而，HflX 在低氧环境下致病性 *M. tb* 生长中的作用目前尚不清楚。

（1）目的：揭示 HflX 在缓慢生长的牛分枝杆菌减毒株卡介苗中的生理性作用。

（2）方法：对卡介苗野生型、hflX 缺失突变型和缺失突变功能补充型菌株进行热休克和低氧压力下的表型、能量状态、药物敏感性、休眠调控蛋白和差异性蛋白表达分析。使用蛋白质组学、基因敲除和核糖体测序等技术手段分析 HflX 在蛋白质翻译中的作用。

（3）结果：分枝杆菌的 HflX 是一种鸟苷三磷酸酶，同时也是控制蛋白翻译的核糖体结合蛋白。在低氧模型的微需氧期，HflX 缺陷型卡介苗复制明显加快，进而导致过早地进入休眠状态。HflX 缺陷型突变体展现了非复制性分枝杆菌的标志性特征，包括表型耐药，改变的形态，胞内低 ATP 水平以及休眠调控蛋白的过表达。经鼻感染 HflX 缺陷型突变株后，在慢性感染期，小鼠肺、脾和淋巴结表现出了增加的细菌载量，与体外微量需氧条件下的高复制率相一致。与快速生长分枝杆菌不同，卡介苗在有氧条件下的生长中，HflX 并不参与抗生素抗性的产生。

（4）结论：卡介苗 Hflx 是一种鸟苷三磷酸酶，与 *M. tb* HflX 存在 100% 同源性。在向缺氧过渡期间，HflX 与核糖体亚单位相互作用发挥主要的蛋白质翻译调控作用，参与响应缺氧诱导的非复制性状态，从而使 *M. tb* 在宿主体内持续存在并成为抗生素表型耐药菌。

[专家点评]

结核病的病原菌 *M. tb* 在长期进化过程中已成为能够突破人类宿主屏障，在体内休眠潜伏或增殖生长、致病的胞内寄生菌。然而，至今对决定 *M. tb* 致病性的细菌结构、生理功能及与宿主的相互作用的了解尚不全面。*M. tb* 的一些特殊结构尚未被发现，估计 1/3~1/2 的 *M. tb* 基因缺乏功能注释，或部分特异性选择压力相关的功能未被发现，或被错误注释。通过国内外科学家不懈的研究，*M. tb* 结构不断被解析，其功能也逐渐被深入了解，如 Black K A 等的研究首次发现 *M. tb* Rv0812 在抗结核药物靶点叶酸和肽聚糖生物合成途径之间的特定生理联系；Anso I 等研究证明 PatA 是一种完整的膜酰基转移酶，固定在阴离子脂质双分子层上，发挥膜界面催化作用；Cai X 等发现 *M. tb* Rv3705c 及其耻垢分枝杆菌同源蛋白 MSMEG_6251 在细胞外膜上形成了一个蛋白质运输的管状结构，使蛋白质分泌能够通过细胞膜和细胞壁屏障；Anand K 等发现 *M. tb* SufR 是一种 NO 传感器，通过其 Fe-S 簇感应 NO，调节 Fe-S 簇的生物发生，使 *M. tb* 在小鼠体内持留，该研究阐明了 *M. tb* 对 NO 的反应机制，提出了一种新的 *M. tb* 持留模式；Adefisayo O O 等的研究为理解经典 SOS 通路和 PafBC 通路之间在 DNA 修复中的分工提供了新视角，也提示临床上广泛使用氟喹诺酮类药

物治疗结核病可能促进突变,激活这两个通路,从而增强对其他抗生素的耐药性;Ngan J Y G 等的研究将慢生长致病性分枝杆菌的生理功能归因于高度保守的 HflX GTP 酶,使病原体能够适应其环境。这些结构和功能的发现可能促进结核病新诊断标记物和药物作用新靶点、新药物的研发。

点评专家:吴雪琼

第二节　结核分枝杆菌代谢功能的研究

一、结核分枝杆菌营养适应性的代谢通量

M.tb 的持续感染需要依赖共代谢宿主来源的多种碳源,然而 *M.tb* 的代谢可塑性和代谢网络复杂性阻碍了进行治疗性干预的代谢节点的鉴定。

(1)目的:通过比较不同营养状态下 *M.tb* 的代谢表型来揭示其代谢适应性以及调控的代谢节点。

(2)方法:对稳定状态下缓慢生长的 *M.tb* 进行同位素 ^{13}C- 代谢流分析和脂质指纹图谱分析,比较恒化培养系统下分别补充胆固醇 / 乙酸或者补充甘油 / 吐温 -80 可用碳源条件下的代谢流谱。

(3)结果:当缓慢生长在胆固醇 / 乙酸条件下,*M.tb* 利用完整的三羧酸循环并结合乙醛酸旁路进行能量代谢而很少需要甲基化三羧酸循环(丙酰辅酶 A 来源的胆固醇偏向于整合入脂质);相反,当缓慢生长在甘油 / 吐温 -80 条件下,*M.tb* 则利用不完整的三羧酸循环且需要甲基化三羧酸循环提供丙酰辅酶 A 来合成毒力性脂质。

(4)结论:*M.tb* 在二碳底物存在的前提下,可以有效地共代谢甘油或者胆固醇来产生生物大分子。三羧酸循环和乙醛酸旁路的代谢流分割结合可逆性的甲基化三羧酸循环是调控 *M.tb* 营养适应性的关键代谢节点。

二、结核分枝杆菌在酸性 pH 下的生长依赖于脂质同化,并伴随甘油醛 -3- 磷酸脱氢酶活性降低

体外酸性培养条件下(pH<5.8)*M.tb* 的生长即会受到抑制,然而在体内更低的 pH 环境中(pH 4.5~5),*M.tb* 依然能够存活并缓慢生长。导致这种差异性生长的机制是什么,*M.tb* 是如何适应酸性环境并维持生长和促进疾病进展的,当前仍不清楚。

(1)目的:解析 *M.tb* 在感染过程适应酸性环境的代谢机制。

(2)方法:在 *M.tb* 体外酸性培养条件下添加体内生理性相关的碳源——脂质(油酸),然后使用代谢组学(^{13}C 同位素标记)、遗传学和生化检测手段分析 *M.tb* 生长状态下 pH 驱动的脂质利用。

(3)结果:添加宿主相关的脂质为碳源后,野生型 *M.tb* 在 pH 5.5 甚至更低的 pH 值下(pH 4.5)依然能维持生长。而缺乏脂质同化相关的关键酶——磷酸烯醇丙酮酸羧化激酶和

异柠檬酸裂合酶,在油酸存在的酸性环境下,对 *M.tb* 具有杀灭作用。代谢组学分析显示在油酸存在的酸性环境中,*M.tb* 会改变自身代谢并更倾向于同化脂质(油酸)而非碳水化合物(甘油),以此响应酸性环境。酸性暴露下的 *M.tb* 代谢还会产生活性氧,进而损害甘油醛 -3- 磷酸脱氢酶(GAPDH)活性,以此降低糖酵解代谢通量。

(4)结论:*M.tb* 在感染过程中遭遇酸性环境时会利用脂质为碳源,从而适应酸性压力下的存活和生长。

[专家点评]

M.tb 的生理代谢包括 *M.tb* 获得营养、将这些营养成分转化为低分子量的代谢中间产物,然后进一步组装成为 *M.tb* 增殖所需要的大分子。研究 *M.tb* 的生理代谢机制对于结核病的预防、治疗和药物靶标的设计是非常重要的。

Khushboo Borah 等解析了 *M.tb* 适应营养的代谢机制,找到 *M.tb* 营养适应性的关键代谢节点,对于抗结核治疗性干预具有重要意义。应用稳定同位素和脂质指纹的代谢通量分析是研究稳态系统中缓慢生长的 *M.tb* 代谢网络有效的方法。

Alexandre Gouzy 等解析了 *M.tb* 适应酸性环境的代谢机制。了解感染过程中 *M.tb* 的代谢状态对于识别事关 *M.tb* 生存的新药物靶点至关重要。*M.tb* 的脂质利用不仅是开发结核药物的一个有吸引力的途径,而且还会影响药物疗效和 *M.tb* 的耐药性。本研究建立的脂肪酸补充模型——连续补充脂肪酸酸性 pH 值是研究代谢状态下 *M.tb* 的一种简单而有效的工具。

点评专家:梁艳

第三节　结核分枝杆菌毒素的研究

一、DarT 对 DNA 碱基进行 ADP- 核糖基化的分子基础

ADP- 核糖基转移酶催化底物 ADP- 核糖基化来调节细胞通路或参与毒素介导的细菌致病性。可逆性的 ADP- 核糖基化被认为是一种蛋白特异性修饰,但最近的体外研究表明核酸也是其作用靶标。DarT 是一种细菌 DNA ADP- 核糖基转移酶毒素,属于 DarT-DarG 毒素 - 抗毒素系统,催化特异性 DNA 序列 ADP- 核糖基化。

(1)目的:解析 DarT 的分子结构和功能,阐明 DarT 促使 DNA ADP- 核糖基化的分子机制。

(2)方法:首先将 DarT 蛋白、寡核苷酸和 β-NAD$^+$ 在 ADP- 核糖化缓冲液中孵育,利用等温滴定量热法、薄层色谱法、磁共振等技术观察 DarT 与 NAD$^+$ 反应前后的结构,分析 DarT 催化 ADP- 核糖与寡核苷酸结合过程。随后利用免疫沉淀、RT-PCR 技术分析 DarT 在 *M.tb* 内催化 gDNA 发生 ADP- 核糖化的机制。

(3)结果

1)DNA 胸苷碱基的特异性、可逆性 ADP- 核糖基化是通过胞内 DarT-DarG 系统进

行的。

2）DarT 与 NAD$^+$ 结合催化 DNA 发生 ADP- 核糖基化，而 DarG 可逆转这一修饰过程。

3）当通过敲低来抑制 DarG 促使 DarT 活性处于相对激活状态时会诱发 *M. tb* 生长停滞，而当同时敲低 DarT 和 DarG 或通过转座子插入突变干扰 DarT 的活性时，*M. tb* 则出现增强的生长优势。

（4）结论：DarT-DarG 通过控制 DNA ADP- 核糖基化来调控 *M. tb* 生长。

二、成孔蛋白 Esx 介导结核分枝杆菌毒素的分泌

结核坏死毒素（TNT）是 *M. tb* 唯一已知的外毒素，也是外膜蛋白 CpnT 的 C 端毒素结构域。CpnT 由 *M. tb* 在感染的巨噬细胞内产生，被分泌到巨噬细胞细胞质中诱导巨噬细胞死亡。然而 TNT 分泌的分子机制仍不清楚。许多小 Esx 蛋白与 *M. tb* Ⅶ型分泌系统相关，且 *EsxE* 和 *EsxF* 基因位于 *CpnT* 基因的操纵子上，因此推测 EsxE 和 EsxF 可能参与 TNT 的分泌过程。

（1）目的：探究 EsxE 和 EsxF 在 TNT 分泌过程中的作用，揭示 *M. tb* 分泌 TNT 的机制。

（2）方法：首先构建表达 EsxE、EsxF 的 *M. tb* 菌株和突变菌株，通过高速离心、免疫印迹、荧光显微镜等方法检测 *M. tb* 胞内 TNT、EsxE、EsxF 表达水平和亚细胞定位，观察 EsxE-EsxF 复合物结构以及与 *M. tb* 胞膜相互作用过程，分析 WXG 基序在 EsxE-EsxF 复合物与膜相互作用和孔隙形成中的作用以及与 TNT 分泌之间的关系。随后，在感染 *M. tb* 的 THP-1 细胞中检测 EsxE-EsxF 复合物和 TNT 分泌水平。

（3）结果

1）EsxE 和 EsxF 为 TNT 分泌所必需，二者形成异源二聚体（EsxEF），组装成长丝状低聚物，与细菌胞膜结合，形成稳定的跨膜通道。

2）WXG 基序和 GXW 基序的突变不影响 EsxEF 二聚体形成，但会破坏膜孔的形成、膜的形变和 TNT 的分泌。

3）WXG/GXW 基序是控制 EsxEF 与膜相互作用和孔形成的分子开关。

（4）结论：依赖 WXG 基序的 EsxE-EsxF 复合物组成 *M. tb* 毒素分泌系统的一部分，在 CpnT/TNT 运输和分泌中起重要作用。

三、结核分枝杆菌 VapC4 毒素利用小开放阅读框启动综合性的氧化和铜应激反应

M. tb 的毒素 - 抗毒素系统 VapBC4 辅助 *M. tb* 逃避宿主细胞的杀伤，维持 *M. tb* 在巨噬细胞内的潜伏感染状态。VapC 毒素是结构和序列特异性核酸内切酶，在感染宿主细胞后识别并切割 tRNA，但其切割 tRNA 诱发 *M. tb* 保护性的机制并不清楚。

（1）目的：探究 VapBC4 系统的 VapC4 毒素调节 *M. tb* 生长代谢以及保护 *M. tb* 抵御巨噬细胞攻击的分子机制。

（2）方法：应用基因组学、蛋白质组学、代谢组学方法检测 VapC4 毒素触发的连续分子事件以及受调控的细胞通路。

（3）结果：VapC4 通过裂解 Cys 反密码子序列中单个位点，使唯一的转运 RNACys

（tRNACys）失活。tRNACys 池的耗尽导致 mRNA 中 Cys 密码子上的核糖体停滞。在 Cys 停滞核糖体的基因组图谱分析中发现了几个包含 Cys 的未注释的开放阅读框（open reading frame，ORF）。其中 4 个是编码少于 50 个氨基酸的富含 Cys 蛋白的小 ORF，它们作为 Cys 响应衰减器，参与 Cys 密码子区域核糖体的停滞，控制下游基因的翻译。VapC4 的激活模拟了 Cys 饥饿状态，Cys 衰减激活小 ORF，导致自由 Cys 合成增多。由此产生的 Cys 用于 mycothiol 的合成，mycothiol 可抵抗氧化应激，维持细胞氧化还原稳态。新富集的 Cys 还会选择性地诱发相关细胞通路子集，使 *M. tb* 也能够抵御巨噬细胞内的铜应激。

（4）结论：VapC4 毒素介导了与 *M. tb* 存活相关的应激信号通路的激活。

四、结核分枝杆菌毒素的分泌和运输

先前的研究表明 EsxE-EsxF 复合物参与 *M. tb* TNT 的分泌，但 TNT 分泌和运输的分子机制仍不完全清楚。小 ESX 蛋白与 EsxE 和 EsxF 有相似之处，表明小 ESX 蛋白作为 *M. tb* Ⅶ型分泌系统也可能参与 TNT 的分泌过程。

（1）目的：探究 ESX 分泌系统（ESX 1-5）在 *M. tb* TNT 分泌中的具体作用。

（2）方法：首先将正常 *M. tb* 菌株和 eccC2、eccC4 基因缺失菌株分别感染 THP-1 细胞，运用免疫共沉淀、荧光显微镜和流式细胞术比较 eccC2 和 eccC4 缺失 *M. tb* 菌株和正常菌株的 CpnT 亚细胞定位和分泌情况，分析 ESX-2 和 ESX-4 与 CpnT 和 *M. tb* 胞膜相互作用过程。随后分析 ESX-1，ESX-2 和 ESX-4 在感染巨噬细胞内破坏吞噬体膜结构，促使 TNT 分泌到细胞质的机制。

（3）结果

1）CpnT/TNT 的分泌需要 ESX-4：ESX-4 蛋白在 *M. tb* 内膜进行组装形成跨内膜通道，其后 EsxE-EsxF 复合体通过 ESX-4 蛋白形成的内膜通道被转运至 *M. tb* 外膜，继而组装成跨外膜通道。CpnT 蛋白也通过 ESX-4 形成的内膜通道被运输至外膜，随后 CpnT/TNT 被分泌至吞噬溶酶体内。

2）除 ESX-1 蛋白外，ESX-2 和 ESX-4 蛋白也参与介导吞噬溶酶体膜的通透性改变。

（4）结论：ESX-1、ESX-2 和 ESX-4 蛋白系统联合 EsxE-EsxF 复合体协同作用将 TNT 从 *M. tb* 胞膜内转运到感染的巨噬细胞细胞质中。

[专家点评]

近期，几项针对 *M. tb* 毒素的相关研究取得了重要进展。首先，系统性揭示了小 WXG100 蛋白家族的 EsxE 和 EsxF 联合Ⅶ型分泌系统蛋白 ESX-1、ESX-2 以及 ESX-4，协同促进了 *M. tb* 外毒素 TNT 从细菌内部跨细菌胞膜以及透过吞噬溶酶体膜进入巨噬细胞细胞质的完整分子路径。这一分泌机制的阐明，为抑制 TNT 的分泌，减轻 TNT 对于巨噬细胞内部 NAD$^+$ 的耗竭诱发的巨噬细胞坏死性凋亡，提供了可能的干预靶点。然而，如何针对 TNT 分泌的这一系列分子路径设计具有可行性的干预措施来抑制 TNT 释放诱发的巨噬细胞凋亡和随后的 *M. tb* 免疫逃逸，这种干预能否有效减轻 *M. tb* 的体内外感染水平，当前研究尚未揭示，仍需进一步的研究和证明。另外，近期针对 *M. tb* 毒素 - 抗毒素系统的研究新发现了 DarT-DarG 系统以及 VapBC4 系统利用不同的分子机制和生物学过程来调控 *M. tb* 在巨

噬细胞内的存活和生长,尤其是毒素蛋白 DarT 和 VapC4 的上调或者激活会保护应激压力状态下 *M.tb* 的活性,促进其巨噬细胞内的持留和存活。因此,进一步阐明 DarT 和 VapC4 的分子结构及功能,发现可能的干预靶点,针对性地设计干预或者抑制这些蛋白活性的小分子化合物或特异性抗体来抑制毒素的活性,并从多个水平评估这些措施对于 *M.tb* 在体内的持留、抗生素抗性的产生、*M.tb* 潜伏感染的影响等研究工作需要继续深入进行。总之,这些最新研究揭示的 *M.tb* 毒素的完整分泌机制,分子结构以及调控的宿主细胞生物学过程,为深入理解 *M.tb* 的致病机制以及研发相应抗 *M.tb* 药物或治疗方法提供了全新的理论基础。

点评专家:王术勇

第四节　结核分枝杆菌复合群与自噬相关的免疫逃逸机制的研究

一、牛分枝杆菌通过诱导线粒体自噬抑制宿主异原体自噬促进其胞内存活

线粒体自噬是一种选择性的自噬机制,用来清除损伤的线粒体并且在一些病毒和细菌的免疫逃逸中发挥重要作用。然而,牛分枝杆菌是否能诱导线粒体自噬,这种自噬在牛分枝杆菌的存活中起什么作用,它又是通过何种机制影响牛分枝杆菌存活,当前仍不清楚。

(1)目的:解析线粒体自噬在牛分枝杆菌存活中的作用并揭示线粒体自噬调控存活的具体分子信号机制。

(2)方法:首先以牛分枝杆菌感染巨噬细胞(J774A.1)和间充质干细胞为模型,利用免疫印迹、免疫荧光染色、透射电镜等技术研究感染过程中线粒体自噬相关蛋白(LC3B,LAMP1)、线粒体蛋白(TIMM23,HSPD1)的表达水平变化及线粒体共定位情况,随后分析自噬相关信号通路 PINK1-PRKN 在感染过程中的表达水平,使用小干扰 RNA(siRNA)和小分子抑制剂等在体内外两个层面进行此信号通路的功能抑制和激活来验证其对于自噬的影响,牛分枝杆菌的胞内存活和体内感染后诱发损伤的调控效应。

(3)结果:牛分枝杆菌感染巨噬细胞后,线粒体自噬相关蛋白在线粒体中明显累积而且和线粒体蛋白的共定位比例显著增加,超微结构分析显示线粒体自噬小体形成,表明牛分枝杆菌感染巨噬细胞可诱导线粒体自噬。PINK1-PRKN 信号通路的激活是牛分枝杆菌感染诱导线粒体自噬的重要机制,其竞争性利用磷酸化 TBK1(p-TBK1)来抑制宿主异源性自噬,从而逃避巨噬细胞杀伤,促进胞内存活,而抑制自噬则可减轻牛分枝杆菌感染诱发的体内组织损伤。

(4)结论:牛分枝杆菌感染可诱发线粒体自噬并且通过竞争性地利用 p-TBK1 来抑制宿主异源性自噬从而促进其在胞内的存活和生长,而抑制自噬可减少牛分枝杆菌在体内的存活。

二、结核分枝杆菌真核蛋白激酶 G(PknG)通过操纵宿主自噬流来促进病原体在细胞内存活

M.tb 是一种胞内病原体,分泌各种效应蛋白逃避宿主免疫清除以在巨噬细胞中生存。

然而,*M. tb*- 宿主相互作用的详细分子机制仍不清楚,有待进一步探索,为开发新的结核治疗策略提供思路。

(1)目的:了解 PknG 在 *M. tb* 感染过程中对宿主自噬的调控作用及其潜在机制,识别与 PknG 相互作用的宿主因子。

(2)方法:通过共聚焦显微镜实验在 U937 细胞中过表达 PknG,证实 PknG 介导的 *M. tb* 感染过程中自噬流的调节;通过免疫印迹、共聚焦显微镜实验在 U937 细胞中证明分枝杆菌感染时巨噬细胞自噬流的阻断;通过小鼠 cDNA 文库、共聚焦显微镜、免疫沉淀、亲和分离和定量分析等表明 *M. tb* 感染期间,PknG 可以分泌到宿主细胞中,并与 AKT 在巨噬细胞中相互作用,PknG 促进自噬诱导依赖于 AKT 结合的 PknG C 末端区域。

(3)结果:*M. tb* PknG 以 C 端区域依赖的方式促进自噬诱导,同时在自噬体 / 吞噬体成熟阶段以 TPR 结构域和激酶活性依赖的方式阻断自噬流,增强病原体在巨噬细胞内的存活。

(4)结论:*M. tb* PknG 是一种双重功能的细菌效应因子,严格调控宿主的自噬流,有利于病原体在细胞内的生存。

三、敲除卡介苗中的 *BCG_2432c* 基因可增强自噬介导的抗结核免疫

卡介苗(BCG)是一种减毒活疫苗,但它对结核病的保护不足,其潜在机制尚不清楚。我们假设 BCG 继承了牛分枝杆菌强毒株的免疫逃逸策略,鉴别相关基因并评估其对疫苗效力的影响。

(1)目的:探索 *BCG_3174*、*BCG_1782* 和 *BCG_2432c*3 个基因敲除突变株对结核病保护效力的影响。

(2)方法:首先通过生物信息学分析确定与免疫逃逸相关的三个基因,即 *BCG_3174*、*BCG_1782* 和 *BCG_2432c*,然后通过聚合酶链反应(PCR)和 DNA 测序在牛分枝杆菌基因组和 12 种商用 BCG 亚株中进行确认。通过动物实验比较这三个基因敲除突变株与 BCG 在体外对自噬效果和保护效力的影响。

(3)结果:与 BCG 相比,这三个基因敲除突变株中,*BCG_2432c* 基因敲除突变株(即 ΔBCG_2432c)对小鼠结核病模型具有更强的保护效率。ΔBCG_2432c 在感染的 THP-1 细胞中表现出更强的触发细胞内 ROS 介导的"自噬流"的能力,从而导致更强的抗原呈递效果。这种保护作用的改善可归因于 ΔBCG_2432c 免疫小鼠脾脏和肺中早期 IFN-γ^+CD4$^+$TEM 和 IL-2$^+$CD4$^+$TCM 细胞的增多。

(4)结论:BCG 的有效性不足是由于重要的自噬抑制基因 *BCG_2432c* 阻断了抗原呈递的自噬体 - 溶酶体途径。ΔBCG_2432c 为替代现有的 BCG 或开发更有效的结核病疫苗提供了一个有希望的策略。

[专家点评]

M. tb 感染宿主后引起的细胞自噬,能抑制 *M. tb* 在细胞内的生长和增殖,但 *M. tb* 也能通过阻断自噬过程中的信号通路,抑制细胞吞噬或细胞凋亡等过程,以避免其被宿主细胞杀灭,甚至利用自噬作用促进其在细胞内进行增殖。细胞自噬过程中涉及大量的细胞内外分

子及信号通路,以其中的关键分子及通路作为研究切入点,探索 *M.tb* 感染引起细胞自噬的免疫机制,能更好地探索出结核病的防治之策。

点评专家:阳幼荣

第五节　结核分枝杆菌致病机制的研究

一、表观遗传阅读器含溴域蛋白 4 通过共同调节宿主脂肪吞噬和血管生成来支持分枝杆菌发病机制

表观遗传阅读器含溴域蛋白 4(bromodomain-containing protein 4,BRD4)以其在几种病毒感染和感染性休克的情况下介导核因子 kappa B(NF-κB)驱动的炎症反应的能力而闻名。由于分枝杆菌能够拦截较多的宿主免疫途径,包括 NF-κB 介导的事件,人们认为 EGFR-BRD4 轴可能有助于额外的免疫串扰。本研究探讨了 EGFR-BRD4 轴在分枝杆菌感染期间的作用和机制。

(1)目的:阐明 EGFR-BRD4 轴在 *M.tb* 感染期间通过巨自噬/自噬调节转换的潜在机制。

(2)方法:在 *M.tb* 感染治疗模型上采用实时定量聚合酶链反应(qRT-PCR)、病理分析、免疫组化、免疫印迹等方法来研究 EGFR-BRD4 轴在小鼠结核病发病过程中的作用,采用共聚焦显微分析阐明 EGFR-BRD4 轴在 *M.tb* 诱导的脂质积累和自噬过程中的作用和机制,通过 qRT-PCR 和免疫印迹等方法探讨了 *M.tb* 依赖的 KLF5 协助 BRD4 介导的血管生成标志物调控。

(3)结果:*M.tb* 利用表皮生长因子受体(EGFR)信号转导来诱导组蛋白乙酰化阅读器 BRD4 的表达。EGFR-BRD4 轴抑制脂质特异性自噬,因此有利于细胞脂质积累。Egfr 或 Brd4 的药理学抑制或敲低可增强自噬通量并同时降低细胞脂滴(lipid droplet,LD),EGFR 或 BRD4 功能的丧失限制了通过外部补充油酸来挽救的分枝杆菌负荷,EGFR-BRD4 轴通过调节促血管生成基因表达并因此在分枝杆菌感染期间使异常血管生成发挥额外作用。

(4)结论:EGFR 和 BRD4 的药理学抑制通过增强的脂肪吞噬作用损害 LD 的积累并使血管生成正常化,从而限制 *M.tb* 负载并将减少小鼠的病理损伤。

二、结核分枝杆菌的氧化还原稳态受一种新的放线菌特异性转录因子调节

宿主源的压力及宿主的酸性条件、饥饿和缺氧条件都有助于抑制细菌的增殖和生存,但 *M.tb* 也演化出了自己抵抗这些不利因素的一系列武器。本研究对 *M.tb* 氧化还原稳态进行了研究,旨在为阐释 *M.tb* 面对不利因素时的潜在应对机制提供新见解。

(1)目的:探讨 *M.tb* 应对宿主体内免疫系统对其造成多重压力的机制。

(2)方法:通过基因替换产生突变体并用免疫印迹法进行确认,采用菌落形成单位评估基因缺失对 *M.tb* 体外生长的影响。在此基础上构建巨噬细胞感染的小鼠模型,进一步筛选

出 phox 突变小鼠并分析 AosR 在小鼠模型上的作用。采用转录组学技术、免疫印迹、生物信息学技术等解析 AosR 应对氧化应激的调控机制。

（3）结果：发现 AosR 在放线菌中非常保守，具有迄今为止未表征的功能。AosR 减轻吞噬细胞衍生的氧化和亚硝化应激，从而促进分枝杆菌在鼠肺和脾脏中的生长。氧化应激诱导 AosR 中单个亚基内二硫键的形成，这反过来又促进了 AosR 与胞质外功能 sigma 因子 SigH 的相互作用。这导致通过辅助基因内应激反应启动子特异性上调 CysM 依赖性非经典半胱氨酸生物合成途径，该启动子对解毒宿主衍生的氧化和亚硝化自由基至关重要。在氧化还原应激期间未能上调依赖 AosR 的半胱氨酸生物合成会导致 6% 的 *M. tb* 基因的差异表达。

（4）结论：AosR-SigH 途径对于解毒宿主衍生的氧化和亚硝化自由基以提高 *M. tb* 在恶劣的细胞内环境中的存活率至关重要。

三、氧化损伤和延迟复制使活的结核分枝杆菌无法被发现

M. tb 潜伏感染已经成为了阻碍结核病防治的一大障碍。本研究讨论了 *M. tb* 潜伏感染状态下的可能机制，为结核感染的防控提供了新见解。

（1）目的：探讨 *M. tb* "差异可检测"（DD）状态的生物学机制及其对结核病防治的影响。

（2）方法：应用遗传和生化方法来定义 *M. tb* DD 状态形成的关键过程。

（3）结果：*M. tb* 可以进入与表型抗生素耐药性相关的 DD 状态，在这种状态下，*M. tb* 是有活力的，但无法用集落形成单位法检测到。*M. tb* 在受到亚致死氧化应激损伤其 DNA、蛋白质和脂质时进入 DD 状态。此外，它们的复制过程被延迟，从而有时间进行修复。牛分枝杆菌及其减毒株 BCG 在类似条件下无法进入 DD 状态。

（4）结论：当满足两个条件时，*M. tb* 就会出现 DD 状态：① *M. tb* 细胞经历中等程度的氧化损伤，从而改变其生长表型；②延迟复制可以恢复复制能力。这些发现对结核潜伏期检测、复发、治疗监测以及克服表型抗生素耐药性的方案的研究具有重要意义。

[专家点评]

近期，*M. tb* 致病机制的研究取得一些进展。研究表明 *M. tb* 利用 EGFR 信号通路诱导组蛋白乙酰化阅读器 BRD4 的表达，抑制脂质特异性自噬，调节促血管生成基因表达，对于 *M. tb* 的系统性传播以及抗结核药物对结核肉芽肿中富含 *M. tb* 的核心的有效输送非常重要；研究对宿主内 *M. tb* 生存至关重要的转录因子，分析鉴定出一个单一的转录因子 Rv1332（AosR）在放线菌中保守，减轻吞噬细胞来源的氧化和硝化应激，从而促进分枝杆菌在的生长；研究也表明 *M. tb* 可进入与表型抗生素耐药性相关的"差异可检测"状态，在这种状态下，*M. tb* 细胞可以存活，但不能作为集落形成单位被检测出来。这些发现对结核病潜伏期、检测、复发、治疗监测和克服表型抗微生物药物耐药性的方案的制订具有意义。总之，以上发现使科研人员对 *M. tb* 的致病机制有了进一步的理解，为结核病预防、诊断和治疗等奠定了理论基础。

点评专家：张俊仙

第六节　抗结核新药靶标的研究

一、多种酰基辅酶 A 脱氢酶缺乏在体外和感染期间杀死结核分枝杆菌

人类病原体 *M. tb* 依赖宿主的脂肪酸作为碳源。然而,脂肪酸 β- 氧化是由冗余酶介导的,这阻碍了针对这一途径的抗结核药物的开发。

（1）目的：阐明 *M. tb rv0338c* 基因的功能。

（2）方法：构建突变株 ΔetfD 和 ΔetfBA,用全基因组测序分析基因同源性,代谢组学分析突变株,并进行 PhoA 融合分析和免疫沉淀反应。在指定时间做感染雌性 C57BL/6 小鼠肺和脾的菌落计数。检测细胞裂解液中的酰基辅酶 A 氧化酶活性,并采用 Eggnog62 进行同源聚类组织分析。

（3）结果：发现 *rv0338c*（etfD）编码了一种膜氧化还原酶,该酶对 *M. tb* 的 β- 氧化至关重要。长链脂肪酸具有杀菌作用,etfD 缺失突变体不能在脂肪酸或胆固醇上生长,不能在小鼠体内生长和存活。多酰基辅酶 A 脱氢酶（ACAD）催化的 β- 氧化过程受阻,而在其他生物中,ACAD 在功能上依赖于电子转移黄素蛋白（ETF）及其同源氧化还原酶。EtfD 与 FixA（EtfB）相互作用,FixA 是一种与人 ETF 亚基 β 同源的蛋白,与 fixB 编码在一个操纵子中,编码了人 ETF 亚基 α 的同源物。

（4）结论：EtfBA 和 EtfD（与人的 EtfD 不同源）在 *M. tb* 中分别为电子转移黄素蛋白β- 氧化还原酶,是结核病药物开发的潜在靶点。

二、结核分枝杆菌 Phe-tRNA 合成酶——tRNA 识别和氨基酰化的结构见解

耐多药菌株的全球传播是一种公共卫生威胁,需要新的治疗方法。氨酰 -RNA 合成酶可能是潜在的、可信的药物靶点候选者。

（1）目的：揭示 *M. tb* Phe-tRNA 合成酶——tRNA 识别和氨基酰化的结构。

（2）方法：克隆与表达了 *M. tb* FRS 的两个亚基——PheS 和 PheT,合成了全长未修饰的 *M. tb* tRNAPhe 转录本等。获得 MtFRSt/F1、MtFRSt/F2,MtFRSt/F-AMS1 和 MtFRSt/F-AMS2 复合物的结晶。用 X 射线衍射实验分析它们的结构,用配体结合实验研究它们之间的相互作用,分析 MtFRS 的功能。

（3）结果：*M. tb* Phe-tRNA 合成酶与未修饰 tRNA Phe 转录本以及 L- 苯丙氨酸或不可水解的苯丙氨酸腺苷酸类似物形成复合物结构。高分辨率模型揭示了 tRNA 与酶相互作用的两种模式：通过间接读出反密码子茎环的初始识别和涉及 tRNA^{Phe} 的 3′ 端与腺苷酸位点的相互作用的氨基酰化状态。

（4）结论：在 tRNA 与酶结合的不同阶段,氨基酸腺苷酸结合位点和编辑位点的形貌为抗结核药物的合理设计提供了依据。

三、(2R,3S)-2- 羟基 -3-(硝基甲基)琥珀酸对结核分枝杆菌异柠檬酸裂合酶 1 的基于机制的灭活

该研究合成了 (2R,3S)-2- 羟基 -3-(硝基甲基)琥珀酸［(2R,3S)-2-hydroxy-3-(nitromethyl) succinic acid,简写为 5-NIC］,并探讨了其对 *M.tb* 异柠檬酸裂合酶 1(ICL1)的基于机制的灭活。

(1)目的:合成 5-NIC 并探讨其对 *M.tb* ICL1 的灭活机制。

(2)方法:使用酶动力学、质谱和 X 射线晶体学方法确定 5-NIC 衍生的 3- 硝基丙酸(3-NP)与 ICL1 的 Cys191 硫醇盐的反应机制及影响。

(3)结果:5-NIC 在 ICL1 的催化下发生明显的反醛醇裂解反应,生成乙醛酸和 3-NP,后者是 ICL1 的共价灭活剂。发现随着反应体系中 5-NIC 浓度的增加,ICL1 活性呈现出时间依赖性的灭活。5-NIC 是一种稳健且有效的基于机制的 ICL1 灭活剂,5-NIC 衍生的 3-NP 与 ICL1 的 Cys191 硫醇盐的反应可诱导 ICL1- 硫代异羟肟酸盐加合物的形成,最终导致了 *M.tb* ICL1 的失活。

(4)结论:制备了化合物 5-NIC,其机制主要依赖于反醛醇裂解在其活性位点产生 3-NP,随后与 Cys191 硫醇盐反应以共价修饰 ICL1,导致 ICL1 失活。

[专家点评]

近年来,随着组学技术和生物信息学技术的飞速发展,诸多结核新药物靶点被人们发现。最近的研究发现 etfD 编码的氧化还原酶对 *M.tb* 的 β- 氧化至关重要,EtfD 对 *M.tb* 在宿主体内长期持留具有重要的作用,该研究为研发新一代抗结核药提供了新靶标。此外,还有研究发现 aaRS 在 *M.tb* 蛋白合成方面发挥着重要的作用,该研究提供了迄今为止 FRS-tRNA[Phe] 复合物的最完整的图像,为设计基于 FRS-tRNA[Phe] 复合物结构的 *M.tb* FRS 抑制剂的药物提供了新见解。乙醛酸循环途径在人和其他高等动物中普遍缺乏,这就为通过灭活或抑制 ICL 来治疗结核病提供了新思路。受到这一原理的启发,M.Mellott 等制备了化合物 5-NIC,该化合物实际上是乙醇酸盐和 3-NP 的复合物。5-NIC 衍生的 3-NP 通过 Cys191 硫醇盐反应以共价修饰 ICL1,诱导 ICL1- 硫代异羟肟酸盐加合物的形成,介导了 *M.tb* ICL1 的失活。

因此,深入研究 *M.tb* 细胞壁合成、蛋白质合成和能量代谢过程中关键化合物,筛选潜在的药物治疗新靶点对结核病及耐药结核病的治疗具有关键性的作用。总之,上述三项研究从 *M.tb* 能量代谢出发,系统地解析了 EtfD、aaRS 和 5-NIC 在 *M.tb* 能量代谢中的作用,为研发对抗 *M.tb* 的潜在新药物靶标奠定了基础。

专家点评:龚文平

第三章 结核病免疫机制

    M.tb 感染引发宿主启动免疫应答,其中涉及多种类别的免疫细胞和免疫应答反应,同时产生免疫记忆。在不同感染时期,*M.tb* 诱导的机体免疫应答也不同;宿主免疫力不同,感染的结局也不尽相同。因此,宿主免疫状态决定了 *M.tb* 感染后的发生、发展和转归。近年来结核病免疫研究取得了一些新的进展。

第一节 结核分枝杆菌感染合并其他感染的免疫学机制研究

    M.tb 感染合并其他感染在临床上有一定占比,以 TB/HIV 共感染最为常见。解析 *M.tb* 和其他病毒、细菌共感染的发生发展机制,能够为研发新的治疗方案、解决共感染人群的治疗困境,提供理论依据。

一、HIV 感染者肺泡巨噬细胞中对抗结核分枝杆菌感染的表观遗传调控受损

    M.tb 感染是 HIV 感染者最常见的机会性感染之一,HIV 感染者感染 *M.tb* 及发展为活动性结核病的风险更高,HIV/TB 患者的病死率较普通 TB 患者高 2 倍,因此重视 HIV 感染者结核感染和结核病发病的机制,对于控制 HIV 感染者结核感染和结核病发病具有重要意义。

    (1)目的:解析接受抗逆转录病毒治疗(antiretroviral therapy,ART)的 HIV/TB 患者(PLWH)和预防性抗病毒治疗患者(PrEP)以及健康人肺泡巨噬细胞(alveolar macrophage,AM)与 *M.tb* 互作过程中的转录组和表观遗传图谱。

    (2)方法:*M.tb* 体外刺激分离获得的 PLWH、PrEP 和健康人支气管灌洗液中的 AM,完成转录组测序、染色质开放测序和染色质免疫共沉淀测序,并进行生物信息学分析。

    (3)结果:PLWH 和 PrEP 来源的 AM 应对 *M.tb* 感染的转录图谱明显减弱,表现为差异基因数量减少,基因差异倍数降低,表明 PLWH 和 PrEP 存在普遍的转录受损;而且 *M.tb* 感染无法诱导 PLWH 和 PrEP 来源的 AM 发生染色质重塑。但 PLWH 和 PrEP 与健康人之间

的转录和表观遗传差异并非由患者生理或病理因素造成。$M.tb$ 刺激健康人 AM 能够导致多个 IFN 类转录因子聚集于染色质开放区域,且多聚集在 IFN 和 TNF 信号通路基因的转录起始点,但 PLWH 和 PrEP 中该类转录因子在 $M.tb$ 刺激前后的表达差异较小。进一步分析了健康人 AM 内受 IRF9 转录因子调控的 135 个基因,其中 65 个基因在 $M.tb$ 刺激后表现差异表达。但 PLWH 和 PrEP 来源的 AM 内这 65 个基因的表达差异下降。

(4)结论:$M.tb$ 刺激健康人 AM 可引发表观遗传变化,促进重要转录因子在 IFN 和 TNF 信号通路基因的结合并促进基因转录;而 PLWH 和 PrEP 来源的 AM 中染色质关闭在一定程度上导致 $M.tb$ 刺激后的整体转录水平下降。

二、早期固有免疫和适应性免疫受限导致病毒与结核分枝杆菌共感染的严重后果

现有研究提示病毒感染可引发宿主体内各类促炎因子和抑炎因子的表达异常以及细胞免疫应答改变等,导致 $M.tb$ 感染或加剧结核病严重程度。但其中的机制如何,尚需要深入研究。

(1)目的:解析慢性淋巴细胞性脉络丛脑膜炎病毒(lymphocytic choriomeningitis virus,LCMV)感染后发生 $M.tb$ 共感染和发病的免疫机制。

(2)方法:在感染 LCMV-C113 病毒后 21 天,给予 $M.tb$ 感染,同时设立单独 $M.tb$ 感染对照组。通过分析小鼠表征、肺/脾菌载量、免疫细胞亚群变化、细胞因子释放、生存情况等,解析共感染状态下加剧感染结局的机制。

(3)结果:通过建立共感染小鼠模型,发现慢性 LCMV 感染削弱了宿主对 $M.tb$ 的控制并导致小鼠死亡率升高。进一步采用 cyTOF 技术分析肺组织细胞亚群,发现 LCMV 感染重塑了小鼠肺部免疫微环境,影响了细胞活化和抗原提呈细胞状态,主要表现为慢性 LCMV 感染导致 CD11b$^+$ DC 细胞和 $M.tb$ 向淋巴结转运被延误(非抑制)、$M.tb$ 特异的 CD4$^+$ T 细胞增殖受限。此外,作者发现 LCMV 感染状态下,$M.tb$ 特异的 CD4$^+$ T 细胞倾向于 Th17 分化,进而诱导中性粒细胞募集,加剧小鼠死亡。并且,LCMV 诱导产生的 TNF-α 能够抑制 $M.tb$ 感染早期 DC 介导的 $M.tb$ 内吞和向淋巴结的转移,以及 CD4$^+$ T 细胞功能。短暂纠正 $M.tb$ 特异的 T 细胞免疫应答会抑制 Th17 应答并增强宿主对 $M.tb$ 感染的控制。

(4)结论:本研究建立了 LCMV 和 $M.tb$ 共感染小鼠模型,并证明 LCMV 感染导致宿主免疫状态改变能够延误 $M.tb$ 特异的 CD4$^+$ T 细胞增殖和活化,导致 T 细胞功能障碍并加重共感染结局。

三、CD3$^+$CD19$^+$ 细胞:TB/HIV 合并感染中鉴定获得的一组新型细胞亚群

TB/HIV 共感染是严重威胁人类健康的重要公共卫生问题,两种病原相互配合加速对宿主免疫系统的攻击,但参与其中的免疫细胞亚群类别和具体作用机制并不明确。

(1)目的:解析 TB/HIV 患者的免疫细胞亚群和免疫功能变化。

(2)方法:应用 CyTOF 技术深入分析 TB/HIV 患者、TB 患者、HIV 患者、健康人外周血单个核细胞(PBMC)中免疫细胞亚群种类和比例,寻找 TB/HIV 患者特有的免疫细胞亚群。

(3)结果:CyTOF 技术分析 4 类人群 PBMC 中的细胞亚群,发现 CD3$^+$CD19$^+$ 细胞在

各类患者中的比例显著低于健康人,但在 TB/HIV 共感染患者中的比例高于 TB 患者和 HIV 患者。对 CD3$^+$CD19$^+$细胞功能相关的基因进行聚类,发现 4 类相关基因:细胞分化抗原、共刺激因子、抑制因子、转录因子。进一步分析了不同人群中各类细胞占比,发现 CD45RA、CXCR5、CCR6、CD54、MHC-Ⅱ、HLA-DR、BTLA 在 CD19$^+$细胞表面高表达。但是,CXCR5、BTLA、CD45RA、CCR6 和 CD54 在 HIV 患者 CD19$^+$细胞表面表达量较低;CCR6、CD45RA、CD54 在 TB/HIV 患者 CD19$^+$细胞表面的表达量较高;HLA-DR、CD45RA、CCR6 和 CD54 在 TB 患者 CD19$^+$细胞表面表达量略有增高,CXCR5、BTLA 在 TB 患者 CD19$^+$细胞表面表达量显著升高。CCR7、CD62L、CD27、CD28、IL7R、ICOS、Tim3 在 CD3$^+$细胞表面表达量较高,其中 CCR7、CD62L、CD27、CD28 和 Tim3 在 TB 患者组表达量较高。与健康人相比,CD3$^+$CD19$^+$细胞在 TB 患者、TB/HIV 患者中的比例都较低,但在不同患者组间的差异较小。CCR5 和 CXCR3 在健康人的 CD3$^+$CD19$^+$细胞表面高表达,但在 HIV 患者的 CD3$^+$CD19$^+$细胞表面低表达。CCR5 和 CXCR3 在 TB/HIV 患者 CD3$^+$CD19$^+$细胞表面的表达量高于其他两组患者,但低于健康人。抑制性因子 PD1 和 TIGIT 在 TB/HIV 患者 CD3$^+$CD19$^+$细胞表面高表达,提示对适应性免疫的抑制作用。转录因子 T-bet 在 TB/HIV 患者组中高表达,验证了 *M. tb* 抗原刺激后 T-bet 高表达的既往研究结果。

(4)结论:本研究发现 TB/HIV 患者中表达 CCR5 和 CXCR3 的 CD3$^+$CD19$^+$细胞数量明显减少,但表达抑制性受体 PD1、TIGIT 的 CD3$^+$CD19$^+$细胞数量相对增多。提示深入研究 CD3$^+$CD19$^+$细胞功能可能解析 TB/HIV 发生发展的机制。

四、海藻糖通过逆转 HIV 对细胞自噬的封闭来限制宿主体内分枝杆菌生存

HIV 对宿主天然应答中的细胞自噬具有抑制作用,但是病毒感染导致的自噬改变对于其他细菌感染是否有不良影响,目前尚未阐明。海藻糖被证明具有诱导自噬的作用,但是否以及如何诱导自噬的机制目前也不清楚。

(1)目的:本研究以 HIV 合并分枝杆菌感染模型来探讨海藻糖对 HIV 介导的细胞自噬改变的影响和具体机制。

(2)方法:本研究以单核巨噬细胞 U937 和 U1.1(整合 HIV-1)作为研究对象,分别给予 HIV-1 和分枝杆菌感染,建立共感染模型,并分析基因功能和细胞表型,以确定 HIV 导致的细胞自噬改变对分枝杆菌感染的影响,同时分析海藻糖对这一影响的逆转作用。

(3)结果:研究发现 HIV 复制可以损伤细胞自噬,促进 *M. tb* 和非结核分枝杆菌(nontuberculous mycobacteria,NTM)在巨噬细胞内的存活,而且 HIV 对细菌胞内存活的作用主要由 *Nef* 基因介导。进一步研究发现 HIV 感染能够抑制细胞异源吞噬。另一方面,研究发现海藻糖可以通过 PIKFYVE-MCOLN1 通路调控诱导细胞自噬和异源吞噬,抑制胞内细菌增殖,这一作用在原代细胞中也得到证实。但是,不同于巨噬细胞中的结果,活化的 PBMC 或者 CD4$^+$T 细胞中并未检测 HIV 对细胞自噬流的影响。海藻糖可以诱导感染或未感染 HIV 的 CD4$^+$T 细胞中的自噬,而在 PBMC 中,海藻糖只能在 HIV-1 感染细胞中诱导自噬。而且在从 HIV 感染者中分离的 PBMC 中,也能够观察到海藻糖诱导自噬的现象。最后,在小鼠感染模型中确认了海藻糖限制 *M. tb* 增殖的作用。

（4）结论：本研究确认了 HIV 可以抑制细胞自噬导致其他机会性感染，而海藻糖能够逆转 HIV 引发的细胞自噬封闭，实现对分枝杆菌共感染的控制。

［专家点评］

慢性病毒感染后的 *M. tb* 合并感染是传染病领域常见且需要关注的重要问题之一。解析共感染状态下 *M. tb* 感染结局加重的机制，是开发新的治疗方案以解决这类共感染人群治疗困境的基础。

对这一特殊人群进行免疫状态分析，可能发现参与 TB/HIV 共感染及发病的重要免疫细胞亚群。国内卢洪洲教授团队率先应用 CyTOF 技术在外周血 PBMC 中发现了一组新的细胞亚群，即 CD3$^+$CD19$^+$ 细胞，在 TB 患者、HIV 患者以及共感染患者中的比例显著低于健康人，但在共感染患者中的占比高于 TB 患者和 HIV 患者，提示这群细胞可能在 TB/HIV 共感染及发病中发挥重要作用。虽然并未对 CD3$^+$CD19$^+$ 细胞功能进行深入研究，但基本揭示了各类淋巴细胞亚群在 TB、HIV、TB/HIV 人群中的分布情况和重要的蛋白表达情况，未来针对这一亚群进行功能和机制的深入探讨，可能有助于寻找新靶点用于改善这类人群的治疗方案。

HIV/TB 共感染的机制并不完全清楚，特别是 HIV 是否以及如何影响其他感染的发生发展并未阐明。Sharma 等从细胞自噬入手，发现 HIV 感染能够抑制细胞自噬以帮助 *M. tb* 和 NTM 实现免疫逃逸。同时，发现海藻糖能够抑制 HIV 复制，进而深入发现海藻糖能够逆转 HIV 感染带来的自噬封闭，以控制细胞内或小鼠体内的 *M. tb* 或 NTM 增殖，而且进一步机制研究发现这一逆转过程主要是通过 PIKFYVE-MCOLN1 通路介导的。海藻糖抑制 HIV 复制、逆转细胞自噬、控制 *M. tb* 和 NTM 增殖的研究结果，为临床以海藻糖作为治疗手段提供了理论依据，同时也给临床提供一种潜在的治疗 HIV、HIV/TB、HIV/NTM 合并感染状态的治疗选择，有可能与现有的抗逆转录病毒配合使用，提升共感染的有效治愈率。当然，由于本研究主要在体外细胞水平完成，仅在小鼠体内进行了菌载量控制的验证，因此对于海藻糖在 HIV/TB 患者中的治疗效果、使用剂量及不良反应等都缺乏相应的数据，尚需要进一步的动物实验和设计严谨的临床试验来验证真正的临床应用效果。

过去对于 HIV/TB 共感染和加重的机制研究，大多关注 HIV 对宿主免疫系统的破坏，而很少关注抗逆转录病毒治疗在共感染中的作用。既往研究已经提示在病毒感染后进行免疫重建的 HIV 感染者中，处于 *M. tb* 高暴露风险的患者通常表现出免疫应答受阻，但具体机制如何，尚不清楚。Barreiro 和 Schurr 团队从 HIV/TB 共感染人群出发，阐明了 HIV 感染或者 ART 对 *M. tb* 的吞噬并无显著影响。ART，而非 HIV 感染，是 PLWH 和 PrEP AM 内抗结核感染相关的基因表观遗传程度下降和转录水平下降的主要原因。在这项研究中纳入了一组 PrEP，来排除 HIV 感染对 AM 内基因转录水平的影响。如果能够加入一组 HIV 感染但未接受 ART 的患者，可能能够更好地阐明 HIV 和 ART 在宿主对抗 *M. tb* 感染中的作用。

除了合并 HIV 感染之外，合并其他病毒感染也会引起更高比例的 *M. tb* 共感染及感染结局加重。Brooks 团队以小鼠作为模型，模拟 LCMV 合并 *M. tb* 共感染，并深入分析了 LCMV 感染导致的宿主免疫状态改变给后续 *M. tb* 共感染带来的影响和其中的机制。主要发现 LCMV 感染能够引发 TNF-α 高表达，限制了宿主 DC 对 *M. tb* 的内吞，阻止了 *M. tb*

由肺部向纵隔淋巴结转移,因此有效抑制了免疫浸润,限制了 CD4$^+$T 细胞增殖和活化,为 *M.tb* 增殖提供了良好的免疫微环境;同时,LCMV 感染促使 T 细胞向 Th17 亚群分化,释放更多的 IL-17,造成 Th1/Th17 比例失调和细胞因子平衡失调,造成更严重的炎症浸润,加重感染结局。过去对于共感染状态下 CD4$^+$T 细胞功能的机制解析并不清楚,本研究结果提示慢性病毒感染造成的 CD4$^+$T 细胞功能障碍是造成 *M.tb* 共感染结局加重的重要原因,短暂给予 CD4$^+$T 细胞功能纠正,能够逆转感染结局,提示在病毒感染早期人为诱导 CD4$^+$T 细胞免疫应答或抑制 TNF-α 表达量可能能够有效控制 *M.tb* 感染。本研究以传统的 C57BL/6 小鼠作为模型,由于无法形成潜伏感染或肉芽肿,因此与人类结核病发生发展还是有所不同,应该在其他特征的小鼠模型中广泛验证,方能确定慢性病毒感染对 *M.tb* 共感染结局的影响。

点评专家:潘丽萍

第二节　免疫代谢在结核病发生发展中的作用

免疫代谢调控宿主抗结核免疫是近几年研究的热点,越来越多的研究证明调节免疫代谢可以作为结核病患者的宿主靶向治疗和疫苗接种策略。因此,深入探讨免疫代谢调控在促进免疫细胞的抗菌活性,特别是在 *M.tb* 感染的早期阶段的抗感染机制,能够为阻止结核病的进程提供理论依据。

一、低氧条件下分枝杆菌阻断宿主脂肪酸代谢抑制抗结核免疫

2021 年 *Cell Discovery* 杂志发表了同济大学附属上海市肺科医院、上海市结核病(肺)重点实验室的关于厌氧条件下的分枝杆菌通过阻断宿主脂肪酸代谢抑制抗结核免疫的机制研究。

(1)目的:研究厌氧条件下的分枝杆菌是否以及如何通过分泌蛋白与宿主代谢因子相互作用,进而在肉芽肿进程中调控抗结核免疫。

(2)方法:利用分枝杆菌 Wayne's 体外厌氧培养模型,收集 H37Rv 有氧 / 厌氧培养上清液进行定量蛋白组学分析。通过 RT-PCR、Western blot、免疫组化等分析确认 FadA 的水平变化。

(3)结果:在厌氧条件下,Rv0859/MMAR-4677(脂肪酸降解 A,FadA)的表达升高最显著,而且 FadA 高度富集于肉芽肿厌氧区的泡沫样及多核巨噬细胞中,表明 FadA 是一种厌氧诱导的 *M.tb* 关键分泌蛋白。FadA 可能通过减少细胞质乙酰辅酶 A 水平来抑制抗结核免疫,表明 FadA 通过其乙酰转移酶活性促进分枝杆菌的体内存活和结核性肉芽肿的坏死。乙酸盐处理显著降低了感染海分枝杆菌斑马鱼的细菌负荷和病理损伤,表明靶向宿主脂肪酸代谢可能成为分枝杆菌感染的一种辅助治疗策略。

(4)结论:缺氧诱导的分枝杆菌蛋白 FadA 通过调节宿主脂肪酸代谢抑制宿主免疫作为一种新的机制,开拓了结核病感染治疗策略的新思路。

二、热量限制促进免疫代谢重编程进而预防结核病

2021 年 1 月,来自意大利罗马卫生高级研究所传染病科的研究人员在 *Cell Metabolism* 上发表了一篇关于热量限制参与调控免疫代谢的最新研究报道。

(1)目的:利用多组学方法研究热量限制(caloric restriction,CR)是否影响免疫代谢,进而预防结核病以及减少感染后的肺损伤。

(2)方法:研究人员首先将 *M. tb* 高度易感的小鼠分为两组(随意进食组和 CR 组)进行实验。利用整合转录组、蛋白组和代谢组的多组学方法揭示了 CR 可促进免疫代谢重组进而预防结核病以及减少感染后的肺损伤。

(3)结果:分组喂养实验结果显示,无论是"预防性"还是"治疗性"CR 方案都可以调节免疫细胞,从不同程度上阻止 *M. tb* 感染。代谢组学和脂质组学分析结果显示,*M. tb* 感染期间脾细胞糖酵解重组,同时 CR 诱导脂质代谢发生改变。差异蛋白表达聚类分析和蛋白互作分析显示,CR 显著抑制抗原加工和递呈蛋白,并普遍降低参与糖原代谢和蛋白质糖基化的蛋白水平。控制性 CR 可以通过减少细菌负荷、肺免疫病理和泡沫细胞的产生来保护小鼠免受肺部 *M. tb* 感染。

(4)结论:CR 可以防止肺部 *M. tb* 感染并减少肺损伤。在 *M. tb* 感染期间,CR 能够将免疫代谢通路转向糖酵解,同时降低 mTOR 并增强自噬。

三、WNT6/ACC2 诱导的巨噬细胞中甘油三酯的储存被结核分枝杆菌利用

2021 年,德国感染研究中心的 Norbert Reiling 研究团队在 *The Journal of Clinical Investigation* 上发表了一篇关于 WNT6 通过调节包括乙酰辅酶 A 羧化酶 2(ACC2)在内的关键脂质代谢基因来促进泡沫细胞形成的文章。

(1)目的:鉴于新出现的耐药结核病,迫切需要结核病宿主导向治疗(HDT)来改善目前可用的抗结核病疗法的治疗效果。

(2)方法:通过免疫组织化学检测结核病患者肺组织切片中 WNT6 和泡沫状巨噬细胞的定位。通过基于微阵列的基因表达分析 *M. tb* 感染 24 小时的 $Wnt6^{+/+}$ 和 $Wnt6^{-/-}$ 小鼠的骨髓来源巨噬细胞(bone marrow-derived macrophage,BMDM)的脂肪酸摄取和降解或脂质合成和储存相关的统计学显著调控基因的倍数表达。

(3)结果:Wingless/Integrase 1(WNT)信号通路在多细胞真核生物中进化上高度保守,在人和小鼠中包含 19 个细胞外 WNT 配体。WNT 信号转导调节几乎所有细胞中的基本过程,例如增殖、分化和死亡。研究表明,WNT6 诱导的巨噬细胞和小鼠中的 ACC2 活性促进了三酰基甘油(triacylglycerol,TAG)的储存,*M. tb* 利用 TAG 促进细胞内存活。此外,与单独使用 INH 治疗相比,使用药理学 ACC2 抑制剂和抗结核药物异烟肼(INH)联合治疗感染 *M. tb* 的小鼠可降低肺 TAG 和细胞因子水平以及肺重量,这种组合还减少了感染小鼠肝脏中 *M. tb* 细菌数量和单核细胞浸润的大小。

(4)结论:*M. tb* 利用 WNT6/ACC2 诱导的巨噬细胞中 TAG 的储存来促进其细胞内存活。

四、单核细胞代谢转录进程与结核菌素皮肤试验 /γ 干扰素释放试验阳转相关

2021 年 6 月,美国华盛顿州华盛顿大学医学系 TB 研究与培训中心的 Thomas R Hawn 研究团队在 *The Journal of Clinical Investigation* 上发表了一篇关于单核细胞代谢转录组与结核菌素皮肤试验 /γ 干扰素释放试验转换的抗性相关的文章。

(1)目的:某些高暴露于 *M.tb* 环境的接触者没有感染 *M.tb*,对此进行深入研究可能揭示适合宿主靶向治疗或疫苗开发的新免疫途径。

(2)方法:通过 RNAseq 对来自乌干达和南非捐献者全血的 RNA 进行分析;对乌干达家庭 *M.tb* 接触者和南非金矿工全血和单核细胞中 *M.tb* 抵抗者(RSTR)和结核潜伏感染(latent tuberculosis infection,LTBI)者进行基因表达的比较。

(3)结果:研究表明,RSTR 和 LTBI 受试者在全血中的整体基因转录或细胞亚群频率方面没有差异。本研究假设单核细胞调节 TST/IGRA 转换,因为它们有可能调节高度暴露的受试者的早期 *M.tb* 清除或 T 细胞启动。代谢中心调节因子的遗传变异与 RSTR 相关,并且与离体单细胞转录组分析结果高度一致。本研究证明了其增强了胞内 *M.tb* 的生长,这进一步暗示了 RSTR 和 LTBI 接触之间单核细胞反应中的差异 AMP 活化蛋白激酶(AMPK)的活性。

(4)结论:RSTR 和 LTBI 表型可以通过游离脂肪酸(free fatty acid,FFA)转录程序和中央代谢调节因子的遗传变异来区分,表明免疫代谢途径调节 TST/IGRA 转换。

五、硫化氢诱导的 GAPDH 硫化破坏 CCAR2-SIRT1 相互作用以启动自噬

2021 年,印度加兹阿巴德的科学与创新研究学院的 Ashwani Kumar 研究团队在 *Autophagy* 上发表了一篇关于硫化氢诱导的甘油醛 -3- 磷酸脱氢酶(GAPDH)硫化破坏 CCAR2-SIRT1 相互作用以启动自噬的文章。

(1)目的:研究硫化氢(H_2S)激活 SIRT1 和自噬的潜在机制。

(2)方法:利用免疫荧光显微镜、亚细胞分离和 GFP 标记的 GAPDH 的瞬时表达来证明 GAPDH 易位到细胞核以响应 H_2S 暴露。采用几种独立的方法来证明 GAPDH 与 CCAR2 之间的相互作用。

(3)结果:硫化氢诱导的自噬调节巨噬细胞内 *M.tb* 的运输和存活,H_2S 通过硫化作用诱导 GAPDH 的核转位,活性位点半胱氨酸的硫化对 GAPDH 的核转位至关重要。本研究证明 H_2S 硫化水合物糖酵解酶 GAPDH 的活性位点半胱氨酸。本研究观察到核 GAPDH 与细胞核内的 CCAR2/DBC1(细胞周期激活剂和凋亡调节剂 2)相互作用。CCAR2 与去乙酰化酶 SIRT1 相互作用以抑制其活性。GAPDH 与 CCAR2 的相互作用破坏了 CCAR2 对 SIRT1 的抑制作用。激活的 SIRT1 然后使 MAP1LC3B/LC3β(微管相关蛋白 1 轻链 3β)去乙酰化,以诱导其易位进入细胞质并激活自噬。

此外,本研究证明了该途径在自噬介导的 *M.tb* 转运到溶酶体以限制细胞内分枝杆菌生长中的生理作用。

(4)结论:确定了一个硫化 -GAPDH-CCAR2-SIRT1 信号轴,该轴调节自噬以响应 H_2S。

[专家点评]

本节主要讨论了代谢调控如何影响 *M. tb* 早期和慢性感染阶段的宿主免疫反应。造成结核病治疗和根除困难的原因有很多,如 *M. tb* "超坚固"的细胞壁、毒性蛋白质、休眠和耐药性。*M. tb* 与人类宿主共同进化,并且已经进化到能够利用感染部位的微环境生存和生长。*M. tb* 在许多不同层面影响宿主防御系统,从而设法逃离免疫系统的先天和适应性检查点,适应缺氧、逃避抗结核免疫以及利用有限的宿主来源的营养物质是分枝杆菌在宿主体内形成肉芽肿和维持成功持续感染的主要挑战。免疫细胞不仅依赖于免疫信号来对 *M. tb* 入侵产生有效反应,而且还可以通过它们的代谢状态进行协调。细胞免疫代谢在过去经常被忽视,但越来越多的证据表明它在免疫细胞功能中的重要性,使其不能再被忽视。近年来,免疫学家开始将代谢组学方法整合到他们的研究中,创造了一个扩展的领域,称为免疫代谢。

近年来,硫化氢(H_2S)调控病原体,宿主和免疫代谢的研究也越来越多,它是一种类似于一氧化氮(NO)和一氧化碳(CO)的气体递质。H_2S 具有多种细胞保护功能,如耐热性、抗氧化防御、血管舒张、神经传递、寿命延长、自噬诱导等。H_2S 主要通过蛋白质上半胱氨酸残基的 S- 硫化或过硫化来调节其功能。GAPDH 和肌动蛋白是被 H_2S 硫化的最丰富的蛋白质。H_2S 调节线粒体呼吸,被认为是细胞生物能量学的调节剂。鉴于 H_2S 诱导 SIRT1 活性并直接硫化 GAPDH,可以分析 GAPDH-SIRT1-LC3 轴在 H_2S 调节自噬中的作用。研究人员通过检查 H_2S 诱导的自噬的生理相关性,证明 H_2S 诱导的自噬对于 *M. tb* 细胞转运到溶酶体和细胞内存活至关重要。

综上所述,*M. tb* 与宿主之间的相互作用已经持续了 70 000 多年,这反映了它们之间复杂的相互作用关系。随着最近技术的进步,我们已经开始认识到,宿主对肺部 *M. tb* 感染的免疫反应可能会受到免疫细胞代谢活动的影响,如在 TB 感染的急性和慢性阶段所观察到的,抗炎免疫细胞和处于基础状态的细胞主要由氧化磷酸化(oxidative phosphorylation)维持,一旦细胞在被 *M. tb* 感染后被激活并分化为促炎表型,它们的代谢活动就会转变为有氧糖酵解,虽然效率较低,但它们会更快地产生能量。然而,当面临压力时,*M. tb* 可以在宿主内保持休眠状态,并具有重新激活的潜力。

点评专家:张宗德

第三节　结核肉芽肿形成的免疫机制研究

肉芽肿是结核病的重要病理特征,典型的结核肉芽肿由富含 *M. tb* 的坏死中心、包围坏死中心的上皮样巨噬细胞和其间散布的其他类型巨噬细胞,以及随着疾病进展被招募的其他类型细胞组成。由于肉芽肿是 *M. tb* 与人体相互作用的主要界面,探索肉芽肿形成的免疫机制对于深入了解结核病发生发展过程以及发现新的结核病预防和治疗靶点具有重要意义。

一、非经典 2 型免疫反应协调结核肉芽肿的形成和上皮化

巨噬细胞相互交错产生上皮样转变,形成结核肉芽肿的典型特征。传统观念认为 1 型 IFN-γ 依赖的信号通路在肉芽肿形成过程中起主导作用,但驱动的信号和机制仍不清楚。

(1)目的:探讨结核肉芽肿巨噬细胞上皮化和肉芽肿形成的分子机制。

(2)方法:单细胞测序分析斑马鱼海分枝杆菌感染肉芽肿;免疫染色评估 2 型信号标记巨噬细胞是否与肉芽肿中上皮化有关;制备 2 型信号分子 Stat6 缺乏的斑马鱼用于功能研究;肾髓移植 *c-myb* 缺陷动物用以研究 Stat6 信号与肉芽肿形成和上皮化的关系;急性抑制肉芽肿 Stat6,观察巨噬细胞上皮钙黏素。

(3)结果:①肉芽肿单细胞 RNA 测序分析鉴定出 20 个细胞离散簇,主要是上皮化巨噬细胞,还有经典的炎症巨噬细胞、T 细胞、B 细胞、中性粒细胞和嗜酸性粒细胞;②肉芽肿中存在 1 型和 2 型信号转录本;③上皮钙黏素在肉芽肿 CD68[+] 巨噬细胞内被诱导表达;④坏死性肉芽肿形成和巨噬细胞上皮化需 Stat6 信号;⑤肉芽肿形成和上皮化依赖于造血群体 Stat6 信号;⑥ Stat6 信号可自主驱动巨噬细胞向上皮细胞转化;⑦肉芽肿 Stat6 急性抑制使得巨噬细胞上皮钙黏素离域,细胞表型及性质变化显著;⑧ IL4R 抑制导致肉芽肿缺陷。

(4)结论:Stat6 介导的 2 型免疫信号在肉芽肿巨噬细胞上皮化和肉芽肿形成过程中绝对必要。

二、TGF-β 限制结核肉芽肿内 T 细胞的扩张、存活和功能

CD4[+]T 细胞对于宿主抗结核免疫至关重要。目前认为结核肉芽肿提供了免疫抑制环境,限制抗结核免疫,但机制尚不清楚。

(1)目的:描绘肺部 *M. tb* 感染 CD4[+]T 细胞反应的空间分布,鉴定局部 T 细胞抑制的重要分子和途径。

(2)方法:气溶胶感染小鼠,肺组织切片抗体染色观察 T 细胞活化相对于 *M. tb* 感染细胞的位置;肺、脾组织匀浆 CFU 计数;转录组分析和基因集富集分析(GSEA)鉴定影响 T 细胞功能的潜在抑制介质;使用 dLck-cre TGF-βR2[fl] 小鼠测试 TGF-β 是否参与抑制 T 细胞和肉芽肿内免疫、如何改变效应 T 细胞功能;采用混合骨髓嵌合小鼠、过继转移模型研究 TGFβ 对 CD4[+]T 细胞增殖、分化和存活的作用。

(3)结果:① T 细胞在肉芽肿内及其周围密度较大,空间上与感染细胞分离,肉芽肿内 CD4[+]T 细胞 IFN-γ 产生减少;②肉芽肿内 *M. tb* 特异性 T 细胞与肺远端 T 细胞相比 IFN-γ 产生减少,提示受肉芽肿微环境局部限制;③肺 *M. tb* 特异性 T 细胞 IL-2、缺氧和糖酵解通路上调,TGF-β 信号下游靶基因富集,下游磷酸化 SMAD3 检测证实肉芽肿免疫细胞历经局部 TGF-β 信号调节;④ CD4[+]T 细胞 TGF-β 信号限制终末分化,促进细胞死亡,抑制 *M. tb* 控制;⑤ TGF-β 作用于 CD4[+]T 细胞调节 Th1 细胞分化和功能;⑥ *M. tb* 特异性 TCR 转基因 T 细胞存在内在抑制。

(4)结论:TGF-β 在限制结核肉芽肿内 T 细胞的增殖、存活和功能方面发挥了关键作用。

三、结节病肉芽肿发生过程中吞噬体调控的 mTOR 信号

结节病与结核肉芽肿病理特征不同。有研究提示 mTORc1 激活与结节病有关,但其调节机制及在肉芽肿形成中的功能尚不清楚。

(1)目的:分析结节病和结核潜伏感染者体外肉芽肿模型分子特征,对相关分子和通路进行实验验证,为结节病发病机制提供新思路。

(2)方法:分离外周血单个核细胞(PBMC),与 *M. tb* 抗原共培养建立体外肉芽肿模型;培养上清液进行细胞因子检测;对肉芽肿样细胞聚集体进行基因差异表达分析和通路分析;收集结节病和对照患者淋巴结样本,进行基因表达和 IPA 网络分析;肉芽肿形成和相关免疫介质研究采用缺乏或存在各种已知作用的预处理进行。

(3)结果:①结节病与结核潜伏感染者体外肉芽肿差异表达基因超过 5 000 个;②结节病吞噬溶酶体通路激活增强,相关高表达基因在结节病纵隔淋巴结组织中得到验证;③ PPD 处理结节病 PBMC 后,*p*-mTORc1、*p*-S6、*p*-STAT3 表达显著升高;④抑制 mTORc1、细胞内酸化或吞噬溶酶体形成显著影响结节病 PBMC 暴露于 PPD 后的肉芽肿形成,同时影响一些细胞因子释放,提示结节病肉芽肿形成和炎症介质释放依赖于吞噬溶酶体组装、酸化及mTORc1/S6/STAT3 信号。

(4)结论:结节病肉芽肿表现出增强和持续的细胞内抗原加工和提呈能力,需要吞噬溶酶体的组装和酸化支持 mTORc1 信号进而促进结节病肉芽肿的形成。

四、综合应激反应介导小鼠结核分枝杆菌肉芽肿的坏死

感染 *M. tb* 后只有部分人发展为坏死性肉芽肿并伴有进行性疾病,而其他人则形成控制性肉芽肿,其原因尚不明确。综合应激反应(integrated stress response ISR)标识在结核肉芽肿靠近坏死中心的细胞层中明显上调。

(1)目的:探索结核肉芽肿坏死的分子机制。

(2)方法:C3HeB/FeJ 小鼠 *sst1^s* 等位基因(可控制肺结核肉芽肿坏死)转入 B6(C57BL/6J)小鼠,获得 B6. Sst1^s 小鼠;分离培养骨髓源巨噬细胞 BMDM;通过小鼠 *M. tb* 感染、肺脾CFU 计数、病理切片染色及影像学检测,测定肺部疾病负担;制备抗体确定 Ipr1 蛋白水平;Hoechst/PI 染色测定细胞活力;siRNA 敲低基因表达;用试剂盒测定转录因子、IFN-β 水平。

(3)结果:① TNF 可触发 B6. Sst1^s 巨噬细胞 IFN-I 的过度活跃和应激通路;②延长的TNF 刺激诱导 B6. Sst1^s 巨噬细胞 ISR 和蛋白组重塑双向进展;③依赖双链 RNA 的蛋白激酶(double-stranded RNA-dependent protein kinase,PKR)是触发 B6. Sst1^s 巨噬细胞晚期 ISR的必要条件;④ TNF 诱导的蛋白质组变化表明,野生型 B6 巨噬细胞中 Ipr1 上调在时间上与不断升级的应激反应保护相关;⑤ ISR 小分子抑制剂可降低小鼠对 *M. tb* 和体内肉芽肿坏死的易感性;⑥蛋白毒性应激(PS)以不依赖 TBK1 的方式驱动 IFN-β 的超诱导;⑦ PS 诱导 B6. Sst1^s 细胞中的蛋白质聚集,其可被翻译抑制剂所补救。

(4)结论:*sst1^s* 巨噬细胞中 I 型 IFN 通路驱动的 ISR 诱导和应激升级的锁定状态在结核肉芽肿坏死进展中起因果作用。

五、人类结核肉芽肿综合转录组分析及应用仿生模型确定治疗靶点

结核病宿主导向治疗(host-directed therapy,HDT)旨在通过增强免疫反应改善结核病的临床结局。从结核肉芽肿角度出发是解析致病机制和鉴定治疗靶点的一个重要方向。

(1)目的:通过淋巴结肉芽肿转录组学分析剖析结核病发生机制,利用仿生肉芽肿模型鉴定新的 HDT 靶点。

(2)方法:收集未经治疗的淋巴结结核病和结节病样本,通过激光捕获显微解剖获取淋巴结肉芽肿,对照淋巴结取等效表面积样本,进行 RNAseq 分析;利用人 PBMC 细胞建立肉芽肿模型,将细胞培养物进行 RNAseq 分析;测定细胞内 pH、细胞毒性、细胞因子和基质金属蛋白酶(matrix metalloproteinase,MMP)浓度等。

(3)结果:①RNAseq 分析显示,对照样本清晰聚簇,结核病和结节病样本之间存在高度重叠,相比结节病,结核病上调最显著的是细胞因子信号通路;②结核病特有簇主要与炎症和细胞外基质有关;③3D 胶原肉芽肿模型最接近临床结核样本的基因表达;④筛选的 12 个 HDT 靶点中有 7 个仅在结核病组,5 个为结核病和结节病共有靶点;⑤鞘氨醇激酶 1 (SphK1)抑制剂可抑制肉芽肿模型中 $M. tb$ 生长,且无明显细胞毒性;⑥SphK1 阻断可调节细胞内酸化和炎症介质分泌。

(4)结论:本研究通过肉芽肿转录组分析获得一批结核病潜在治疗靶点,其中 SphK1 抑制剂能抑制肉芽肿模型中 $M. tb$ 生长,有潜力用于改善结核病化疗。

[专家点评]

肉芽肿是结核病病原体与宿主相互作用的主要界面,探讨肉芽肿形成的机制对于理解结核病的发生发展过程以及开发新的结核病防治靶点具有重要意义。Cronan M R 等发现 2 型免疫信号与巨噬细胞上皮化有关,其中 Stat6 介导的 2 型免疫信号在巨噬细胞上皮化和肉芽肿形成中绝对必要。其他模型(尤其是人类肺结核)不同感染阶段 2 型免疫信号通路对肉芽肿形成的影响如何还需后续进一步阐明。Gern B H 等发现肉芽肿内 $M. tb$ 特异性 CD4[+] T 细胞产生 IFN-γ 明显降低,提示局限性免疫抑制的发生,进而发现 TGF-β 在限制结核肉芽肿内 T 细胞的增殖、存活和功能方面发挥了关键作用,是一种重要的免疫调节因子。该研究揭示了 $M. tb$ 感染免疫抑制的新机制,为宿主导向治疗提供了潜在靶点,而 TGF-β 阻断的治疗作用还需进一步综合评估。Crouser E D 等发现,结节病与结核潜伏感染者体外肉芽肿模型中有大量的差异表达基因,结节病肉芽肿表现出增强和持续的细胞内抗原加工和提呈能力,由吞噬溶酶体依赖的信号通路 mTORc1 和 STAT3 调控肉芽肿的形成。Bhattacharya B 等发现 TNF 可触发巨噬细胞 IFN-I 过度活跃和应激通路,依赖双链 RNA 的蛋白激酶(PKR)是触发巨噬细胞综合应激反应(ISR)的必要条件,而小分子 ISR 抑制剂可阻断 $M. tb$ 感染小鼠肺肉芽肿坏死的发展,同时降低菌负荷,提示利用 ISR 抑制剂阻断异常的应激反应有可能为宿主导向治疗提供新策略。Reichmann M T 等通过淋巴结肉芽肿转录组分析发现结核病和结节病存在共有和差异通路,发现 SphK1 抑制剂能抑制 $M. tb$ 生长,同时降低感染细胞内 pH 值并抑制炎症介质的分泌,提示 SphK1 有潜力作为改善结核病结局的治疗靶点。肺部肉芽肿是否与淋巴结肉芽肿结果一致、仿生模型结果是否能在体内得到验证、SphK1 抑制对

结核病免疫病理的全面影响等还需进一步评估。

总之,上述研究在结核肉芽肿巨噬细胞上皮化机制、免疫抑制调控、肉芽肿坏死机制、结核病和结节病肉芽肿基因表达和信号调控差异等方面展示了最新研究成果,相关研究拓展了我们对结核肉芽肿的认识,也为结核病致病机制及宿主导向治疗研究开启了新的视角。

点评专家:李自慧

第四节　免疫应答中的细胞死亡机制研究

结核病病变的主要特点是形成结核肉芽肿,其中心部位为干酪样坏死。在干酪样坏死最中心处为坏死巨噬细胞,外围包裹着巨噬细胞、上皮样巨噬细胞、树突状细胞和淋巴细胞等。揭示结核感染导致巨噬细胞死亡的方式和机制,对于解析肉芽肿形成和制订治疗策略具有重要意义。

一、结核分枝杆菌通过Ⅰ型干扰素信号介导的巨噬细胞死亡的机制研究

作为最成功的胞内病原体,$M.tb$ 在被巨噬细胞吞噬后长期在胞内存活、增殖,并诱导巨噬细胞死亡是导致胞内细菌释放,引起结核播散的重要原因。本研究在体外/体内分别探讨了 $M.tb$ 感染诱导小鼠巨噬细胞死亡的机制,进而探讨了其对于结核病宿主导向治疗的作用。

(1)目的:揭示 $M.tb$ 感染诱导巨噬细胞死亡的新机制,为潜在的宿主导向治疗提供新的干预靶点。

(2)方法:利用 RAW264.7、HEK293T、HT-1080、L929 和小鼠原代巨噬细胞株,通过慢病毒 CRISPR gRNA 库 v1 构建 $Ifnar2^{-/-}$RAW264.7 细胞系并分析了 $M.tb$ 感染诱导细胞的死亡方式;在野生型 C57BL/6,野生型 C57BL/6N,$Casp1^{-/-}$,$Gsdmd^{-/-}$,$Stat2^{-/-}$,$Casp1^{-/-}$,$Casp11^{-/-}$ 等多种小鼠 $M.tb$ 感染模型中分析了阻断Ⅰ型 IFN 信号通路对于不同基因敲除小鼠的抗结核治疗效果。

(3)结果:① $M.tb$ 感染 BMDM 不能显著诱导细胞凋亡、坏死性凋亡、细胞焦亡和自噬性细胞死亡等特性;提示 $M.tb$ 感染小鼠巨噬细胞可能诱导其他的死亡方式;②全基因组 CRISPR-Cas9 筛选结果揭示了 $M.tb$ 感染诱导 RAW264.7 细胞的死亡方式依赖于Ⅰ型 IFN 信号途径,并在 BMDM 中进一步得到验证,同时,结果显示与 $M.tb$ 感染诱导野生型 BMDM 细胞死亡方式相比,$M.tb$ 感染 $Ifnar1^{-/-}$BMDM 死亡显著延迟,但并未完全消除;③小鼠体内研究发现在结核病慢性或急性感染模型中,阻断Ⅰ型 IFN 信号转导均能够有效保护 $M.tb$ 感染引起的小鼠结核病,并且阻断Ⅰ型 IFN 信号转导介导的细胞死亡方式可显著提升利福平(RIF)的抗结核效果。

(4)结论:本项研究在系统性分析 $M.tb$ 感染诱导细胞死亡方式的基础上,发现并揭示了Ⅰ型 IFN 信号在 $M.tb$ 感染诱导巨噬细胞死亡中的核心作用,并在体内探讨了阻断Ⅰ型 IFN 信号通路下游特定节点对于抗结核治疗的作用,为靶向阻断Ⅰ型 IFN 信号关键节点的结核

病宿主导向治疗策略提供了理论依据。

二、巨噬细胞和中性粒细胞死亡程序差异介导的抵抗结核病作用

细胞凋亡是宿主抵御胞内病原体的重要方式。前期体外研究发现 $M.tb$ 感染可完全抑制细胞凋亡途径,在一定程度上证实了细胞凋亡在抵御结核感染中的作用。本研究在小鼠体内证实死亡受体诱导的和 BCL-2 调节的细胞凋亡途径可分别消除不同被感染的巨噬细胞和中性粒细胞群,并介导 T 细胞反应发挥抗结核免疫保护作用。

(1)目的:系统阐释细胞凋亡途径在小鼠体内的抗结核作用及机制。

(2)方法:在 $M.tb$ 感染不同的细胞凋亡相关基因敲除小鼠模型中,通过流式细胞术和肺组织细胞因子定量等方法分析不同小鼠肺和脾组织中细胞亚群、细胞因子表达、细胞凋亡的变化;运用拮抗细胞凋亡抑制剂处理不同基因敲除小鼠并检测小鼠组织内细菌载荷变化。

(3)结果:① $M.tb$ 感染巨噬细胞通过 TNF 驱动 Caspase-8 介导细胞凋亡;小鼠体内试验证实巨噬细胞 Caspase-8 活性是重要的抗结核免疫因素。② Caspase-8 介导的非细胞凋亡功能不发挥抗结核作用;Bax 和 Bak 依赖的内在细胞凋亡则通过独立于 Caspase-8 的细胞凋亡途径发挥抗结核免疫保护作用。③相比未感染的巨噬细胞, $M.tb$ 感染的巨噬细胞对凋亡刺激更敏感;使用拮抗细胞凋亡抑制剂(IAP)能显著增加 $M.tb$ 感染的人、小鼠巨噬细胞的凋亡水平;在小鼠模型中使用靶向细胞凋亡途径的化合物可显著促进小鼠组织中 $M.tb$ 的清除,并能显著改善抗结核药物的敏感性。

(4)结论:本研究在体内研究证实 $M.tb$ 感染不能完全抑制巨噬细胞凋亡,进而通过体内试验探讨了 IAP 的抗结核作用,为靶向凋亡途径的抗结核治疗和药物开发提供了理论依据。

[专家点评]

$M.tb$ 感染介导细胞的死亡是胞内 $M.tb$ 播散的重要原因之一。靶向调控免疫细胞死亡方式是潜在的有效的抗结核宿主导向治疗重要策略。巨噬细胞作为宿主抵御 $M.tb$ 感染最重要的固有免疫细胞,是抗结核免疫的第一道防线。系统性发现并揭示 $M.tb$ 感染介导巨噬细胞的死亡方式及机制,对于结核病宿主导向治疗新药开发和治疗策略的制订具有重要意义。

Carl F Nathan 等首先在原代巨噬细胞中分析了 $M.tb$ 感染诱导巨噬细胞死亡的方式,进而利用全基因组敲除技术,结合遗传学和免疫学的方法,阐明了自分泌或旁分泌 I 型 IFN 信号通路在调控 $M.tb$ 感染诱导巨噬细胞死亡中的关键作用机制,进而在小鼠结核感染模型中,针对性阻断 I 型 IFN 信号通路下游关键节点,不仅具有特异性结核病宿主导向治疗效果,同时显著促进了利福平(RIF)的抗结核作用。Marc Pellegrini 等利用不同的细胞凋亡相关基因敲除小鼠模型,在体内发现 $M.tb$ 感染对于细胞凋亡的抑制作用并不完全,进而系统地证明了死亡受体诱导的和 BCL-2 调节的细胞凋亡途径能够通过清除特定的感染的巨噬细胞和中性粒细胞,以及诱导 T 细胞免疫反应来增强抗结核保护作用,并进一步在体内利用 IAP 治疗处理不同 $M.tb$ 感染模型,证实了 IAP 能有效地促进小鼠组织中 $M.tb$ 清除,以及改善对抗结核药物的耐药。

上述研究分别在体外和体内深入探讨了 *M. tb* 诱导巨噬细胞的不同的死亡方式和机制在宿主抵御结核感染中不可或缺的作用,提示靶向调控宿主免疫增强巨噬细胞增殖能力和清除胞内细菌能力,不仅有助于寻找到新的抗结核免疫治疗靶点和策略,而且对于有效改善耐药结核病治疗无药可用的严峻困境具有重要意义。

点评专家:朱传智

第五节　训练免疫机制研究

卡介苗(BCG)是使用了一个世纪的结核病疫苗,然而,其发挥免疫保护作用的具体免疫指标仍不清楚。更重要的是,精准评价疫苗保护效果的标准指标和体系的欠缺,致使新型结核疫苗研发面临严峻的考验。因而,解析 BCG 诱导免疫保护的机制将对于开发新型结核疫苗具有重要的意义。

一、BCG 诱导肺泡巨噬细胞活化并赋予长期抗结核免疫保护作用

目前,多项临床前研究提示鼻内吸入 BCG 至肺部介导的免疫保护效果显著优于皮下或皮内注射免疫。经鼻内吸入 BCG 肺部免疫显著诱导 Th17 细胞和 TB 特异性抗体的产生,被认为是免疫保护作用的重要机制。然而,对经鼻内吸入 BCG 的肺部免疫是否诱导局部先天性免疫应答发挥免疫保护作用尚知之甚少。

(1)目的:揭示 BCG 肺部免疫调控肺泡巨噬细胞(AM)先天性免疫应答在抗结核免疫保护中的作用及机制。

(2)方法:运用含绿色荧光蛋白的 *M. tb* 和减毒 BCG 疫苗,分别通过皮下、皮内注射和鼻内吸入方式免疫小鼠。在免疫 8 周后,通过滴鼻的方式感染 *M. tb* 和致命剂量的肺炎链球菌,并通过流式细胞术、共聚焦显微镜、荧光定量 PCR、细胞因子检测和细菌菌落计数等分析吸入 BCG 肺部免疫对 AM 先天性免疫应答的调节及其介导的抗结核病免疫保护作用。

(3)结果:① *M. tb* 和 BCG 免疫小鼠后在早期细胞间的传播模式存在显著差异;其中,BCG 主要保留在 AM 内并介导 AM 活化。②与皮下注射 BCG 疫苗不能诱导 AM 活化相比,吸入 BCG 肺部免疫不仅能显著诱导 AM 活化,而且显著促进 AM 的抗结核感染能力。③ CD4[+] T 细胞是吸入 BCG 至肺部诱导 AM 活化,及介导免疫保护所必需的细胞;而 CD8[+] T 细胞对于 BCG 介导的 AM 活化和对肺组织中细菌载荷的影响为非必需的。④吸入 BCG 至肺部能显著诱导 AM 的长时间活化;在吸入的 BCG 被清除后,其诱导的活化的 AM 仍能发挥免疫保护作用,并对不同于 *M. tb* 的呼吸道病原体(肺炎链球菌)同样具有非特异性免疫保护作用。

(4)结论:本研究揭示了吸入 BCG 疫苗至肺部显著激活 AM 可能是吸入 BCG 介导免疫保护的潜在机制,同时阐释了吸入接种 BCG 疫苗可诱导 AM 的训练免疫而发挥非特异性免疫保护作用,为结核疫苗免疫接种方式及其保护效果评价提供了重要理论依据。

二、肠道微生物组对 BCG 诱导的训练免疫的影响

BCG 疫苗作为有效的结核病疫苗,能够诱导特异性免疫反应和介导非特异性免疫,或者训练免疫。但在不同个体间,BCG 诱导的免疫反应存在显著差异。研究认为肠道微生物组在调节疫苗反应和免疫中发挥重要的作用,然而,肠道微生物组在调控 BCG 诱导的免疫保护中的作用尚不清楚。

(1)目的:解析肠道微生物组在调控 BCG 诱导的训练免疫反应中的作用。

(2)方法:入组 321 名已接种 BCG 疫苗的健康成年荷兰人,按照排除标准排除了不符合入组要求的 25 人;收集入组初期人群的粪便和血液样本,同时,对入组人群进行 BCG 疫苗接种,并在疫苗接种后第 2 周和第 3 个月分别采集血液样本。在体外,对 PBMC 进行金黄色葡萄球菌和 M. tb 分别刺激后,检测细胞因子表达和进行非靶向代谢组学分析,并利用从头基因组组装的宏基因组学测序分析粪便样本中的微生物菌群。

(3)结果:宏基因组学分析发现了不同个体间 43 个不同免疫调节类群。在体外,金黄色葡萄球菌刺激 PBMC 后,针对非特异性、训练免疫的细胞因子 IL-6、IL-1β 和 TNF-α 的表达与罗氏菌属的丰度呈负相关。在 M. tb 刺激后 IFN-γ 的特异性反应与瘤胃球菌和迟缓埃格特菌的丰度呈正相关。同时,已明确的免疫调节类群对循环代谢物的影响最为显著,包括罗氏菌属对苯丙氨酸代谢的影响;酶丰度实验证实苯丙氨酸代谢的动态平衡可通过罗氏菌属微生物依赖性方式激活。

(4)结论:BCG 接种诱导的细胞因子特异性表达变化与肠道微生物基因组的丰度有关;微生物基因组反向调节循环中的代谢产物产生,其中,罗氏菌属可调节训练免疫和苯丙氨酸代谢;本研究为深入理解 BCG 免疫诱导的特异性免疫和训练免疫反应提供了新的依据。

[专家点评]

解析 BCG 介导的免疫保护机制,建立有效的免疫保护评价指标和评价体系,是新型抗结核疫苗研发的重要基础。近年来,训练免疫用于结核疫苗诱导的保护性免疫指标已取得了重要进展。

Nacho Aguilo 等首次揭示了吸入 BCG 进行肺部免疫能有效活化 AM,BCG 吸入后可持续保留在 AM 内,并诱导 AM 训练免疫以抵御非特异性感染,发挥长期的抗结核免疫保护作用。而 M. tb 感染后具有从 AM 传播至其他骨髓来源细胞亚群的趋势,包括感染中性粒细胞和募集的巨噬细胞。本研究通过比较不同免疫接种途径对疫苗诱导的局部先天性免疫应答反应,尤其是训练免疫的影响,为有效评价新型疫苗的免疫保护效果和免疫接种方式提供了理论依据。

Ramnik J Xavier 等首次解析了微生物组对 BCG 疫苗反应性的影响,提出肠道微生物组的变化与 BCG 疫苗介导训练免疫间的相关性,如接种 BCG 疫苗后,微生物种群与调节细胞因子产生的能力有关,调控细胞因子产生的微生物种群可显著影响循环代谢物的产生,并且微生物种群的代谢产物可显著影响 BCG 免疫诱导的训练免疫,从而阐释了介导 BCG 疫苗诱导的训练免疫和特异性免疫应答的途径以及微生物种类,有助于理解受试者特异性免疫,为提高疫苗效力的个性化策略提供信息。然而,对于肠道微生物调控代谢和细胞因子表达

的具体机制仍值得进行深入探索研究。

总的来说,上述研究从局部和整体两个方面分别拓展了 BCG 免疫诱导训练免疫的作用及其调节机制,为新型结核疫苗的研究,尤其是为新型疫苗免疫保护的有效性评价提供了重要评价指标。

点评专家:朱传智

第六节　各类免疫细胞参与应答的机制研究

M. tb 侵入呼吸道后,首先激活固有免疫反应,肺泡中的巨噬细胞释放大量炎症因子,此外,适应性免疫主要包括体液免疫及 T 细胞介导的细胞免疫,在机体对抗感染过程中发挥重要作用。因此,针对 *M. tb* 的免疫是多细胞、多因子参与的复杂过程,深入解析不同细胞在 *M. tb* 感染后宿主免疫反应中的具体机制,一方面可以扩展抗 *M. tb* 感染免疫的相关理论,另一方面可以为药物及新治疗方案的开发提供靶标。

一、嗜酸性粒细胞参与结核分枝杆菌感染后粒细胞反应并促进小鼠防御反应

宿主抗 *M. tb* 感染的免疫反应需要多个白细胞亚群的活动,嗜酸性粒细胞量对于结核感染状态有提示作用,在多种物种内研究嗜酸性粒细胞与 *M. tb* 感染免疫反应之间的关系,以期加深对 *M. tb* 感染后的免疫反应的理解。

(1)目的:阐明嗜酸性粒细胞如何参与 *M. tb* 感染后宿主的免疫反应,为阐明肺部感染后嗜酸性粒细胞的功能和寻找宿主导向治疗的潜在新靶点提供了新方向。

(2)方法:在三个独立的临床队列中,探究嗜酸性粒细胞是否参与结核病免疫反应,结合影像技术明确其与代谢活跃程度之间的关系,并在肉芽肿组织中确认其具体位置。

(3)结果:结核病患者外周血嗜酸性粒细胞的数量会随着疾病的严重程度增加而减少,在病变肺组织细胞悬液中嗜酸性粒细胞数量较多,嗜酸性粒细胞较多聚集于代谢较活跃的区域,主要存在于肉芽肿组织边缘区域,结核肉芽肿中心有嗜酸性粒细胞脱颗粒。此外,研究证实嗜酸性粒细胞以脱颗粒的形式被激活从而发挥功能,并影响病灶中的细菌生长,但其自身并不受 *M. tb* 侵袭。

(4)结论:嗜酸性粒细胞是小鼠、猴和人结核肉芽肿和 *M. tb* 感染肺部的重要细胞成分。在多种物种中揭示了嗜酸性粒细胞和结核病之间的联系,并揭示了这些细胞在小鼠中的保护作用,为阐明嗜酸性粒细胞的功能和寻找结核宿主导向治疗的潜在新靶点开辟了新方向。

二、组织驻留记忆 T 细胞分泌 IL-17 且参与调控人肺内结核分枝杆菌

T 细胞介导的适应性免疫对于结核病至关重要,其中组织驻留记忆 T 细胞具有重要的调控作用,本研究主要阐明了肺组织驻留记忆 T 细胞的具体作用,并验证 IL-17 在抗结核感染免疫过程中的作用。

(1)目的:探究人体肺组织驻留记忆 T 细胞分泌 IL-17 并参与调控 *M. tb* 感染后宿主免

疫反应的具体机制。

(2)方法:通过流式细胞术检测肺组织单细胞悬浊液,通过金属同位素标记进行单细胞多参数分析。利用 *M. tb*-300 分析可与 *M. tb* 抗原表位特异性结合的细胞群,建立肉芽肿模型,明确 T 细胞亚群是否可以改善结核病的发展。

(3)结果:结核病患者肺组织含有功能性效应记忆 T 细胞,与 *M. tb* 抗原表位特异性结合的 IL-17$^+$ 细胞集中于肺组织,肺组织中表达 FoxP3 的结核特异性 CD4$^+$T 细胞的比例比血液中高出 6 倍以上,结核特异性 IL-17$^+$ CD4$^+$T 细胞百分比与血浆 IL-1β 浓度呈显著负相关,肉芽肿模型结果显示,IL-17 和 IL-2 的培养基中 *M. tb* 的生长明显受到抑制,发现 IL-17 和 IL-2 对 CFU 有抑制作用。

(4)结论:肺组织中分泌细胞因子 IL-17 的结核特异性组织驻留记忆 T 细胞对抗结核感染免疫具有重要作用。

三、人体内记忆反应中增强的 IL-17A 活性能区分活动性结核、潜伏性感染和治愈性结核

(1)目的:鉴定活动性肺结核的免疫病理反应。

(2)方法:①提取活动性结核病患者、结核分枝杆菌潜伏感染者和治愈的结核病患者外周血,并进行结核菌素皮肤试验、硬结的大小以及转录组学分析或组织学分析。②基因表达模块的推导与分析。③分离 PBMC 细胞,刺激培养。流式细胞术检测 IL-17A 的含量。④ CD14$^+$ 单核细胞的分离与刺激培养。⑤免疫组化检测 IL-17F 的含量与分布情况。⑥细菌负荷的定量。

(3)结果:①重点研究的 151 个基因在活动性肺结核患者中的表达是潜伏性肺结核患者的 2 倍以上。② Th17 以及 IL-17A 在活动性肺结核患者的感染部位表达升高,IL-17A 诱导的趋化因子 CXCL1、CXCL8 和 S100A 亦相应升高。Th17 细胞和 IL-17A 诱导的基因主要富集在淋巴结以及肉芽肿部位。③在治愈的结核病患者中,IL-17A 和 IL-17F 基因、IL-17F 蛋白以及 IL-17A 诱导的基因表达降低,同样 TH17 和中性粒细胞相关转录组件以及 MMP1 的表达降低。④ IL-17A 的表达以及 TH-17、MMP1 的表达与结核病的严重程度、肺结核抑或肺外结核、种族、性别以及地理位置无关。⑤ PBMC 中的 TH-17 相关转录组件的表达在 ATB 和 LTBI 组中没有区别,同样 CD4$^+$ 或 CD8$^+$ T 细胞分泌的 IL-17A 也没有差别。⑥ ATB 和 LTBI 的 CD14$^+$ 单核细胞基线转录组没有差别,但经过 PPD 刺激培养后,和 LTBI 相比,IL1A,IL1B 和 IL6 基因在 ATB 的 CD14$^+$ 单核细胞中约有 2 倍升高。体外实验也表明,与 LTBI 和治愈的 TB 相比,ATB 患者的结核菌素皮肤试验中 IL-1β 和 IL-6 细胞因子活性增加。

(4)结论:ATB 患者的 IL-17A 和 TH17 细胞反应增强,从而促进了中性粒细胞的聚集以及 MMP-1 的表达,而这些均与结核病的发病机制相关。单核细胞来源的 IL-1β 和 IL-6 细胞因子能够促进 TH17 细胞的分化。

四、TREM-2 与 CD3ζ-ZAP70 复合物相互作用促进 Th1 类抗结核感染免疫应答

髓样细胞触发受体 2(TREM-2)是免疫细胞模式识别受体的信号枢纽,Th1 细胞在宿主

免疫防御和炎症反应中至关重要,而 TREM-2 在体内感染和炎症中的作用仍不明确,故本研究探索 Th1 细胞参与抗 *M.tb* 免疫应答中的作用。

(1)目的:阐明 TREM-2 参与调控 Th1 细胞抗感染免疫反应中的作用。

(2)方法:收集外周血单个核细胞,建立 BCG 及 H37Rv 感染的小鼠模型,检测 TREM-2 的表达水平以及 T 细胞激活标志物的表达水平。利用 FC 融合蛋白染色观察 TREM-2 配体(TREM-2L)的表达水平。应用 IP 和液相色谱质谱(LC-MS)技术探索下游信号分子。构建质粒,结合免疫共沉淀探索 TREM-2 参与 CD3ζ-ZAP70 激活的关键结构域和残基。

(3)结果:在人及小鼠中均发现 TREM-2⁺CD4⁺ T 细胞中,中央记忆 T 细胞、效应记忆 T 细胞和终末分化效应 T 细胞百分比增加,初始 T 细胞比例降低,提示 TREM-2 的表达与 CD4⁺ T 细胞的激活和记忆表型呈相关。细胞共培养结果提示 WT CD4⁺ T 细胞比 TREM-2⁻/⁻CD4⁺ T 细胞产生更多的 IFN-γ;说明 TREM-2 信号通过 T 细胞抗原递呈细胞间的相互作用诱导 CD4⁺ T 细胞活化,且 TREM-2 促进了 TREM-2⁺CD4⁺ T 细胞增殖和 Th1 细胞分化,并通过其跨膜结构域与 CD3ζ/ZAP70 相互作用,激活 STAT1/STAT4 从而促进 Th1 分化。

(4)结论:研究探讨了 CD4⁺ T 细胞中 TREM-2 的作用。结果显示 CD4⁺ T 细胞中 TREM-2 的表达与感染和炎症相关,其通过与 TCR-CD3ζ-ZAP70 复合物以及 CD4⁺ T 细胞中的 IFN-γ 相互作用,激活 STAT1/STAT4 信号通路来增强 Th1 免疫应答反应。

[专家点评]

固有免疫是由吞噬细胞主导的防御机制,也是宿主抗 *M.tb* 感染的第一道防线,结核领域对于单核巨噬细胞、肺巨噬细胞和中性粒细胞等已经有了一定的研究,而关于嗜酸性粒细胞的研究多以病例报告的形式出现,最近的一项相关研究在三个独立的临床队列中对嗜酸性粒细胞进行定量,并在肉芽肿组织切片中确认嗜酸性粒细胞具体位置,结合细胞数量,明确嗜酸性粒细胞在 *M.tb* 感染过程中的作用,并给未来研究宿主抗结核感染固有免疫的机制提供了新的方向,即嗜酸性粒细胞缺乏与神经元相关通路变化之间的关系,此外还提示未来的研究应将目光从单一独立的细胞群中转向分析各细胞间调控作用的相互联系,从整体的角度综合分析 *M.tb* 感染后宿主的免疫反应。

除了固有免疫这道屏障外,*M.tb* 入侵后,宿主导向的保护性免疫以及抑制细菌增殖与适应性免疫反应也有关。细胞因子的分泌和抗原特异性 T 细胞发挥的抗菌作用是宿主抵抗 *M.tb* 感染的适应性免疫反应的关键特征,此外也有研究称 CD4⁺ T 细胞应答水平是 *M.tb* 感染结局的一个关键特征,与结核病转归有关。现阶段对于 T 细胞不同亚群的抗感染、炎症作用均有一定的研究,如对宿主抵抗胞内寄生菌具有重要意义的 Th1T 细胞,既往研究证实 TREM-2 与 TCR-CD3ζ-ZAP70 复合物和 CD4⁺ T 细胞中的 IFN-γ 相互作用,激活 STAT1/STAT4 信号通路,增强 Th1 细胞免疫应答反应;此外,当前注册使用的唯一抗结核疫苗是由牛结核分枝杆菌减毒而来的卡介苗(BCG),但该疫苗对成年人以及免疫功能异常人群的保护效力不足,并且接种 BCG 可能会导致部分辅助诊断结核病的检测(如结核菌素皮肤试验)出现假阳性结果,而记忆 T 细胞除了参与免疫应答调控实现抗感染的作用外,抗原特异性记忆 T 细胞长期存在的特性也使得开发抗分枝杆菌免疫的疫苗成为可能。不同亚群的 T 细胞及其分泌的细胞因子在免疫反应中形成错综复杂的网络,相互影响、相互制约,共同作用调控结核病的转归。

点评专家:张宗德

第七节 免疫治疗相关机制研究

结核病既是一种细菌感染性疾病,也是一种免疫性疾病。结核病的发生、发展及转归与机体的免疫状态密切相关。对结核病患者应用免疫制剂进行免疫干预,可增强其免疫功能,从而提高疗效、缩短疗程、减轻组织损伤和改善预后以及减少耐药和降低复发率。因此,免疫制剂对抗结核菌的相关机制研究,将为结核菌的免疫治疗提供强有力的理论基础。

一、PD-1 阻断剂加重恒河猴对结核分枝杆菌的感染

(1)目的:aPD-1 治疗 $M.tb$ 感染的恒河猴,检测其在结核感染中的调节作用。

(2)方法:①选取雄性恒河猴,感染 H37Rv,之后静脉注射 IgG4 或 aPD-1。② PET/CT 扫描及结果分析。③细胞的分离和刺激培养:支气管肺泡灌洗液样品通过细胞过滤器过滤、沉淀,并计数进行分析。淋巴结和脾脏分离使用组织分离器。从肺中分别切除肉芽肿,并将用于流式细胞术分析的样品推入细胞过滤器。④肉芽肿匀浆和血浆样品进行无菌过滤和蛋白质浓度分析。⑤共聚焦成像与结果分析。⑥微生物群分析:粪便 DNA 在 IlluminaMiSeq Platform 平台测序。利用线性判别分析微生物群。

(3)结果:①肺肉芽肿中的 PD-1 表达量在 CD4 和 CD8 T 细胞上最高且主要位于外周血淋巴细胞丰富的区域。②注射 aPD-1 组的肉芽肿中的细菌数量增加 20 倍,但在肺引流淋巴结中的细菌数量没有变化。③注射 aPD-1 后血液和气道中 CD4 T 细胞的聚集被延迟,而 $M.tb$ 特异性 CD8 T 细胞无变化。肺淋巴结 $M.tb$ 特异性 CD4 和 CD8 T 细胞的表达无明显影响。在肉芽肿中,对照组和 aPD-1 处理组的 $M.tb$ 特异性 CD4 T 细胞无区别,而 PD-1 阻断显著增加了 $M.tb$ 特异性 CD4 T 细胞。④ PD-1 阻断不改变 $M.tb$ 特异性 CD4 T 细胞产生的 IFN-γ,CD153 或颗粒酶 B,但导致 IL-2 轻微减少和 IL-17A 增加。⑤用 aPD-1 处理后,肉芽肿中 TNF⁺ $M.tb$ 特异性 IL-18,IFN-γ 和 TNF 的表达显著增加。

(4)结论:PD-1 受体阻断使肺肉芽肿炎症水平升高以及细菌载量增加。共抑制受体 PD-1 在 $M.tb$ 感染过程中对宿主具有保护作用,免疫负调节是宿主抗 $M.tb$ 感染的一个重要方面。

二、白蛋白与粒细胞 - 巨噬细胞集落刺激因子融合免疫治疗慢性结核

(1)目的:研发一种新的治疗策略来缩短结核病疗程。

(2)方法:①表达纯化 AlbGM-CSF 和 albumin-Gluc(albGLuc)蛋白。②购买 C57BL/6J、FcRn-KO 小鼠。眼眶后注射 GLuc(20μg)或 albGLuc(2.8μg)。注射后 72 小时,取血清、腹股沟神经和肺。测定 GLuc 活性。③取出 C57BL/6J 小鼠的骨髓细胞,将骨髓细胞与 GM-CSF 或 albGM-CSF 孵育培养。收集细胞分析 CD11c⁺ 细胞和 CD11c⁺ MHCII⁺ 细胞百分率。将骨

髓细胞与 GM-CSF 共温育以获得骨髓来源的树突状细胞（BMDC），与巨噬细胞集落刺激因子一起孵育以获得骨髓来源的巨噬细胞（BMDM）。④ H37Rv 气溶胶感染 C57BL/6J 小鼠。感染 1 个月后通过食管灌胃给予异烟肼。在实验组中，小鼠通过眶后或皮下注射 GM-CSF 或 albGM-CSF。取肺匀浆，并将细胞铺板进行菌落形成单位测定。⑤统计学分析。

（3）结果：①注射 albGLuc 或 GLuc 后，albGLuc 组的血清荧光素酶活性比 GLuc 组高 100 倍，并且这种荧光素酶活性差异在注射后至少维持 72 小时。②albGM-CSF 注射组小鼠血清 GM-CSF 水平、树突状细胞数量显著高于 GM-CSF 注射组。③albGM-CSF 注射组小鼠的引流淋巴结中观察到的树突状细胞数量显著增加。但在 FcRn-KO 小鼠中，albGM-CSF 或 GM-CSF 注射组没有差异。④albGM-CSF 治疗组的肺的平均细菌负荷显著低于未治疗组和 GM-CSF 治疗组。与未治疗相比，GM-CSF 治疗并没有显著改变肺中的细菌负荷。相对于 GM-CSF 或未治疗组，通过静脉或皮下途径递送的 albGM-CSF 对慢性结核病具有更好的治疗效果。

（4）结论：本研究结果表明 albGM-CSF 作为原位疫苗，显著增加了小鼠引流淋巴结和肺中的树突状细胞数量，大大降低了肺部的细菌载量，增强了其在肺中的抗结核作用。

[专家点评]

结核病的免疫治疗是指利用免疫制剂来调节机体的免疫系统，使机体对疾病产生适当的免疫应答，从而达到对机体免疫功能激活、抑制或双向调节的目的，以辅助结核病的化学治疗。结核病的免疫治疗主要包括免疫调节以及免疫重建。

用于免疫治疗的免疫制剂主要包括：生物制剂和化学药品。其他结核病免疫治疗研究热点包括细胞免疫治疗、治疗性疫苗、纳米颗粒以及程序性死亡蛋白 -1（programmed death-1，PD-1）抑制剂等。PD-1 与程序性死亡配体 -1（programmed death ligand-1，PD-L1）相结合，导致免疫抑制是人体的一种自我保护措施，避免过度免疫。尽管已经有多篇文献报道了 PD-1/PD-L1 抑制剂引起的早期 TB 感染和复发，但在使用免疫检查点抑制剂进行免疫治疗期间发生 TB 的机制尚未明确。上述第一项研究探讨了 PD-1 在恒河猴 *M. tb* 感染中的作用。与对照组猕猴相比，接受抗 PD-1 单克隆抗体治疗的动物病情恶化，肉芽肿细菌负荷增加。PD-1 阻断增加肉芽肿 *M. tb* 特异性 CD8 T 细胞的数量和功能。相比之下，抗 PD-1 处理的猕猴中的 *M. tb* 特异性 CD4 T 细胞在肉芽肿中的数量或功能没有增加，CTLA-4 表达升高，活体成像显示病灶转移减少。在抗 PD-1 治疗的动物的肉芽肿中，多种促炎细胞因子升高，并且更多的细胞因子与细菌负荷相关，确定了胱天蛋白酶 1 在 PD-1 阻断后加重结核病的作用。最后，在个体猕猴感染前，发现 PD-1 阻断后增加的 *M. tb* 细菌负荷与肠道微生物群的组成有关。因此，PD-1 介导的共抑制是控制猕猴 *M. tb* 感染所必需的，可能是因为其在抑制有害炎症和允许正常的 CD4 T 细胞应答中的作用。

细胞因子是通过影响细胞发育、转运和功能来协调固有免疫和适应性免疫反应的小分子蛋白质。第二项研究使用白蛋白融合策略来增强 GM-CSF 向小鼠的肺和引流淋巴结的传送，增强了药物的抗结核能力。但是，还需要进一步的研究来评估 albGM-CSF 作为辅助治疗与标准一线方案相结合的潜在作用，以缩短药物敏感和耐药结核病的疗程，并改善结核病诱导的肺部病理。除了对慢性肺部感染的潜在效用，这种白蛋白融合策略还可能代表了一种在癌症预防和治疗性疫苗中开发新型佐剂的方法。

点评专家：黄银霞

第八节　免疫机制相关的其他研究

$M.tb$ 感染后结局与宿主免疫应答息息相关，不仅表现在传统的固有免疫、适应性免疫反应方面，其他的关于宿主微生物菌群、免疫微环境改变等都有一定影响。近两年在结核病免疫相关研究中尚有一些新的发现，值得我们深入研究。

一、胃肠道菌群组成对于预测人类抗结核治疗期间的外周炎症状态的研究

胃肠道菌群的组成能够影响全身免疫反应，目前，对于肠道菌群如何影响传染病的发病机制及抗生素治疗结果却知之甚少。由于在感染性疾病治疗过程中，难以区分抗生素诱导的病原体清除和微生物组改变的免疫效应的作用，以至于肠道菌对抗生素治疗结果的影响在人类疾病中鲜有研究报道。本研究通过对一个独立队列中胃肠道微生物组合血液转录谱进行挖掘，发现无论是在疾病状态下还是在稳态条件下，胃肠道菌群的组成决定了全身炎症的基调。该研究结果可能有助于支持将胃肠道微生物组监测用于结核病治疗结果预测指标的试验，或帮助了解治疗结果的个体间异质性。

（1）目的：通过快速且非侵入性的高通量测序组学数据（包括 DNA 测序、痰细菌载量和血液 RNA 测序等）推断人类微生物组、病原体和宿主炎症状态之间的关联。

（2）方法：通过高通量测序分析两项关于 TB 治疗的纵向研究，队列 1（为期 2 周的纵向和介入性临床试验）包括对研究志愿者的随机临床试验的二次分析，在随机分配为标准护理结核病治疗组（HRZE 组）或硝唑尼特组（NTZ 组）前分别收集了基线数据，队列 2（6 个月的纵向和观察性研究）由研究志愿者组成，跟踪观察了各参与人员 6 个月的结核病治疗过程，分别收集了痰液液体培养的阳性报告时间（time to positivity，TTP）、微生物组和转录组学数据。另一项是由 55 名健康志愿者组成的对照的横断面研究队列 3。分别收集上述 3 个队列的粪便样本（用于微生物组分析）、痰液（用于确定 $M.tb$ 负荷）和外周血（用于转录组分析）的检测数据，以分析 3 个独立人群中微生物组 - 转录组的关系。

（3）结果：本研究数据分析表明，伴随结核病治疗的炎症基因表达变化与清除病原体药物的抗微生物活性和抗生素诱导的微生物组组成变化相关。基于本研究的建模结果，提出了微生物组炎症效应的两个模块。首先是梭状芽孢杆菌（尤其是 IV 和 XIVa 簇）的消耗与 TB 相关炎症的恶化有关，该现象在 HRZE 和 NTZ 治疗组中均呈显著变化。另一方面，仅在 NTZ 组中出现的致病菌，如粪肠球菌、解乳链球菌和大肠杆菌的增强，可能加剧个体内炎症通路相关基因的表达。重要的是，本研究提出的模型表明所有接受治疗人群的 ASV 丰度、病原体的丰度与炎症加剧相关，从而确定微生物组 - 免疫在事实上存在关联，而不仅仅反映在梭状芽孢杆菌的动态变化。

（4）结论：TB 炎症状态、外周基因表达和微生物群存在关联。抗生素诱导的病原体负荷

降低和微生物组的变化,与治疗诱导的活动性结核病炎症反应的变化独立相关。抗生素治疗的反应可能是病原体被杀死,以及微生物组驱动的免疫调节的综合作用的结果。

二、通过胞外囊泡运输抑制抗原交换的 *SIGLEC1* 的无效突变与结核分枝杆菌传播之间的关系

自然状态下的遗传基因无效突变率较低,故进行相关研究具有挑战性,基于此,本研究通过两组临床队列,研究 *SIGLEC1* 的无效突变和 *M. tb* 肺外传播之间的显著关联,阐明 *SIGLEC1* 在 *M. tb* 感染中的调控作用。

(1)目的:通过无效突变探索 *SIGLEC1* 与 *M. tb* 传播之间的联系,加深对 *M. tb* 合并其他感染后的疾病发展的理解。

(2)方法:首先在队列中检测 *SIGLEC1* 无效突变与结核病之间的关系,建立小鼠 *M. tb* 感染模型,对肺组织行组织病理学和菌载量分析,基因沉默技术结合薄层色谱法分析与 Siglec-1 相互作用的配体的作用,通过低温电子显微镜、纳米颗粒和共聚焦显微镜跟踪分析囊泡。

(3)结果:结核病个体中 *SIGLEC1* 无效等位基因的频率增加,小鼠感染模型结果显示虽然小鼠肺内细菌载量没有明显的差异,但 *SIGLEC1* 敲除组的小鼠肺病变区更大;功能缺失实验证实,感染 *SIGLEC1* 沉默的单核巨噬细胞后,细菌载量无明显变化,表明 Siglec-1 并没有直接参与 *M. tb* 的清除。此外,薄层色谱分析没有检测到可与 *M. tb* 直接结合配体的存在。小鼠体内试验证实,抗原提呈细胞的激活需要通过胞外囊泡诱导。

(4)结论:以上研究证实了 *SIGLEC1* 无效突变与结核病播散的相关性,阐明了 Siglec-1 能结合细胞外囊泡并激活抗结核感染免疫应答,以及其缺失会影响 *M. tb* 的传播。

三、靶向分枝杆菌转运蛋白的人源抗体对结核分枝杆菌感染具有保护效应

既往研究证实在 *M. tb* 感染期间 B 细胞功能异常,但是 B 细胞在 *M. tb* 感染期间如何通过抗体调控免疫反应还不清晰。故本研究探索 B 细胞介导的 *M. tb* 感染后宿主适应性免疫应答中抗体的作用。

(1)目的:阐明 B 细胞通过抗体在 *M. tb* 感染期间调控免疫反应的具体机制,为结核病的治疗和预防性疫苗的开发提供可能性。

(2)方法:筛选分离针对 PstS1 的单抗,测试其对 *M. tb* 感染模型的影响。制备抗原结合片段,明确保护性抗体与靶蛋白结合的机制,建立 Balb/c 小鼠 *M. tb* 感染模型,腹腔注射单克隆抗体,测定肺组织中细菌载量,在体内试验层面探究抗体对 *M. tb* 感染后活力的影响。

(3)结果:首先从患者中筛选发现单抗 p4-36 和 p4-163 对 PstS1 具有特异性,并在自然感染过程中获得体细胞高突变,从而提高了其与 *M. tb* 的结合,抑制 *M. tb* 的生长,其中单体的 Fcγ 段可以介导细菌对细胞的调理作用,从而抑制 *M. tb* 感染。小鼠感染模型细菌负荷结果显示注射单克隆抗体 p4-36 和 p4-163 的预处理的小鼠 CFU 降低,证实了单克隆抗体对 *M. tb* 具有抑制作用。

(4)结论:p4-36 和 p4-163 在体外培养以及体内试验均表现出抗菌活性,此外,研究证明

了活动性结核病过程中可产生保护性抗体反应,为结核病的治疗和预防性疫苗的开发提供了理论依据。

四、机体的免疫状况与结核病或潜伏感染状态息息相关

(1)目的:确定导致结核病发病和潜伏感染的免疫学机制。

(2)方法:①实验猕猴动物模型分成三组:对照组、潜伏感染组和结核感染组。血液样本来自肺结核病(PTB)患者以及结核潜伏感染(LTBI)者。② PBMC 经体外刺激培养,分选 $CD27^+$ NK 细胞,RT-PCR 检测基因的表达情况。③分离猕猴肺组织单个细胞。④ FFPE 组织样本用苏木精和伊红染色,光镜观察分析炎症特征。⑤提取猕猴的支气管肺泡灌洗液,检测细胞因子以及趋化因子。⑥计算 B 细胞滤泡大小。

(3)结果:①单细胞水平:在 PTB 和 LTBI 肺组织样本中共鉴定出 T 细胞,NK 细胞,B 细胞,巨噬细胞,巨噬细胞样树突状细胞(cDC)和浆细胞样树突状细胞(pDC),非经典单核细胞和肥大细胞 8 种主要细胞类型。其中,巨噬细胞和 T 细胞是所有组中最丰富的细胞类型。②活化 T 细胞反应的存在是结核病的一个明显特征。另外,B 细胞是未感染肺中最大的淋巴样细胞群。③在初始淋巴细胞群体中,LTBI 猕猴肺中的细胞毒性颗粒酶 B(GZMB)+穿孔素(PRF1)+NK 细胞增加。④巨噬细胞是结核关键的 IFN 反应者,并表达抑制分子。树突状细胞是 PTB 猕猴肺中的另一种主要细胞类型,其表现为 pDC 的增加。⑤ LTBI 猕猴的肺中存在大量的 $CD27^+$ NK 细胞和 pDC,而 B 细胞在 TB 和 LTBI 猕猴肺中却减少。

(4)结论:猕猴肺结核的肺标本中含有三个特征性细胞群:浆细胞样树突状细胞,巨噬细胞群体和活化的 T 细胞群。相比之下,$CD27^+$ NK 细胞亚群聚集在结核潜伏感染猕猴的肺中。同时,这种 NK 细胞群也存在于结核潜伏感染个体的循环系统中。

五、结核病感染过程中免疫微环境中不同分子模块的分布

(1)目的:探索结核病感染过程中固有免疫微环境分析。

(2)方法:①选择巨噬细胞、GD 细胞、MAIT 细胞、NK 细胞和 NK T 细胞进行研究。在结核病感染后获得了 5 个免疫细胞差异表达基因(DEG),对差异基因进行基因本体论分析(Gene Ontology,GO)、京都基因和基因组百科全书分析(Kyoto Encyclopedia of Genes and Genomes,KEGG)以及亚定位分析。②进行免疫细胞的代谢分析。③选取肺泡上皮细胞和肺内皮细胞作为结构细胞的代表。搜索与免疫细胞相互作用的结构细胞的所有配体家族。测定各免疫细胞聚集活性的基因模块,并捕获免疫特异性基因。

(3)结果:① DEG 功能分析:巨噬细胞富含细胞死亡功能基因;MAIT 细胞富含包括含磷酸盐化合物的代谢基因;GD 细胞富集包括细胞增殖基因;NK 细胞富集包括信号调节的基因。NKT 细胞主要在细胞对刺激的反应方面发挥作用。② DEG 的分布分析:它们在 1q、17q 和 19q 染色体上分布较多,在 21 号染色体上则分布较少。另外有 12 个基因分布于线粒体染色体上。③代谢结果:花生四烯酸代谢途径在巨噬细胞感染结核病后非常活跃,而细胞色素 P450 途径在巨噬细胞中的异生物代谢在结核病感染前后没有改变。免疫微环境中的每个细胞都表现出代谢异质性。④在感染 *M. tb* 后,肺表皮细胞作为干扰素家族的受

体,肺内膜细胞作为 IL-10 家族的受体。

根据感染前后基因表达值,从结构细胞和免疫细胞中收集了一组共表达的基因。利用双聚类算法捕获了结构细胞和免疫细胞的共调节免疫模块。结构细胞和免疫细胞上调和下调的基因模块在免疫分化模块中的变化大致相同。

(4)结论:①肺结核感染不仅增加了内皮细胞、上皮细胞和免疫细胞之间的联系,而且可激活结构细胞产生相关的免疫效应。②感染结核后先天性免疫细胞表现出功能异质性和代谢异质性。*M. tb* 入侵时,免疫微环境中的非免疫细胞、内源细胞和表皮细胞均表现出趋化性免疫作用。

[专家点评]

本节第一篇研究通过检测不同抗结核治疗以及健康人群队列中胃肠微生物菌群的变化,发现并分析了胃肠菌群与结核病治疗中细菌载荷以及宿主免疫状态的相关性,发现抗结核治疗的成功不仅是抗生素对于 *M. tb* 的直接杀伤作用,胃肠道微生物的免疫调节也有助于宿主清除 *M. tb*。从而,该研究提出胃肠菌群作为抗结核治疗过程中宿主炎症状态变化指标的可能性。

本节第二篇研究分别通过动物实验和细胞实验探索 *SIGLEC1* 的功能,并且在文章中发现了一个很有趣的现象,即不论在 *SIGLEC1* 敲除小鼠 *M. tb* 感染模型中或是沉默 *SIGLEC1* 的细胞感染模型中,均发现 *M. tb* 载量没有差异,这提示我们未来在实际的科研工作中,不能仅仅以菌落形成单位(CFU)为导向,而应从临床症状、病理变化等多种角度观察,探究分子机制。此外,文中还探讨了免疫异常合并结核患者,由于其免疫功能异常,在治疗和指导用药方面与没有基础疾病或基础疾病较轻的患者可能有较大的不同,这类特殊人群也是我们未来需要特殊关注的重点。

本节第三篇研究人员从临床患者中筛选出对 PstS1 有强反应的个体,并制备单克隆抗体,用来探究抗体在结核感染中发挥作用的机制,由于功能和结构密不可分,研究中对抗体的结构和其发挥功能的具体区域进行了一定的分析说明,并结合体内外试验进行了验证说明,但是研究中也解释单克隆抗体 p4-36 和 p4-170 由于其活性不高,大大制约了其作为 *M. tb* 感染的疫苗或治疗的潜力,未来可以通过进一步改善获得高效价的抗体从而提升其使用价值,但本研究首次说明自然诱导 PstS1 抗体在感染期间具有抗结核活性,进一步扩充了适应性免疫的作用机制,为未来疫苗和新药的研制提供了理论基础。

本节第四篇研究使用高通量单细胞测序技术(scRNA-seq)和质谱流式细胞术(CyTOF)探测了 *M. tb* 不同感染状况(结核病以及结核潜伏感染)的非人类灵长类动物——猕猴的免疫情况,并用流式细胞术和免疫荧光等常规技术验证实验结果。在单个肺细胞中识别出 *M. tb* 感染的免疫反应,进一步探索导致结核病感染和潜伏的机制。该研究有助于我们了解结核病发生发展的免疫机制,为结核病的治疗和疫苗的设计提供有效的靶标。

固有免疫反应在决定结核潜伏感染是否发展为活动性结核中起着关键作用。本节第五篇研究探讨了每种细胞的功能,并解释了免疫微环境的原理。基于固有免疫微环境的差异,对 5 种免疫细胞和 2 种结构细胞的免疫应答进行了模块化分析。结果表明,在先天性免疫应激反应中,核因子 Kappa B(NF-κB)途径调控的 *CXCL3*、*PTGS2* 和 *TNFAIP6* 基因在抗结核病中起关键作用。基于主动途径算法,每个免疫细胞表现出代谢异质性。此外,结核感染后,结构细胞表现出基于共表达免疫调节模块的趋化性免疫作用。本项研究提供了早期清除结核病和宿主对感染的固有免疫反应的新见解。

点评专家:朱传智,张宗德,黄银霞

第四章 抗结核新药、新方案的相关基础研究

现有的抗结核药物和方案无法完全满足临床需求，因此，迫切需要开发具有新作用机制的药物及新方案。新药、新方案是否可以进入开发管线以及研发的不同阶段，有赖于对 *M. tb* 新结构、新靶点的发现，以及新作用机制等基础研究和新策略、新模型等方面提供支撑。本章选取了 20 篇重磅研究论文，分 5 节，从 *M. tb* 药物的新结构解析、新靶点与新化合物、药物新作用机制、药物研发新策略以及新预测模型和标志物等方面对与药物研发相关的基础研究的重要进展进行介绍。

第一节 结核分枝杆菌药物的新结构解析

一、耻垢分枝杆菌 ATP 合酶的结构为治疗结核病提供了靶点

贝达喹啉（bedaquiline，BDQ）通过阻止 ATP 合酶的产生来发挥抗耐多药 *M. tb* 的作用。2021 年 John E Walker 教授团队在 *PNAS* 杂志发表了最新研究。

（1）目的：描述人类中不存在的分枝杆菌 ATP 合酶的特征。

（2）方法：通过冷冻电子显微镜法分析证实了先前描述的酶结构特征，并描述了之前未识别的对理解分枝杆菌酶的机制及调节有重要贡献的其他显著属性。

（3）结果：解析了之前描述的催化循环中的三种主要状态，详细说明了酶在催化循环中发生的结构和机制变化。ATP 水解的自抑制机制不仅涉及 α- 亚基的 C 末端区域在 γ- 亚基环中的结合，而且涉及外周柄中 b0 亚基的"故障防护"机制以增强结合。融合的 bδ- 亚基在其 N 末端区域含有一个重复的结构域，其中结构域的两个拷贝参与 α- 亚基三个 N 末端区域中两个区域的相似附着模式。

（4）结论：分枝杆菌 ATP 水解的自抑制加上相关的"故障防护"机制和 α- 亚基的附着，该结构还为在牛分枝杆菌 ATP 合酶中进行观察提供支持，即提供驱动旋转机制能量的跨膜质子动力通过极性 L 形隧道中的 Grotthuss 水链直接和切线输送至 ATP 合酶的转子结构上。

二、与抗结核药物贝达喹啉结合的分枝杆菌 ATP 合酶的结构

贝达喹啉(BDQ)是 2005 年从针对耻垢分枝杆菌的表型筛选中确定的先导化合物开发的,并已成为治疗耐多药和广泛耐药结核病的基石。2021 年 John L Rubinstein 教授团队在 *Nature* 杂志发表了与 BDQ 结合的分枝杆菌 ATP 合酶结构的最新研究。

(1)目的:BDQ 靶向分枝杆菌 ATP 合酶,BDQ 如何完整结合 ATP 合酶。

(2)方法:利用单颗粒冷冻电镜技术解析耻垢分枝杆菌 ATP 合酶与 BDQ 结合的系列结构,解释 BDQ 如何以高亲和力与分枝杆菌 ATP 合酶结合。

(3)结果:通过观察耻垢分枝杆菌 ATP 合酶的结构,发现亚基 α 的 C 末端有一段 35 个氨基酸左右的延伸。其像钩子一样钩在 ATP 合酶的转子部分,让它只能转向合成 ATP 的方向,从而确保它的水解功能被限制到最低。实验成功地证明了 BDQ 的结合位点靠近 ATP 合酶的 c 亚基。BDQ 能在纳摩尔(nmol)浓度抑制 ATP 合酶合成 ATP,它于亚基 c 的亲和力在微摩尔(μmol)浓度才有效,说明 BDQ 与 ATP 合酶的结合点可能不止包含亚基 c。结构显示,BDQ 的结合引起了 ATP 合酶极大的构象变化。在分枝杆菌 ATP 合酶的 9 个亚基 c 里,7 个可与 BDQ 结合。其中 5 个位点只包含亚基 c,而剩余 2 个位点除了亚基 c 外还有亚基 a 的参与,这极大地增加了这 2 个位点中 BDQ 与 ATP 合酶的范德瓦耳斯接触面。

(4)结论:来自 α- 亚基的钩状延伸物阻止了酶的反向运行,抑制了 ATP 的水解并在缺氧条件下保存了能量。BDQ 的结合在 ATP 合酶中诱发了巨大的构象变化,在 a 和 c 亚基的界面上形成了紧密的结合袋,解释了药物发挥效力的原因。

三、结核分枝杆菌抗生素抗性转录因子 WhiB7 转录激活的结构基础

转录因子 WhiB7 在诱导分枝杆菌抗生素耐药的产生中起关键作用。2021 年 Elizabeth A Campbell 教授团队在 *Molecular Cell* 杂志发表的冷冻电子显微镜法对 *M. tb* 转录调控复合物的结构研究,揭示 WhiB7 转录激活的结构基础。

(1)目的:研究 WhiB7 转录激活导致抗生素耐药性的基因表达的结构基础。

(2)方法:表达纯化 *M. tb* σA/WhiB7、CarD、RNAP、RbpA、σA/RbpA 蛋白;合成用于冷冻电镜样本的 DNA 序列;*M. tb* RNAP 全酶体外转录分析;制备用于冷冻电镜的 *M. tb* RNAP/WhiB7 和 *M. tb* RNAP/ 无 WhiB7 样本;原生电泳迁移率变动分析;采集和处理冷冻电镜数据。

(3)结果:①whiB7 启动子显示不同的转录中间体,不含 WhiB7 的复合物产生单一结构类别,而在 WhiB7 的存在下,有 W-RPo 和 W-RPc。②在具有 WhiB7 的两种结构中,WhiB7 的 C 末端 AT 钩结合 -35 启动子元件上游的富含 AT 的区域。这种 DNA 相互作用通过 σAD4 稳定了全酶与 -35 元件的启动子 DNA 之间的结合,但不会显著影响下游启动子相互作用,并且 WhiB7 和 σAD4 之间的相互作用都是非极性的。这种相互作用类似于真核染色体蛋白 /DNA 相互作用。③*M. tb* 闭合启动子复合物(RPc)结构包括底部的 σAD2 以及顶部的 β 叶和 β 突起。

(4)结论:WhiB7 通过其 AT 钩子与富含 AT 的 DNA 序列相互作用,其机制类似于真核

染色体结合蛋白与 DNA 相互作用,一个粒子子集中含有一个 WhiB7 稳定的闭合启动子复合物,动力学建模和生化分析研究确定了 WhiB7 通过形成中间体激活转录。

四、WhiB 样蛋白在结核分枝杆菌中功能差异的结构研究

WhiB7 代表了 WhiB 样(Wbl)家族的一个独特转录因子亚类,WhiB 样家族是放线菌门特有的一组独特的含铁 - 硫[4Fe-4S]簇蛋白。在 *M. tb* 中,WhiB7 与 RNA 聚合酶全酶中初级 σ 因子(σ_4^A)的结构域 4 相互作用,激活参与多重耐药和氧化还原稳态的基因。2021 年 Li-Mei Zhang 教授团队在 *Molecular Cell* 杂志发表了最新的研究成果。

(1)目的:探究 WhiB7 如何通过与 σA 和 AT 富集的启动子 DNA 结合来激活转录以及确定 *M. tb* 中 Wbl 蛋白两个不同亚类之间功能差异的结构基础。

(2)方法:通过对两种高分辨率的 σ_4^A 结合 Wbl 结构的比较分析,结合分子和生化方法,确定了 *M. tb* 中两个不同亚类 Wbl 蛋白功能差异的结构基础。

(3)结果:①σ_4^A 结合 *M. tb* WhiB7 与 WhiB1:σ_4^A 复合物的结构比较:W3 缺失导致的 WhiB7 和 σ_4^A 之间疏水性接触的减少至少部分地被 WhiB7 与 σ_4^A 分子界面上亲水性相互作用的增强所补偿。在 σ_4^A 中 hs 4 螺旋的两侧是两个强亲水网络团簇,分别以 WhiB7 的 D26 和 E61 为中心。E61 是 WhiB7 子类特征三重残基 EPW 基序的一部分,WhiB7 中的 E61V 突变破坏了下拉法中的复合物。与此相反,突变的相应极性残基在 WhiB 1 并不影响复杂的稳定性。②σ_4^A 结合的 WhiB7 和 WhiB1 中[4Fe-4S]簇的 O_2 敏感性:σ_4^A 结合的 WhiB7 中的簇损失 50%,而在相同的实验条件下,σ_4^A 结合的 WhiB1 中的[4Fe-4S]簇不与 O_2 反应。WhiB7 中的 O_2 敏感[4Fe-4S]簇不利于成为抗生素应答型转录因子。维持 RNAP 全酶中的 σ_4^A 构象对 WhiB7:σ_4^A-btip 簇稳定性很重要。③WhiB7 介导的转录激活的结构基础:共结晶了 WhiB7:σ_4^A-btip 和一个 18bp 的 pwhib7。通过结构解析发现 WhiB7 的中间环和 C 末端的结构安排对其功能至关重要。

(4)结论:WhiB7 是分枝杆菌中 Fe-S 簇结合转录因子,可被多种抗生素激活。Wan 等人从原子的角度研究了 WhiB7 是如何通过结合到具有丰富的启动子 DNA(和富含 AT 的启动子 DNA)来激活转录的,他们确定了使 WhiB7 的功能不同于同类 WhiB1 的结构基序。结构和生化分析表明,WhiB1 和 WhiB7 在[4Fe-4S]簇结合袋附近和在 σ_4^A 上的锚定位点具有一对 H516-P517 不变残基的螺旋结构排列。通过结构比较和体内研究,确定了功能性 WhiB7 的关键结构决定因素。WhiB7 中缺少与 WhiB1 中 W3 功能相同的芳香残基十分重要。作者发现 WhiB7:σ_4^A-β 尖端复合物中[4Fe-4S]簇的 O_2 敏感性显著降低,其中 σ_4^A 的构象代表 RNAP 全酶的构象。这一发现为 WhiB7 提供了一种合理的机制,它具有更高的 O_2 敏感性[4Fe-4S]簇,为在抗生素胁迫下维持与 RNAP 全酶的聚类依赖相互作用并激活靶基因的转录提供了可能。

五、来自结核分枝杆菌的 bd 氧化酶的冷冻电镜揭示了一个独特的结构框架,使合理的药物设计能够对抗结核病

细胞色素 bd 氧化酶对分枝杆菌起着关键作用,2021 年 Hartmut Michel 团队在 *Nature*

Communications 杂志发表了对细胞色素 bd 氧化酶的结构解析。

（1）目的：解析 *M. tb* bd 氧化酶的结构。

（2）方法：提取 bd 氧化酶并纯化；对 bd 氧化酶进行重组；记录和处理冷冻电镜下图像；建立 bd 氧化酶的原子模型；对纯化的 bd 氧化酶进行质谱鉴定；使用紫外可见吸收光谱法分析 bd 氧化酶的血红素辅因子；使用荧光呼吸仪测量 bd 氧化酶的特定氧耗率；对 CydA 序列进行多序列比对。

（3）结果：①bd 氧化酶由异二聚体 CydAB 组成，CydA 和 CydB 形成一个伪对称二聚体。CydA 亚基代表酶复合物的催化活性成分，包含三个血红素辅因子基团，以及喹啉结合和氧化结构域（Q 环）。CydB 亚基的结构中发现了差异之一，大肠杆菌中含有稳定的 UQ-8 分子空腔而 *M. tb* 中没有。②在 bd 氧化酶结构下，溶剂分子可以通过羧基的质子化和去质子化来促进电荷补偿，也可以通过根据辅血红素基团的氧化还原条件调整偶极子电荷的定向。③分枝杆菌 bd 氧化酶表现出独特的 Q 环结构，该结构包含两个短螺旋基序（Qh1，Qh2）和一个大的无序环区域。④新发现的 MK-9 结合口袋是由血红素 b_{595} 卟啉支架、TMH1 的 $Arg^{8.A}$ 和 $Trp^{9.A}$ 以及 TMH 9 的 Met397.A 组成。

（4）结论：在 2.5Å 下解析了 *M. tb* 中细胞色素 bd 氧化酶的冷冻电镜结构并且发现了一个以前未知的 MK-9 结合位点，以及其独特的 Q 环。

六、ABC 转运蛋白 WZM-WZT 催化分枝杆菌脂联半乳糖跨膜转运

M. tb 细胞壁核心的一级结构是众所周知的，它由共价连接的肽聚糖、支链杂多糖阿拉伯半乳聚糖和分枝菌酸组成，并表征了参与其组分生物合成的酶。细胞壁的生物合成发生在质膜的细胞质和周质面上。2021 年 Katarína Mikušová 教授团队在 *PNAS* 杂志发表了最新的研究，描述了在这两个隔室之间转移代谢中间产物的一些特定的运输系统。

（1）目的：探究阿拉伯半乳糖苷酶生物合成过程中的 ATP 结合盒转运蛋白。

（2）方法：*WZM* 和 *WZT* 基因沉默后观察菌体的生长和形态变化，并测定沉默前后菌体脂质变化。使用液滴数字聚合酶链式反应（DdPCR）测量信使 RNA 拷贝来检测操纵子内可能的极性效应。使用 CRISPR 干扰方法在耻垢分枝杆菌中对参与半乳糖前体跨质膜转运的 ATP 结合盒（ABC）转运蛋白进行功能表征。

（3）结果：①耻垢分枝杆菌 mc^2155（MSM）沉默 *WZM* 和 *WZT* 基因，参与细胞壁的生物合成。在 Mtb 以及其他分枝杆菌中，编码核苷酸结合亚单位（Mtb H37Rv 中的 rv3781）和膜跨越亚单位（Mtb H37Rv 中的 rv3783）的基因及编码半乳糖基转移酶 GlfT1（Mtb H37Rv 中的 rv3782）这三个基因的同源基因在转录上是连锁的，这些编码核苷酸结合亚基的基因是必不可少的。AT_C 诱导的 wzt_{SM} 和 wzm_{SM} 的转录抑制导致两个菌株中海藻糖二菌酯（TDM）和海藻糖单菌酸酯（TMM）的主要积累，干扰阿拉伯半乳聚糖的合成。②衣霉素几乎完全抑制从未经处理的 MSM PLJR962-wzm_{SM} 菌株分离的酶组分中放射性标记的半乳糖聚合物的合成，推测这是所研究的 ABC 转运蛋白的底物。③裂解 MS/MS 实验、伪 MS3（T3）实验和气相色谱 - 质谱法证明，该物质为半乳糖前体。④蛋白质组学分析表明，两个菌株的 WZT 量都显著减少。相反，在亲本菌株中几乎没有检测到 GlfT1 蛋白，而在补充菌株中却能有效地

产生 GlfT1 蛋白。⑤Wzm$_{SM}$-Wzt$_{SM}$ 的分子模拟表明,结构特征类似于来自 Aquifex aeolicus 的通道形成 O 抗原多糖 ABC 转运体的结构特征。鉴于分枝杆菌半乳糖的合成和运输与革兰氏阴性菌中特定 O 抗原多糖的相似之处,建议采用该领域的术语,将核苷酸结合亚基(Rv3781 直系物)命名为 WZT,将跨膜亚单位(Rv3783 直系物)命名为 WZM。

(4)结论:表征了一种 ATP 结合盒(ABC)转运体,该转运体参与了由细胞质酶产生的跨质膜半乳糖聚合物的输出,为了解对病原体生存至关重要的结构的生物发生提供了重要的见解。

七、生物合成聚糖标记

聚糖普遍存在并发挥着重要的生物学作用,但化学方法探测其结构和细胞内的功能仍然有限。2021 年 Laura L Kiessling 教授团队在 *JACS* 杂志发表了最新的研究,制订一种新的、可推广的化学选择性聚糖修饰策略。

(1)目的:通过合成和测试 D-Araf 探针,验证化学选择性聚糖修饰策略可行性。

(2)方法:使用荧光标记和流式细胞仪评估了三种 AzFPA 异构体是否进入谷氨酸棒状杆菌(*C. glutamicum*)和耻垢分枝杆菌(*M. smegmatis*)细胞中;评估是否在 mAGP 中存在 AzFPA,并进行分离检测;在共聚焦荧光显微镜下测试探针以可视化 mAGP 在活细胞中的定位;使用 2-AzFPA 可视化细胞壁生物合成;可视化 5-AzFPA 在谷氨酸棒状杆菌中的结合;用 5-AzFPA 和 HADA 孵育谷氨酸棒状杆菌,以同时可视化 mAGP 和肽聚糖;检测探针对吞噬细胞中细菌可视化的效果。

(3)结果:①2-azido 异构体在耻垢分枝杆菌中表现出最亮的染色,而 5-azido 异构体更多地标记谷氨酸棒状杆菌。②显微镜下观察到 5AzFPA- 和 2-AzFPA 探针分别在谷氨酸棒状杆菌和耻垢分枝杆菌中提供了最明显的信号。表明 AzFPA 探针是相关糖基转移酶的合格底物,可以选择性地纳入细胞表面聚糖。③耻垢分枝杆菌的活细胞共聚焦成像显示,分裂细胞的两极和隔膜处的染色更亮。与耻垢分枝杆菌一样,谷氨酸棒状杆菌肽聚糖生物合成在旧极发生得最快,在新极和隔膜平面上发生得最慢。④5-AzFPA 和 HADA 在谷氨酸棒状杆菌共聚焦荧光显微镜下显示荧光共定位,表明探针可以与既定工具一起使用。并且探针可以用于在更复杂的系统中可视化 D-Araf。

(4)结论:通过合成和测试 D-Araf 探针验证了此方法的可行性,是第一个能够选择性标记含 D-Araf 的探针。该探针揭示了分枝杆菌细胞生长过程中 D-Araf 残基的不对称分布。

[专家点评]

BDQ 是 2005 年从耻垢分枝杆菌表型筛选中鉴定出的先导化合物继而开发出来的抗耐药结核药物。BDQ 靶向分枝杆菌 ATP 合酶,ATP 合酶是专性需氧分枝杆菌属中的一种必需酶,但 BDQ 如何完整地结合此酶此前是未知的。Hui Guo 教授团队解析耻垢分枝杆菌 ATP 合酶单独以及 BDQ 与 ATP 合酶复合物的显微结构。不含药物的结构表明从 α- 亚基阻止酶逆向运行,抑制 ATP 水解和在低氧条件下保存能量。BDQ 结合诱导 ATP 合酶较大构象的变化,在亚基 a 和 c 接口处创建紧密的绑定口袋解释了该药作为结核病治疗药物发挥效力的原因。John E Walker 教授团队应用电子冷冻显微镜确定了耻垢分枝杆菌 ATP 合酶结构,解析了之前描述的催化循环中的三种主要状态,详细说明了酶在催化循环中发生的结构和机制变化,还描述了其他高度有意义的以前没有认识到的对理解作用机制及其调控酶至关重要的属性。分枝杆菌 ATP 水解的自抑制加上相关的"故障防护"机制和 α- 亚基的附着方式为开发创新抗结核药物提供了靶标。这些特征用于开发新型与 BDQ 无关但是通过抑制病原体 ATP 来预防和治愈结核病的药物是非常有益的。

致病分枝杆菌中,对抗生素的转录反应导致诱导的抗生素耐药性。转录因子 WhiB7 在诱导分枝杆菌产生抗生素耐药中起关键作用。2021 年冷冻电子显微镜法对 *M. tb* 转录调控复合物的结构进行研究,揭示了 WhiB7 转录激活的结构基础。WhiB7 通过其 AT 钩子与富含 AT 的 DNA 序列相互作用,类似于真核染色体结合蛋白与 DNA 相互作用,一个粒子子集含有一个 WhiB7 稳定的闭合启动子复合物,并且应用动力学建模和生化分析方法确定 WhiB7 通过形成中间体激活转录,从而产生抗生素耐药性。

WhiB7 代表了 WhiB 样(Wbl)家族中一个独特转录因子的亚类,WhiB 样家族是放线菌门特有的一组独特的含铁 - 硫[4Fe-4S]簇蛋白。在 *M. tb* 中,WhiB7 与 RNA 聚合酶全酶中初级 σ 因子(σ_4^A)的结构域 4 相互作用,激活了参与多重耐药和氧化还原稳态的基因。Wbl 蛋白缺乏原子分辨率的结构信息,阻碍了对其多种物理化学性质和多种生物功能的机制的理解。WhiB7 是分枝杆菌中 Fe-S 簇结合转录因子,可被多种抗生素激活。Wan 等人从原子的角度研究了 WhiB7 是如何通过结合到具有丰富的启动子 DNA(和富含 AT 的启动子 DNA)来激活转录的,详细描述了 WhiB7 与 σ_4^A 和 PwhiB7 的相互作用,揭示了 WhiB7 的[4Fe-4S]簇和 AT-hook 如何与 σ_4^A 协调转录激活的结构基础。他们确定了使 WhiB7 的功能不同于同类 WhiB1 的结构基序。WhiB1 和 WhiB7 在[4Fe-4S]簇结合袋附近和在 σ_4^A 上的锚定位点具有一对 H516-P517 不变残基的螺旋结构排列。通过结构比较和体内研究,确定了功能性 WhiB7 的关键结构决定因素。WhiB7 中缺少与 WhiB1 中 W3 功能相同的芳香残基。研究发现 WhiB7:σ_4^A-β 尖端复合物中[4Fe-4S]簇的 O_2 敏感性显著降低,其中 σ_4^A 的构象代表 RNAP 全酶的构象。这一发现为 WhiB7 提供了一种合理的机制,它具有更高的 O_2 敏感性[4Fe-4S]簇,为在抗生素胁迫下维持与 RNAP 全酶的聚类依赖相互作用并激活靶基因的转录提供了可能。

点评专家:陆宇

第二节　新靶点与新化合物

一、靶向变构位点抑制结核分枝杆菌 CoaBC

辅酶 A(CoA)是生命活动中的基本辅因子,CoA 的生物合成分五步进行,其中第二步和第三步生物合成反应在包括 *M. tb* 在内的绝大多数原核生物中由单一的双功能蛋白 CoaBC 催化。在 *M. tb* 中,CoaBC 的耗尽被发现具有杀菌作用。2021 年 Tom L Blundell 在 *Nature Communications* 发表了这一研究。

（1）目的：探究耻垢分枝杆菌 CoaBC 的一级结构，描述其调节方式。探索 *M. tb*CoaBC 变构抑制剂及其作用机制。

（2）方法：分别在 2.5Å 和 1.8Å 的分辨率下诠释耻垢分枝杆菌 CoaBC（Msm CoaBC）的结构。使用 EnzChek 焦磷酸盐测定法和 CMP 定量分析，研究辅酶 A 及其几种硫代酯（乙酰辅酶 A、丙二酰辅酶 A 和琥珀酰辅酶 A）对 *M. tb* CoaBC 活性的影响。针对 CoaB 活性的 215 000 个小分子进行高通量筛选。测定 *M. tb* CoaBC 的活性，并在 CTP 存在和 1.8Å 分辨率的结晶系统下测定化合物 1b 的结合模式。评价化合物的体外全细胞活性。

（3）结果：①结核分枝杆菌 CoaBC（*M. tb* CoaBC）和耻垢分枝杆菌 CoaBC（Msm CoaBC）都只显示了十二聚体的形式，CoaC 的活性部位位于一个 CoaC 三聚体的两个原型与相邻 CoaC 三聚体的一个原型之间的界面上，CoaB 二聚体界面大部分是保守的，将 Msm CoaB 与人 CoaB 进行比较表明，人和许多其他真核生物 CoaB 具有额外的两条 α- 螺旋和 β 链，参与二聚界面，有助于在没有 CoaC 的情况下稳定二聚体。②辅酶 A 和酰基 - 辅酶 A 对 CoaB 活性的抑制作用，其中琥珀酰辅酶 A 的抑制作用最强。CTP 和 PPA 与辅酶 A 为竞争抑制，而 L- 半胱氨酸则为非竞争抑制。③确定的有效的化合物 1a 和 2a，IC$_{50}$ 值分别为 9 和 3.1μmol。④所有被测试的化合物在 GAST/Fe 微量培养液中都表现出中等到较低的活性，其中化合物 2b 显示出五种化合物中最好的活性。

（4）结论：CoaBC 是一种有希望的抗结核药物靶点，因为它显示了一个可以被有效和选择性抑制剂靶向的变构位点。

二、通过多酶 F420H2 依赖性还原增强结核分枝杆菌二氢叶酸还原酶抑制剂的效力

二氢叶酸还原酶（DHFR）是在细菌、寄生虫和人类中均普遍存在的酶。临床上尚无 DHFR 抑制剂用于治疗结核。DHFR 抑制剂类药物发现中遇到的一个主要障碍是实现对人类 DHFR 的选择性。通过从 Triazaspiro 支架和侧链延伸方法开始的基于配体的药物设计，2021 年 Thomas Dick 教授团队在 *PNAS* 杂志发表了最新研究，确定了 *M. tb* DHFR 的选择性抑制剂 TA-C。

（1）目的：探究 TA-C 表现出的抗分枝杆菌活性（MIC$_{50}$，抑制生长 50% 的浓度为 10~20nmol）的潜在机制。探究证实 TA-C 靶向 DHFR 的作用模式并重点研究耐药机制。

（2）方法：用遗传学方法，将 TA-C 类似物作为化学探针，通过生化分析，考察 TA-C 是否可抑制 DHFR。

（3）结果

1）高频 TA-C 耐药是由合成氧化还原辅因子 F420 所需基因的功能缺失突变引起的：研究者在含 TA-C 的琼脂上选择了卡介苗 -Guérin 和 *M. tb* 的自发耐药突变体。耐药菌株以约 10^6/CFU 的高频率出现，所有菌株在 fbiC 或 fbiA（编码 F420 生物合成途径的 FO 合成酶和 F420-L- 谷氨酸连接酶）和 fgd1（编码产生还原形式 F420 所需的 F420 依赖性葡萄糖 -6- 磷酸脱氢酶，F420H2）中均存在功能缺失突变。

2）低频 TA-C 耐药是由 thyA 的错义和无义突变引起的：研究者对 1 000 株耐 TA-C 的卡介苗 -Guérin 菌株进行了对 pretomanid 敏感性的复筛。994 株菌株对 pretomanid 耐药，

全基因组测序发现 6 株菌株均携带 thyA 的错义或无义突变。代表性菌株的基因互补证实 thyA 多态性引起 TA-C 耐药。

3）化学阻断 FDOR 还原表型 F420 抗性的假定 TA-C 位点：TA-C-Met 的最低抑菌浓度 （minimum inhibitory concentration，MIC）约为 TA-C 的 100 倍，重现了 F420 突变体的 TA-C 耐药水平。TA-C-Met 的 MIC 不受导致 F420 缺失的突变的影响。

4）TA-C 的假定 F420 依赖性还原产物 TA-C- 酸是一种 10nmol DHFR 抑制剂：合成了 TA-C- 酸，并测量了对重组 *M. tb* DHFR 的 IC_{50} 约为 10nmol，表明 TA-C 的假定还原产物对酶的效力是其母体的 100 倍。thyA 和 DHFR 过表达菌株中的 TA-C 耐药突变体均对 TA-C- 酸具有交叉耐药性，证实 TA-C- 酸通过干扰 DHFR 发挥其抗菌活性。

5）多种 *M. tb* F420 氧化还原酶将 TA-C 还原为 TA-C- 酸：从 *M. tb* 中筛选了一组由 7 个重组 FDOR 组成的小组，包括 Ddn 在内的 A1 亚组的所有成员，以及 A2，B1，B3 和 B4 亚组的代表，使用分光光度法测定法，跟踪了 F420H2 的氧化。从 A1 亚组中鉴定出两种酶，可以有效地催化体外 TA-C 的还原。

（4）结论：证明 TA-C 是一种设计为选择性 *M. tb* DHFR 抑制剂的抗菌剂，通过使叶酸途径失效而发挥其极好的全细胞抗菌活性。TA-C 在低浓度下似乎也具有 DHFR 非依赖性作用机制，表现为其在 F420 缺陷型菌株和对 DHFR 抑制耐药的 thyA 突变体中的残留全细胞活性。TA-C 的这种多靶向特性和激活酶的功能冗余可以通过药物化学来利用，以减轻未来药物发现计划中高水平耐药性的发展。

三、对末端氧化酶的双重抑制可根除耐药结核分枝杆菌

Q203 通过抑制细胞色素 bcc：aa$_3$（Cyt bcc：aa$_3$）末端氧化酶来抑制细菌生长，处于 IIa 期临床试验中，然而，Q203 的杀菌效力受限于 Cyt-bd 的存在。2021 年 Kevin Pethe 发表在 *EMBO Molecular Medicine* 的研究采用一种简单的全细胞筛选方法来确定 Cyt-bd 抑制剂 ND-011992。Cyt-bd 抑制剂的发现将为针对氧化磷酸化的药物组合增加治疗结核病提供价值。

（1）目的：确定 Cyt-bd 抑制剂 ND-011992 的作用靶点与联合作用。

（2）方法：定量细菌培养物的 ATP 含量；倒膜囊泡（IMV）中 ATP 合成试验；亚甲蓝测定；使用海马 XFe96 分析仪和 MitoXpress® 探针进行耗氧量分析；IMV 耗氧量测定；MIC 的测定；RNA 分离和测序；IMV 的紫外光谱分析；耐药频率的测定；波动分析；药敏试验；细菌活力测定；动物实验。

（3）结果：①利用全细胞筛选方法鉴定出 Cyt-bd 抑制剂 ND-011992；②在耗氧量的定性和定量测量中，ND-011992 单独给药对耗氧量无影响，而与 Q203 联合给药可抑制氧气消耗；③转录组学分析显示，ND-011992-Q203 组合处理的亲代 *M. tb* 和 Q203 处理的 Δcyd AB *M. tb* 之间的基因表达特征相似；④CydABDC 操纵子或除 QcrB 外的任何其他基因无突变导致 ND-011992 的自发耐药率非常低（$< 3.7 \times 10^{-10}$），对药物组合耐药的主要机制是通过赋予 Q203 耐药的突变；⑤ND-011992-Q203 联合用药在体内对 *M. tb* 具有强效杀菌作用。

（4）结论：Cyt-bd 的小分子抑制剂与 Cyt-bcc：aa$_3$ 抑制剂（如 Q203）协同作用，可杀死所

有 *M. tb* 亚群,为缩短结核病治疗时间提供了可能。

四、鉴定多种结构与甲萘醌结合有体内抗耐多药病原体活性的抗生素

甲基萘醌(menaquinone,MK)在细菌电子传递中起重要作用,而人类不能产生 MK,故它成为抗生素开发的一个有吸引力的目标。2022 年 Sean F Brady 团队在 *Nature Microbiology* 发表的研究鉴定具有抗多重耐药结核活性的甲基萘醌结合抗生素(MK-binding antibiotics,MBA)。

(1)目的:鉴定与甲基萘醌结合的有体内抗多重耐药细菌活性的抗生素。

(2)方法:采用两种正交的生物信息学方法来指导发现编码结构上新的 MBA 类别的细菌生物合成基因簇(biosynthetic gene cluster,BGC)。在一种与培养无关的方法中,序列同源性被用来从不同的土壤元基因组中鉴定预测的 MBA BGC。通过对 BGC 的详细分析,提出了一个最小的 MK 结合基序(GXLXXXW)。为这个拟议的最小 MK 结合基序筛选了一个生物信息预测的自然产物结构的大型数据库,以在测序的细菌基因组中识别更多潜在的 MBA BGC。

(3)结果

1)通过从土壤元基因组文库中产生的 NRPS 腺化(A)域序列数据,对可能编码 MBA 的 BGC 进行搜索,鉴定出 3 个 BGC,它们具有较高的 A 结构域序列同源性和与已知的 MBA BGC 相似的整体基因结构。预测它们中的每一个都编码了一个新的 MBA。

2)确定了 6 个预测可能编码 MBA 的 BGC。每个潜在的 MBA BGC 包含 2 个大的 NRPS 基因,其缩合起始域被预测为启动 NRPS 和脂肪酸的生物合成。

3)确定了 6 个新的结构多样化的环状脂肽抗生素(MBA1-6),测试了每个 syn-BNP 对 3 种革兰氏阳性菌(枯草杆菌、金黄色葡萄球菌和表皮葡萄球菌)的作用。测试了每个活性的 syn-BNP 裂解金黄色葡萄球菌的能力。通过 4 种方法检验了 MK 与每个 syn-BNP 的抗菌活性的相关性。

4)对一组 *M. tb* 进行了 MBA 1 到 6 的抗菌活性测试,除 MBA5 和 MBA6 外的 MBA 对这组 *M. tb* 菌株(MIC ≤ 10μg/ml)都有活性。测试的 3 种 *M. tb* 活性 MBA 对巨噬细胞中 *M. tb* 的生长具有抑制作用,其 50% 最大抑制浓度(IC_{50})为 0.14~2.1μg/ml,MBA3 是本实验中最有效的 MBA。

5)虽然发现的 6 个 MBA 都有一个保守的 GXLXXXW 序列,这对 MK 结合是重要的,但它们在总肽序列以及不同的环化方式和抗菌效力方面表现出很大的差异。对线性 MBA 肽序列进行了比对,并生成了系统发育树。MBA1 和 MBA2 分别与 WBP-29479A1 和 Lyocin E 密切相关。

6)合成了最有效的 syn-BNP MBA 的类似物 MBA3,其中 3 个保守的氨基酸(Gly-4、l-Leu-6 和 d-Trp-10)分别被 l-Ala 或 d-Ala 取代,每个都被检测了抗菌活性和 MK 结合。

7)已知的 MBA 由溶杆菌属细菌产生。有趣的是,这两个新的 MBA 家族的灵感都来自不同分类群的细菌中的 BGC,土壤微生物群中存在大量尚未鉴定的 MBA BGC。

8)在小鼠腹膜炎 - 脓毒症模型中,使用 MBA3(5mg/kg、10mg/kg 和 30mg/kg)或 MBA6

(10mg/kg、30mg/kg 和 60mg/kg)治疗耐甲氧西林金黄色葡萄球菌 Col 株感染的小鼠,与单独使用赋形剂(30% Solutol)相比,显著降低了感染小鼠的死亡率。对于 MBA3 和 MBA6,最小剂量分别为 10mg/kg 和 30mg/kg 才能使 100% 小鼠存活。

(4)结论:自然产生的 MBA 是一类结构多样且未被开发的体内活性抗生素。

[专家点评]

辅酶 A(CoA)是生命中的基本辅因子,参与多种代谢途径和细胞过程,其生物合成途径作为抗 *M. tb* 等多种病原体的药物靶点已引起人们极大的兴趣。CoA 的生物合成分五步进行,其中第二步和第三步生物合成反应在包括 *M. tb* 在内的绝大多数原核生物中均由单一的双功能蛋白 CoaBC 催化反应。在 *M. tb* 中,CoaBC 的耗尽被发现具有杀菌作用。CoaBC 的敲除并没有增加 *M. tb* 对化合物 1b 和 2b 的敏感性。化合物 1b 没有从培养液中耗尽,化合物 2b 表现出从培养基中完全耗尽,但在 *M. tb* 中积累到占消耗量的不到 2% 的水平。这些结果解释了在酶分析和全细胞活性之间观察到的效价差异,并表明它们与化合物对 1b 的低渗透 / 高外排以及对 2b 的代谢有关。

二氢叶酸还原酶(DHFR)是在细菌、寄生虫和人类中均普遍存在的酶。该蛋白催化 NADPH 依赖性二氢叶酸转化为四氢叶酸,后者是许多细胞构建模块(包括胸苷酸、嘌呤和某些氨基酸)合成所需的甲基穿梭载体。几种 DHFR 抑制剂在临床上用于治疗各种传染病和癌症。然而,获批的 DHFR 抑制剂对 *M. tb* 作用微弱或无活性,临床上尚无 DHFR 抑制剂用于治疗结核。DHFR 抑制类药物发现中遇到的一个主要障碍是实现对选择性以不影响人类 DHFR。通过从 Triazaspiro 支架和侧链延伸方法开始的基于配体的药物设计,作者确定了 *M. tb* DHFR 的选择性抑制剂 TA-C。TA-C 是一种直接的 DHFR 抑制剂,作者预期 TA-C 在很大程度上对 thyA 的耐药频率较低。

为了缩短结核病的治疗时间,追求开发抗抗生素耐受,对非复制型 *M. tb* 有效的新药是合乎逻辑的。虽然对非复制型分枝杆菌的生理学尚未完全了解,2012 年被批准用于临床的贝达喹啉是 *M. tb* 能量代谢 F1F0-ATP 合酶抑制剂,其对非复制亚群的杀菌效力和对人类的高效验证能量代谢是一种药物开发的有吸引力的方向。随着贝达喹啉的开发,大量精力转向探索对于其他能量代谢易受攻击的目标。已经鉴定了几种作用于氧化磷酸化途径的小分子药物。Telacebec(Q203)是一种最近在 II 期临床试验中证明了针对细胞色素 bcc:aa₃ 末端氧化酶的候选药物。Q203 与细胞色素 bcc 的细胞色素 b 亚基结合,并且在低纳摩尔浓度下具有抑菌作用。Q203 的灭菌效力受限于细胞色素 bd 氧化酶——另一种终端氧化酶(Kalia 等,2017)的存在。细胞色素 bcc:aa₃ 和细胞色素 bd 氧化酶之间的协同杀伤力代表了一种尚未开发的、有治疗潜力的治疗结核病的合理、灭菌药物组合。唯一已知的 Cyt-bd 抑制剂是非选择性甲基萘醌类似物 Aurachin D。然而,该化合物由于毒性与缺乏选择性和亲脂性,并未被进一步化学优化。2021 年报告了一个小型的发现和表征靶向 Cyt-bd 的分子,与 Q203 一起形成针对复制型 *M. tb* 的以及作为缺氧和营养匮乏的耐抗生素亚群杀菌药物组合。

点评专家:陆宇

第三节 药物机制研究

一、异烟酰化是一种由抗结核一线药物异烟肼诱导的组蛋白标记

异烟肼(INH)作为一线抗结核药物,其副作用的分子机制尚不清楚。2021 年 Hongquan Zhang 发表在 *Nature Communications* 的研究报告 INH 及其代谢物在细胞和小鼠中诱导组蛋白的翻译后修饰(post-translational modification,PTM),赖氨酸异烟酰化(Kinic),也称为 4-吡啶甲酰化。INH 促进异烟酰辅酶 A(Inic-CoA)的生物合成。

(1)目的:研究异烟肼(INH)及其代谢物产生副作用的可能相关的分子机制。

(2)方法:①斑点杂交(dot blot)分析。②细胞的培养及 HPLC-MS/MS 分析和数据库检索。③组蛋白的酸提取及细胞总蛋白的提取分析。④蛋白质印迹法(Western blot)分析。⑤免疫荧光染色及免疫组织化学染色。⑥动物实验及患者肿瘤样本采集。⑦异烟酰化酶体外反应试验。⑧辅酶 A 的提取及 HPLC-MS/MS 分析。⑨MNase 敏感性试验。⑩RT-PCR 及 RNA 序列分析。

(3)结果:①质谱法揭示了 HepG2 细胞组蛋白中的 26 个 Kinic 位点。②乙酰转移酶 CREB 结合蛋白(CBP)和 P300 催化组蛋白 Kinic,而组蛋白脱乙酰酶 HDAC3 作为去异烟酰化酶起作用。③MNase 敏感性试验和 RNA-seq 分析显示组蛋白 Kinic 可以松弛染色质结构并促进基因转录。④INH 介导的组蛋白 Kinic 上调 *PIK3R1* 基因表达并激活肝癌细胞中 PI3K/Akt/mTOR 信号转导途径,将 INH 与肝脏中的致瘤性联系起来。

(4)结论:研究证明 Kinic 是一个由 INH 及其代谢物代谢调节的对具有吡啶环的染色质组蛋白进行标记的反应。因此,INH 诱导的异烟酰化可能是长期服用 INH 进行抗结核治疗的患者产生副作用的原因。

二、结核分枝杆菌的细胞内定位影响吡嗪酰胺的疗效

吡嗪酰胺(PZA)在体外中性 pH 下没有活性,但在 pH ≤ 5.5 时显示出对 *M. tb* 的活性。PZA 疗效的分子机制是复杂和多样的,但大多数机制研究都是在体外进行的,没有考虑 *M. tb* 的细胞内生存,目前宿主细胞微环境如何影响抗生素的积累和疗效仍不清楚。2021 年 Maximiliano G Gutierrez 教授团队在 *Nature Communications* 杂志发表了最新研究。

(1)目的:探究人类巨噬细胞内不同的微环境对 PZA 的活性的影响,来解释其体外和体内疗效之间的差异。

(2)方法:使用光、电子和离子显微镜(CLEIM)方法在亚细胞分辨率下标记抗生素,并研究 PZA 在感染 *M. tb* 的人原代巨噬细胞中的分布。通过结合高含量显微镜与遗传和药理学扰动,分析 *M. tb* 细胞内定位和宿主细胞环境的变化如何影响 PZA 的定位、积累和疗效。

(3)结果

1)PZA 在细胞内细菌内的主要累积形式可能是其活性形式 POA。然而 PZA/POA 的积

累是高度异质的,这表明每个单独的宿主巨噬细胞可能对细菌的 PZA/POA 积累有影响。

2)ESX-1 缺陷的 *M. tb* 限制在膜结合的隔室会增加酸性微环境中细菌的比例,从而可能影响 PZA/POA 的累积。抑制内溶体酸化显著降低了 *M. tb* ΔRd1 的 PZA/POA 水平(每个阳性细菌的平均强度为 93.02 ± 4.98 *vs.* 78.5 ± 5.93,$P < 0.05$),*M. tb* 的亚细胞定位及其在人巨噬细胞内遇到的微环境的酸碱性质影响 PZA 积累。较高浓度的 PZA 可能更均匀地分布到更多的细胞内微环境中。

3)在巨噬细胞中,BDQ 增强了 *M. tb* 对酸性隔室的靶向性,并与 PZA 有协同作用。在体外,当 BDQ 在中性和酸性 pH 下共同处理时,并没有增加每个细菌的 PZA/POA 的浓缩。协同作用可以通过不同的过程发生,包括宿主依赖的和宿主非依赖性的机制,也表明抗生素介导的生长限制并不一定导致 PZA/POA 水平的增加。BDQ 通过内溶酶体靶向增加了 PZA 在 *M. tb* 中的积累,并且通过抑制空泡型 H^+-ATPase 的活性可以部分抵消所观察到的协同作用。

(4)结论:PZA 在多种宿主细胞环境中的单个细菌中以异质性积累。PZA 在酸化的吞噬体内的积累和效果最大。BDQ 可通过宿主细胞介导的机制增加 PZA 的积累。

三、五肽重复蛋白 MfpA 作为 DNA T- 段类似物与分枝杆菌 DNA 促旋酶相互作用

氟喹诺酮(fluoroquinolone,FQ)类药物通过稳定 DNA 裂解复合物中断促旋酶超卷曲循环中的中间环节,导致双链 DNA 断裂。MfpA 是分枝杆菌中一种五肽重复的蛋白质,可以保护促旋酶免受 FQ 的影响,但其分子机制仍然未知。2021 年 Anthony Maxwell 教授团队在 *PNAS* 杂志发表了最新研究结果。

(1)目的:探究 MfpA 调节 DNA 促旋酶活性的分子机制。

(2)方法:表达纯化 Msgyrase 蛋白及其突变体,MsB-A 蛋白及其突变体,MsB-A56 蛋白,MsGyrB 蛋白,MsMfpA 蛋白及其突变体,MsGyrB47 蛋白及其突变体和 MsMfpB 蛋白;对 *M. tb* DNA 促旋酶进行超螺旋分析及 ATP 酶分析;对蛋白进行坐滴蒸气扩散结晶;收集 X 射线数据,确定结构并细化。

(3)结果:①MsMfpA 与 Msgyrase 相互作用以抑制 ATP 依赖的负超螺旋反应,并保护其免受 FQ 的影响。②MsMfpA 以依赖 ATP 的方式抑制 FQ 稳定 DNA 促旋酶 -DNA 切割复合物。③MsMfpA 可能促进解离 FQ 诱导的稳定切割复合物。④MsMfpA 通过与 ATP 酶结构域直接相互作用来刺激分枝杆菌 DNA 促旋酶的 ATP 酶活性。⑤MsMfpA-MsGyrB47 复合体的结构是一个由 MsMfpA 同源二聚体和单个 MsGyrB47 亚基组成的不对称单元。MsMfpA 二聚体和 MsGyrB 亚基之间有两个不同的接口,它们被称为接口Ⅰ以及接口Ⅱ。接口Ⅰ上的相互作用对于 MsMfpA 保护分枝杆菌 DNA 促旋酶的作用至关重要。

(4)结论:MfpA 与 DNA 促旋酶的 GyrB 亚基结合,从而干扰 T 段的结合并刺激 ATP 酶活性;在高浓度下,它可以抑制促旋酶催化的 DNA 超螺旋。MfpA-GyrB 相互作用可以解除促旋酶被 FQ 抑制,并可以逆转 FQ 诱导的稳定 DNA 促旋酶 -DNA 切割复合物。

[专家点评]

1952 年首次报道异烟肼对结核病的治疗有效,结核病的标准疗法包括联合治疗异烟肼

（INH）、利福平、吡嗪酰胺（PZA）和乙胺丁醇。然而，异烟肼肝毒性甚至肝衰竭不良反应发生率较高。几种酶参与 INH 代谢和 INH 代谢物，主要是乙酰肼（AcHz）、肼（Hz）和乙酰异烟肼（AcINH），被认为是造成 INH 诱导的肝脏损伤的原因，然而，其分子机制仍不清楚。2021 年揭示 Kinic 是一个具有吡啶环的由 INH 及其代谢物代谢调节的染色质组蛋白标记。因此，INH 诱导的异烟酰化可能是长期服用 INH 进行抗结核治疗的患者产生副作用的原因。

抗结核化疗目的是杀死 *M. tb*，然而，宿主细胞微环境如何影响抗生素累积和疗效尚不清楚。最新研究使用相关光、电子和离子显微镜研究人体内部的各种巨噬细胞微环境影响 PZA 的活性，研究展示 PZA 在多个宿主细胞中的单个细菌间呈异质性积累环境。最重要的是，PZA 的积累和效力在酸化的吞噬细胞中最大。贝达喹啉（BDQ）增强 PZA 通过宿主细胞介导的机制积累。因此，细胞内定位和特定的微环境影响 PZA 的积累和疗效。研究结果可以解释 PZA 在体内的有效作用与其适度的体外活性相比较，以及它的临界作用对结核病联合化疗的贡献。

DNA 促旋酶是一种 Ⅱ 型拓扑异构酶，利用 ATP 水解作用将负超线圈引入 DNA。高效的旋切药物氟喹诺酮（FQ）通过稳定 DNA 裂解复合物来中断旋切酶，该复合物是一种短暂的中间体超螺旋循环，导致双链 DNA 断裂。MfpA，分枝杆菌中的一种五肽重复蛋白，保护促旋酶但其分子机制尚不清楚。

当 FQ 存在时，MsMfpA 减少 FQ 诱导的 DNA 裂解，保护酶免受这些药物的影响。MsMfpA 直接刺激 Msgyrase 的 ATP 酶活性与 ATPase 结构域（MsGyrB47）相互作用，通过 MSMFPA-MSGYRB47 的 X 射线晶体学证实复合物和突变分析，证明 MsMfpA 模拟 T（运输的）DNA 片段。这些数据揭示了 MfpA 调节促旋酶活性的分子机制，并为解释其作用提供了一般的分子基础。

点评专家：陆宇

第四节 药物研发新策略

一、肺中生物膜的形成有助于结核分枝杆菌的毒力和耐药性产生

M. tb 生物膜的形成与人类结核病有关，生物膜在表型药物耐受中有作用。2021 年 Ashwani Kumar 教授团队在 *Nature Communications* 杂志发表了最新的研究。

（1）目的：证实生物膜的形成与人类结核病的关系，以开发新的抗结核治疗方式。

（2）方法：利用几种生化和生物物理方法来表征生长缓慢和快速生长的非结核分枝杆菌（NTM）的细胞外聚合物的性质；使用纤维素作为生物标志物来检测感染小鼠和非人类灵长类动物肺部以及从结核病患者获得的肺组织切片中的 *M. tb* 生物膜；使用激光扫描共聚焦显微镜（CLSM）分析 *M. tb* 是否在人肺中形成生物膜；利用小鼠模型研究 *M. tb* 生物膜是否保护常驻杆菌免受宿主免疫系统和抗分枝杆菌药物的侵害。

（3）结果：①硫醇还原应激诱导鸟分枝杆菌（Mav）、脓肿分枝杆菌（Mab）和偶发分枝杆

菌(Mfo)中的药物耐受性生物膜形成。②Mav、Mab 和 Mfo 生物膜含有富含多糖的细胞外基质。③纤维素是 Mav、Mab 和 Mfo 生物膜的结构成分,可以用作分枝杆菌生物膜的生物标志物。④*M. tb* 在小鼠、非人类灵长类动物和人类的肺部形成生物膜。⑤生物膜在保护 *M. tb* 细胞免受固有免疫、适应性免疫和抗分枝杆菌剂侵害方面发挥关键作用。

(4)结论:生物膜的形成可保护 *M. tb* 免受免疫系统的攻击以及导致耐药性的产生,故开发能够清除 *M. tb* 生物膜的新治疗方法将是未来治疗结核病的一种新的辅助疗法。

二、通过膜蛋白仿生从头改造的病原体特异性抗菌剂

病原体特异性抗菌剂通过模拟靶病原体包膜的物理特征发挥作用,在微生物细胞壁中产生超分子缺陷。利用天然跨膜蛋白作为模板,这种方法将允许开发在靶微生物包膜内进行模板组装的仿生抗菌剂,实现以最小的脱靶效应精确杀灭病原体。2021 年 Scott H Medina 发表在 *Nature Biomedical Engineering* 上的研究通过膜蛋白仿生从头改造病原体特异性抗菌剂。

(1)目的:设计合成宿主防御肽,该肽通过模仿病原体通道形成膜蛋白的关键分子特征来靶向特定病原体,作为结核分枝杆菌特异性抗菌剂。

(2)方法:应用该策略设计了针对 *M. tb* 病原体特异性抗菌宿主肽防御。这是通过合理改造从头肽组装成模拟分枝杆菌特异性细胞壁孔蛋白 MspA 的结构来实现的。

(3)结果

1)MAD1 的仿生设计:构建了氨基酸的从头序列 MAD1——KRWHWRRHWVW-NH2。该支架的计算机模拟设计从将候选序列限制在 α- 螺旋开始,α- 螺旋是抗菌肽和跨膜蛋白结构域的共同二级结构。然后根据 *M. tb* 中发现的溶质特异性跨膜通道以及与分枝杆菌系统发育相关的其他种属的膜相关蛋白的功能分解 BLAST 分析,选择每个氨基酸的同一性和位置。这在候选跨膜蛋白结构域内发现了同源基序,其中许多是 α- 螺旋的片段。优先考虑这些序列中的保守残基,通过排除已知破坏 α- 螺旋二级结构和 / 或中断新生螺旋面部两亲性的氨基酸,进一步优化 MAD1 的设计。

2)MAD1 构象动力学:为了阐明 MAD1 自组装背后的原子机制,在非质子化(pH>6.0)或质子化(pH<6.0)组氨酸状态下对肽进行了离散分子动力学(DMD)模拟。

3)通过真菌支持的相互作用获得抗结核特异性:确定了 MAD1 对含有强毒分枝杆菌以及多种革兰氏阴性和革兰氏阳性肺共生菌和致病细菌的多种微生物学组的杀菌特异性。结果表明 MAD1 对其 *M. tb* 靶标具有强效活性,最小抑菌浓度(MIC)与许多一线 TB 抗生素相似(MIC 约为 0.5~20μM)。为了进一步研究膜组成依赖性作用机制,检测了 L-MAD1 在脂质体肌膜模型存在下的构象动力学,结果表明 MAD1 有可能优先结合在菌体内组装,以精确杀死多微生物共生环境中的 *M. tb* 病原体,而不会损害健康的宿主组织。

4)*M. tb* 指导 MAD1 组装成超分子纳米裂解剂:细胞外实验证明 MAD1 的裂解活性是通过其与分枝菌酸的优先相互作用而赋予的。利用共聚焦和电子显微镜直接探测 MAD1 定位到 *M. tb* 细胞表面,并研究相互作用后肽介导的肌包膜结构的形态学变化,荧光显微镜表明,这些组装体充分破坏了外肌膜的稳定性,使其他膜不可渗透染料碘化丙啶在细胞内

扩散。为了探测暴露于 MAD1 后 *M. tb* 细胞内的变化,对用浓度递增的肽处理的杆菌进行 TEM 成像,结果进一步证实了 MAD1 介导的包膜孔化和细胞凝集的机制。

5)多微生物特异性、巨噬细胞清除和协同作用:测试了 MAD1 在复杂的多微生物环境中选择性参与其分枝杆菌靶标的能力。细菌学和哺乳动物细胞数据强烈表明 MAD1 在复杂的细胞混合物中保持其菌膜靶向作用机制,导致精确的抗结核活性。采用棋盘试验来评估肽协同增强选择一线和二线 TB 抗生素疗效的潜力。MAD1 与一线药物异烟肼(INH)、乙胺丁醇(EMB)和利福平(RIF)表现出累加效应,与二线药物莫西沙星(Mfx)有强效协同作用。MAD1 可以通过在 *M. tb* 包膜中形成超分子缺陷来协同增强 Mfx 的活性,从而增强抗生素的杆菌内转运。

(4)结论:研究者建立了一种仿生设计策略,可用于直接原型从头,病原体选择宿主防御肽。

三、在缺氧条件下磷酸烯醇丙酮酸耗竭介导的结核分枝杆菌的生长停滞和药物耐受性

阻断非复制型结核分枝杆菌(NR *M. tb*)形成所需代谢重塑的代谢调节策略已成为新的结核治疗选择。2021 年 Hyungjin Eoh 教授团队在 *PNAS* 杂志发表了最新的研究。使用缺氧条件体外建立 NR *M. tb* 模型,并应用同位素代谢组学,探究磷酸烯醇丙酮酸盐在 NR *M. tb* 代谢中的作用。

(1)目的:探究 NR *M. tb* 的药物耐受性与磷酸烯醇丙酮酸(PEP)代谢的相关性。

(2)方法:研究人员通过建立缺氧模型,利用同位素代谢组学方法揭示了非复制状态下的 *M. tb* 耐药的机制。

(3)结果:①代谢重塑导致 NR *M. tb* 的生长停滞和药物耐受性;②缺氧下的 NR *M. tb* 表型部分归因于 PEP 消耗;③复制所需的多个细胞过程受到 PEP 耗尽的下调;④NR *M. tb* 中的 PEP 消耗部分归因于 PckA 活性的下调;⑤补充 PEP 可恢复与复制子相似的 NR *M. tb* 代谢;⑥NR *M. tb* 的膜生物能量学受 PEP 耗竭的影响;⑦αKG 与 PEP 在 NR *M. tb* 表型恢复上协同作用;⑧PEP 耗竭有助于形成持留菌并形成耐药突变体。

(4)结论:通过体外缺氧条件建立 NR *M. tb* 模型,应用同位素代谢组学,并发现 PEP 在 NR *M. tb* 中接近完全耗尽。本研究确定 NR *M. tb* 的药物耐受与 PEP 合成代谢下调有关。PEP 是复制所需的多种途径的底物;在 NR *M. tb* 中,由于 PEP 耗竭,其功能被消除。另外补充 PEP 部分恢复了药物敏感性,防止了耐药的出现。

四、胞外基质衍生的吸入气凝胶可快速清除肺结核

耐多药结核病(MDR-TB)目前急需新的治疗策略。现有一种仿生宿主防御肽(HDP)可特异性杀死分枝杆菌病原体,且不对肺共生体或宿主组织产生附带毒性。但其药代动力学性质存在缺陷,如易降解和肺部低生物利用度。微粒气凝胶是理想的载体。2021 年 Scott H Medina 教授团队在 *Biomaterials* 杂志发表了最新的研究。通过将从头设计(*de novo designed*)的抗结核肽和细胞外基质(ECM)衍生的多糖即透明质酸(HA)进行超分子组装来配制一种新型气凝胶,HA 在组织侵袭和增殖过程中充当 *M. tb* 细胞的营养来源,并且在肺

结核感染期间被肺巨噬细胞上高表达的 CD44 受体识别。通过使用 HA 将 HDP 和抗生素共同配制成可溶性颗粒,以使其快速进入结核病病原体和肺部受感染的宿主细胞,从而在被黏膜纤毛清除之前引发有效且快速起效的抗结核活性。

(1)目的:开发 ECM 衍生的新型 HA 气凝胶以实现协同肽 - 抗生素组合的优先递送。

(2)方法:①抗结核肽与 HA 气溶胶颗粒的合成设计与表征。②细菌的培养及组合药物的协同作用筛选。③气凝胶颗粒装载(MAD1 + MFX)以及释放。④最小抑菌浓度测定。⑤细胞系和培养条件确定,细胞毒性和膜定位靶向性测定。⑥巨噬细胞内化及巨噬细胞灭菌。⑦体内活性测定。

(3)结果:①阴离子 HA 碳水化合物成功地呈现在颗粒表面,以介导气凝胶与肺泡巨噬细胞上显示的 M. tb 病原体和 CD44 受体的结合。②确定 MAD1 和 MFX 之间具有强大的协同活性。③对破碎颗粒的紫外吸光度测量表明,MFX 和 MAD1 的装载效率分别为 10% 和 100%。体外数据表明,由肺泡巨噬细胞吞噬的气凝胶将可控地释放 MFX,以在结核病感染的宿主细胞中实现抗生素的持续治疗浓度。④气凝胶颗粒(AGMAD1+MFX)相对于游离 MFX,对 M. tb 细胞的抗结核效力提高了超 6 倍。通过气凝胶递送到 M. tb 细胞,与直接使用两种药物简单混合相比较,MAD1 和 MFX 的治疗协同作用增强约 2 倍。⑤在所有测试的 5 种细胞系中,均未达到气凝胶的毒性剂量(IC_{50})。AGMAD1+MFX 具有显著的抗结核选择性,其 SI 指数>1 000(SI = 人细胞 IC_{50}/M. tb MIC。⑥荧光显微镜图像表明,气凝胶在暴露 2 小时后开始在巨噬细胞表面积聚,随后内化并扩散分布在整个巨噬细胞 8 小时。细胞荧光的定量表明气凝胶摄取和细胞内驻留在 8~12 小时达到峰值。随后在 12~24 小时之间细胞荧光稳定损失,因为颗粒在巨噬细胞吞噬酶体内处理并随后降解。组合颗粒(AGMAD1+MFX)与单个药物相比在巨噬细胞中显示出清除 M. tb 持久性的明显优越的能力。⑦体内试验表明气凝胶不太可能在吸入后诱导明显的炎症反应,并且通常具有生物相容性,颗粒的细胞内浓度随着 AGMAD1+MFX 剂量的增加而增加,确认颗粒很容易内化到肺泡巨噬细胞中并在宿主细胞内持续至少 24 小时。

(4)结论:选择 HA 作为气凝胶基质的主要成分,可以赋予材料多方面的生物活性,这些生物活性会增强抗分枝杆菌活性。HDP 和 HA 的静电络合使气凝胶的非共价组装更适合抗生素的封装,协同剂的共同递送能够实现快速(对 M. tb 杀伤发生在 1 小时内)且有效的抗分枝杆菌活性,并且可以清除对标准疗法产生抗药性的分枝杆菌病原体。

[专家点评]

M. tb 可以在体外形成含纤维素的生物膜,且在感染动物模型和患者中也观察到生物膜的形成。同时,纤维素也是快速和缓慢生长的 NTM 体外生物膜的细胞外基质的结构成分。研究显示,生物膜形成缺陷的 M. tb 菌株在小鼠中的存活率降低,表明生物膜保护杆菌免受宿主免疫系统的影响。此外,使用雾化纤维素酶可增强感染小鼠中 INH 和 RFP 的抗菌活性,结核病的治疗主要依靠抗菌药物,理论上,破坏生物膜的分子可以帮助抗菌剂对病原体的杀灭。这方面经典的例子是使用脱氧核糖核酸酶(DNase,简称"DNA 酶")辅助治疗囊性纤维化。囊性纤维化与肺部铜绿假单胞菌感染密切相关。铜绿假单胞菌在肺内生物膜的形成对囊性纤维化的表现起重要作用。DNA 酶辅助治疗囊性纤维化有两种作用方式。首先,它导致宿主产生在黏液细胞外 DNA 降解从而使其变薄并使空气流动变缓;其次,可能导致假单胞菌生物膜的破坏,并可能促进抗菌剂杀灭病原体。FDA 批准使用 DNA 酶辅助治疗囊性纤维化。然而,需要进一步研究以确定纤维素酶辅助治疗结核病。一种肺结核协同方案能杀死活跃复制的细胞、巨噬细胞中的持久性细胞和生物膜居住者,可缩短疗程,降低复发率。作为这种方法的概念证明,研究证明了纤维素酶的雾化(破坏但不杀死 *M. tb* 细胞)可以提高 INH 和 RIF 组合的杀伤作用。然而,这些都是初步研究,纤维素酶雾化剂的开发,能通过破坏分枝杆菌生物膜中的 EPS 以增强抗菌药物的结核病治疗。

小分子抗生素是目前我们对抗细菌感染的最佳武器。然而,它们的过度使用导致了多药耐药性的广泛出现。发现抗生素的传统方法依赖于经验性化合物筛选。这些发现方法成本高昂,费力,并且由于需要对先导候选药物进行广泛的药物化学优化而受到阻碍。另一种策略是合理设计抗菌剂,通过模拟靶病原体包膜的物理特征发挥作用,在微生物细胞壁中产生超分子缺陷。利用天然跨膜蛋白作为模板,这种方法将允许开发在靶微生物包膜内进行模板组装的仿生抗菌剂,实现以最小的脱靶效应精确杀灭病原体。最新研究建立了一种仿生设计策略,可用于直接以原型从头设计合成有病原体选择性的宿主防御肽。这种方法消除了大的经验筛选的需要,从而实现了稳健和快速的抗菌药物发现管道。该方法的一个独特优势是,窄谱多肽可以使用不敏感的细菌表达系统大规模生产(例如,MAD1 对大肠杆菌有弱活性),是一种天然获得的广谱抗菌剂无法获得的生产方法。这种策略可以用于开发不针对特定生化途径的抗菌剂,利用病原体难以发生突变的细胞膜物理结构特征来发挥作用。

M. tb 感染难以治疗,因为 *M. tb* 在其生命周期的大部分时间处于非复制状态,且非复制状态的 *M. tb* 对抗生素作用具有高度耐受性,可突变成为耐药菌株。因此,需要一种杀死非复制型 *M. tb* 的新策略。研究表明非复制型 *M. tb* 由于其代谢活性较低,重复暴露于亚致死剂量的抗生素会提高其药物耐受水平,这意味着非复制型 *M. tb* 是由适应性代谢重塑形成的。因此,阻断非复制型 *M. tb* 形成所需代谢重塑的代谢调节策略已成为新的结核治疗选择。最新结果扩展了我们对非复制型 *M. tb* 如何重塑其代谢网络的认识,并提出潜在的 *M. tb* 代谢产物作为治疗佐剂的来源,以合成杀死非复制型 *M. tb* 并阻止耐药性的发生。

2021 年研究报告了一类新的凝胶状微粒气溶胶或 "气凝胶",旨在利用 *M. tb* 病原体和感染 TB 的巨噬细胞的代谢脆弱性,优先提供协同肽抗生素组合,用于有效和快速的抗结核治疗。这是通过配制气凝胶来实现的。通过从头设计的抗结核肽和细胞外基质(ECM)的超分子组装 - 衍生多糖,透明质酸(HA)。重要的是,HA 作为 *M. tb* 细胞的营养来源组织侵袭和增殖,并被肺巨噬细胞上高表达的 CD44 受体识别。通过利用这种代谢底物进行病原体靶向,HA 气凝胶被证明可以热切地结合并杀死对药物敏感和耐药的分枝杆菌,同时有效地内化到体外和体内巨噬细胞宿主细胞清除持留型 *M. tb*。

研究者开始寻找相对未充分开发的一类疗法,宿主防御肽(HDP)。HDP 是有吸引力的抗菌剂候选,因为它们采用膜特异性杀菌机制快速(死亡通常在几分钟内发生)并且不共享常规抗生素。HDP 还可以通过透化刚性 *M. tb* 菌膜来去除其他结核病药物否则会抑制细胞内抗生素扩散。虽然由昆虫、两栖动物和哺乳动物产生的衍生 HDP 治疗是候选物的现成来源,从头序列的合理设计可以产生具有生物活性的合成肽尚未涉及。例如,最近设计了一种仿生 HDP,可在 *M. tb* 的富含分枝菌酸的外细胞包膜,专门杀死分枝杆菌病原体而无须附带对肺共生体或宿主组织的毒性。

点评专家:陆宇

第五节　预测模型和标志物的研究

一、系统测量联合药物治疗的前景以预测结核病的体内治疗结果

2021 年 Bree B Aldridge 于 *Cell Systems* 发表了一项研究,开发一种可扩展的方法来合理地优先考虑组合疗法,用于在体内结核病小鼠模型中进行测试。在 8 种复制病变微环境的条件下系统地测量了 10 种抗生素中所有两药和三药组合的 *M. tb* 反应,得到 >500 000 个测量值。利用这些体外数据在复发小鼠模型中开发了预测多药治疗结局的分类器,并确定了最能描述体内治疗效果的体外模型集合。在特定的体外模型中确定了效力和药物相互作用的特征,在两个临床前小鼠模型中区分药物组合是否优于标准治疗。此流程可推广至需要联合治疗的其他难治性疾病。

(1)目的:通过开发工作流程将药物反应的体外测量与小鼠模型的结果联系起来,从而实现药物组合改善治疗的潜力。

(2)方法:使用小鼠模型进行多药治疗方案的开发;测量细菌负荷来评估药物治疗效果,在治疗完成后监测疾病复发;使用 MATLAB 进行数据处理和剂量反应度量计算;根据希尔曲线参数计算抑制浓度(IC)。

(3)结果:①使用 DiaMOND 方法设计药物组合测量纲要,以调查信息丰富的药物剂量组合。②利用 DiaMOND 方法获得在多个时间点测量的单药和联合药物治疗的剂量反应数据以得出效力和药物相互作用信息。③DiaMOND 纲要包含用于识别有效药物组合的有用信息。④DiaMOND 度量特征可以预测复发小鼠模型的治疗结局。⑤DiaMOND 指标描述了 C3HeB/FeJ 小鼠模型中药物联合治疗的疗效。⑥效力和拮抗作用与小鼠模型结果的改善相关。

(4)结论:建立了一个流程来优化 TB 的联合治疗,这与当前的方案设计策略一致,并在经验证的体外生长模型和计算建模中使用系统测量。

二、结核分枝杆菌前体 rRNA 作为药物和方案缩短治疗时间的指标

现有的 TB 药物和方案在治疗缩短活性上各不相同,但这些差异的分子基础尚不清楚,没有现有的检测方法直接量化一种药物或方案缩短治疗的能力。在体外、小鼠和人类研究中的结果显示,前体 rRNA 的测定研究显示灭菌药物和高效药物方案可抑制 *M. tb* rRNA 合成,而非灭菌药物和较弱方案则不可抑制 *M. tb* rRNA 合成。rRNA 合成比值提供了与传统细菌负荷指标互相支持的药物作用读数,这种药物活性指标可用于加速 TB 治疗方案的开发。2021 年 Martin I Voskuil 于 *Nature Communications* 杂志发表了最新的研究,采用 *M. tb*

前体 rRNA 作为药物和方案缩短治疗时间的指标。

(1)目的:确定 rRNA 合成的定量是否可以作为药物或方案缩短结核病治疗时间的标志。

(2)方法:使用磁力搅拌器快速耗氧;抗生素杀菌实验;通过 QX100 液滴数字 PCR 系统定量 rRNA 合成比率;使用 Stranded Total RNA 试剂盒对从体外样本中提取的 RNA 进行逆转录和测序;动物实验;药代动力学/药效学建模。

(3)结果:①前体 rRNA 合成(RS)比率定义为 ETS1 与 23S rRNA 拷贝的比率乘以 10^4,RS 比率衡量了 *M. tb* 种群的基本生理参数。②灭菌药物比非灭菌药物更能抑制 rRNA 合成;RNAseq 结果证实,灭菌药物比非灭菌药物更能降低 pre-rRNA 丰度。③在 BALB/c 小鼠中,灭菌药物的 RS 比率显著低于任何非灭菌药物。④RS 比率可以量化超出小鼠培养阴性点的药物效应。⑤标准治疗后痰 RS 比率迅速下降,并且剂量反应关系明显。

(4)结论:本研究确定了灭菌、非灭菌药物和方案如何影响 *M. tb* rRNA 合成。通过量化药物对 rRNA 合成的影响而不是进行细菌负荷计数,RS 比率提供了一个实用的药物活性指标,可以加强药效学监测并加速开发更短的结核病治疗方案。

[**专家点评**]

针对残留 *M. tb* 种群的药物活性不能直接测定。为了开发新的、更短的结核病治疗方案,迫切需要尽早评估缩短治疗候选方案。几个特征表明,RS 比率可能加快药物和方案的评估。首先 RS 比率测量与细菌负荷不同的特性。例如,贝达喹啉在体外可在数小时内抑制 RS 比率,表明 rRNA 合成几乎停止,但 CFU 确实 8~12 天没有明显下降。同样,强灭菌剂吡嗪酰胺抑制小鼠的 RS 比率,但对 CFU 没有影响。相反,治疗早期 PaMZ 对 CFU 的影响大于其对 RS 比率的影响。这时 RS 比率不能代表细菌负荷。其次,在小鼠和人类,存在剂量反应,其中较高剂量的灭菌药物对 RS 比率的抑制程度大于较低的剂量。最后,RS 比率与复发小鼠模型中的方案灭菌活性相关。最快治愈 TB 的方案是抑制 RS 比率更快的方案。总的来说,RS 比率可以是药物灭菌活性标志。

在体外、小鼠和人类研究中的结果显示,前体 rRNA 的测定研究显示灭菌药物和高效药物方案可抑制 *M. tb* rRNA 合成,而非灭菌药物和较弱方案则不可抑制 *M. tb* rRNA 合成。rRNA 合成比值提供了与传统细菌负荷指标互相支持的药物作用读数,这种药物活性指标可用于加速 TB 治疗方案的开发。研究表明灭菌和非灭菌药物具有对 rRNA 合成的明显影响,这是一个基本的细菌生理参数。缩短治疗时间的药物和方案并确保持久、不复发的治愈深度抑制 *M. tb* rRNA 合成,而具有较低灭菌活性的药物和方案允许存活的 *M. tb* 种群维持持续的 rRNA 合成。rRNA 合成的量化可用于作为药物或药物治疗方案缩短结核病能力的标志。

点评专家:陆宇

第五章　结核分枝杆菌分子流行病学研究

一、肺切除组织的结核分枝杆菌基因组分析发现高频率的多克隆感染现象

多克隆感染是指感染了两种或两种以上的不相关基因型的病原菌。多个研究表明结核病患者肺部内的细菌多样性可能会影响临床治疗和预后，$M. tb$ 复杂感染（如多克隆感染）、宿主内多样性使结核的诊断和治疗复杂化，影响结核病的控制。常规的痰样本不能反映患者肺内病原体多样性的真实程度，可能会低估肺部内真正的细菌多样性。因此本研究从肺切除术样本对宿主内多样性和多克隆感染进行了分析。

（1）目的：利用切除的肺组织样本和痰样本，分析宿主内多样性和多克隆感染。

（2）方法：本研究纳入 2013 年 1 月 9 日至 2018 年 3 月 20 日期间在格鲁吉亚诊断的 275 例结核病患者，收集痰和切除肺组织样本（干酪样坏死空洞、内壁、外壁、远端结节以及周围健康组织），分离 $M. tb$ 进行基因组测序和分析。

（3）结果

1）$M. tb$ 分离株进行系统发育分析发现同一患者的样本在系统发育的不同位置，提示存在多克隆感染（39%，7/18）。同一个患者成对的样本不仅位于系统发育的不同部分，而且被分配到不同的传播簇，说明重复感染在耐多药结核病（MDR-TB）人群中是常见的。

2）接受肺部手术的结核病患者表现出复杂的感染情况。在 3 名手术患者的同一个体的分离株和同一病变内发现多克隆感染。通过比较不同方法多克隆感染的检出情况发现多克隆感染检出率在肺切除术组织样本（17%，3/18）、连续不同时间两个痰样本（18.4%，7/38）、单个痰样本（5%，11/218）中不同，说明检测单个痰样本很难准确估计多克隆感染的真实情况。

3）多克隆感染可能会损害患者的随访治疗。18 例手术患者中只有 13 例在不同的肺样本中表现为相同的耐药表型，而在表型药敏试验与基因组预测的耐药性之间存在差异的 5 例患者中有 3 例存在多克隆感染；有 4 例多克隆感染患者在随访期间耐药谱发生变化，出现敏感菌株与 MDR/XDR 的转换，说明菌株随着时间的推移被替换为另一种菌株，在随访期间进行药敏试验，对 MDR-TB 患者的个体化治疗有着重要影响。

4）病变内和病变周围的多样性都反映了宿主微环境压力。与空洞病变样本相比，患者体内 $M. tb$ 的总体多样性可以在痰样本中得到很好的体现（$R^2=0.962\ 3$），而多克隆感染时，这

种相关性通常会降低。不同结核病患者的宿主内 *M. tb* 基因组多样性的数量差异很大,低频 SNP 数量接近 0 或超过 600。手术样本比来自相同患者的痰样本显示出更强的 ROS 突变特征(21% *vs.* 8.6%),说明肉芽肿微环境可以增加 *M. tb* 宿主内进化过程中的突变供应。

(4)结论:结核病患者的手术肺切除术更全面地显示了 *M. tb* 患者体内的多样性。病变内和患者之间的遗传多样性模式不同,表明宿主免疫微环境的作用。在高负担耐多药结核病地区多克隆感染率被低估了,更好地随访患者可以阻止耐药菌株的传播。

二、体内平行实验进化研究发现抗性增加是结核分枝杆菌演变出持留能力的关键

病原基因组学证据表明,*M. tb* 是由一种类似于 *Mycobacterium canettii*(*M. canettii*)的环境病原菌演变而来。然而,对于细菌如何在演变过程中适应从环境分枝杆菌转到人类致病菌还了解不甚清楚;其中,细菌在人类宿主中的持留性(persistence)尤为重要。

(1)目的:本研究利用平行实验进化方法鉴定 *M. tb* 发生持留进化的适应性特征。

(2)方法:本研究首先利用 BALB/c 小鼠模型,开展基于 2 种 *M. canettii* 菌的 8 个亚型(STB-K 和 STB-D 各四型)的平行实验进化策略。结合基因组测序和多个进化克隆的表型特征来识别和描述与 *M. canettii* 增强持留性相关的基因组和功能适应特征,特别是和抵抗宿主压力相关特征,包括一氧化氮(NO)。

(3)结果

1)通过在小鼠模型中的连续传代(6~15 次),利用相对菌载量评估不同传代次数菌株的持留性和适应能力,对于测验的 STB-K(与 *M. tb* 遗传关系最远)和 STB-D(关系最近)菌株都观测到持留性上升,表明在该实验进化过程中出现了具有增强持留性的突变株。

2)为鉴定实验进化过程中的突变,收集 140 个 *M. canettii* 突变株(STB-K 100 株,STB-D 40 株)开展基因组测序分析。研究发现 STB-K 的 4 类亚型出现了平行进化现象,分别是 *rv1339* 同源基因的点突变和 *ppe18-ppe26* 的插入缺失。而在 STB-D 亚型中没有发现明显的平行进化特征。研究表明,*rv1339* 突变发生较早,且未在体外培养观测到,说明该突变具有体内的选择优势;*ppe18-ppe26* 插入缺失则发生在 *rv1339* 突变之后。

3)为了研究上述 STB-K 中遗传变异的效应,选择了在第 9 代后分离的 2 个 STB-K 突变株:KC9A1——仅发生 *rv1339* 突变,KC9C1——同时具有 *pe18-ppe26* 缺失和 *rv1339* 突变。为了检查这些菌株的持留表型是否受特定遗传背景的小鼠影响,研究感染了对 TB 非常敏感的 C3HeB/FeJ 小鼠。结果表明由突变株 KC9C1 和 H37Rv 诱导的免疫反应趋同。相比之下,KC9A1 获得的持留效应与炎症反应的变化不相关。

4)为进一步探究是否由于 *ppe18-ppe26* 的插入缺失突变增强了体内持留性和适应能力。分别构建 KC9C1 的 *ppe18-ppe26* 互补菌株,经过互补对照试验,KC9C1 的互补株展现和 KC9A1 相似的感染菌载量,而 KC9C1 和空白质粒对照的 KC9C1 感染菌载量 10 倍于互补株,进一步证明了 *ppe18-ppe26* 的增强效应。

5)为探究 *rv1339* 是否直接导致了 KC9A1 突变株获取持留性,并且验证是否只适用于 STB-K 谱系,构建 STB-D 的 *rv1339* 同源基因的敲除株,感染实验表明 STB-D 的敲除株比野生型 STB-D 和互补株有显著更高的菌载量,说明 *rv1339* 的确是 STB-K 持留性增

强的原因,且不仅限于 STB-K 的遗传背景。最后,通过体外模拟体内的多种杀菌机制实验和动物模型,发现 *rv1339* 突变株与抵抗 NO 杀菌机制相关。因此,这些结果证明 *M. tb* 比 *M. canettii* 对宿主内选择压力(例如 NO)的抵抗力更强,并且表明 NO 抵抗力的增加与体内持留性增强有关。

(4)结论:该研究观察了 *M. canettii* 在实验进化过程中的表型趋同现象,进而反映了 *M. tb* 的自然进化过程。同时,该研究得出对宿主诱导的选择压力(如 NO)耐受是 *M. tb* 持留性出现的关键所在。

三、常见的适应性策略是病原菌在宿主内进化的基础

宿主内适应是慢性细菌感染的标志,常涉及重要的基因组变异。近期来自长期感染的大规模基因组数据允许检查不同病原体采用的适应策略,并为调查它们是否趋于相似策略提供了可能性。

(1)目的:探索不同病原菌是否具有趋同或相似的宿主内适应性策略。

(2)方法:在全球范围内收集在慢性感染或携带期间,至少两个时间点采样的病原分离株的全基因组测序数据。开发 TRACE 算法来确定每个患者不同分离株之间的系统发育关系。研究对比不同菌株之间的变异,若子代分离株出现父代分离株没有的变异则认为该基因正处于变化或者功能丧失的过程中。利用统计方法来评估适应性变化与功能丧失的变异,计算其突变率以及 *dN/dS*。总结分析基因组变异的特征:①探索不同物种适应性功能丧失潜在的不同机制及计算其相对频率;②检测移码突变中的 GC 比例变化;③利用从头拼接方法来确认编码序列(coding sequencing)上发生的插入和缺失(indels);④检测富含适应性改变或基因功能丧失的基因组区域,并搜索直系同源物;⑤分析受基因突变影响的通路和功能;⑥评估发生适应性改变或功能丧失的基因注释(GO)和关联通路(KEGG)。

(3)结果:本研究收集来源于 1 421 例患者,共计 29 种病原体的 7 197 株分离株,重点分析有充足数据的 11 种病原体。研究发现,在感染早期阶段突变率较高,随后开始下降。不同病原体的突变率、基因组大小和世代感染持续时间不同,其所承担的变异负担和压力也不同,但是感染过程中普遍存在基因适应性变化和功能丧失情况。研究发现许多适应性改变的基因 *dN/ds* > 1.0,表明其通常处于正选择状态,与低级保守进化、特定基因组区域或临床情景无关(感染 / 携带)。除艰难梭状芽孢杆菌和沙门氏菌肠杆菌亚种 / 鼠伤寒沙门菌之外,研究发现移码突变是其他细菌中最常见的适应性功能丧失事件的分子机制。移码通常只发生一个核苷酸插入或缺失,并且在不同物种中有不同的核苷酸偏向,一般会偏离各自生物体的标准 GC 比例。为了探究不同物种中的同源基因是否已经发生或正在经历适应性变化或功能丧失,研究预测了所有物种中所有基因的同源基因,发现在多个物种中有 3 对同源基因经历了适应性功能丧失。此外,2 个三联体和 15 对同源基因被鉴定为正在经历适应性变化。通过这些基因的 KEGG 途径和 GO 分析,最终发现鞭毛组装、脂寡糖唾液酸化和孔形成在不同物种中发生适应性变化。而在部分经历非适应性变化或功能丧失的基因中,发现明显的 KEGG 的趋同变化。最后,研究还发现了铁和其他金属吸收相关基因的共同变化,其中铁代谢是最突出的;然而,在多种病原体感染期间,GO 分析表明与其他微量元素的代谢和吸收

相关的基因也被发现高频出现变化,这一发现可能表明金属清除的调节可能是感染期间的一般适应机制。

(4)结论:全局数据分析表明,不同病原体在感染期间会经历基因组遗传变异,包括功能丧失突变。在同一细菌物种的不同菌株中均独立发现了许多相同的遗传变化,且来自不同的感染者,表明发生了适应性进化。

四、结核分枝杆菌的种群结构、生物地理学和传播特征

M. tb 是一种在遗传进化上相对保守的病原体,它被认为与人类宿主共同进化了数千年,但目前对其基因组多样性和生物地理学特征的了解仍然不完整。目前公认的 *M. tb* 谱系有 9 个(L1~L9),但是各谱系的子谱系划分、传播特征并没有阐明清楚。

(1)目的:深入揭示 *M. tb* 不同谱系的种群结构特征,验证 *M. tb* 与人类共同进化的假说。

(2)方法:从公开数据库和文献中下载了包含 49 个国家或地区收集的 9 584 个基因组数据并进行质量控制,在与参考基因组进行对比后,舍弃了覆盖率小于 95% 和测序深度小于 10X 的数据,分别生成药物敏感和耐药分离株的系统发育树。通过发育树的信息、群体分化指数(Fst)、主成分分析(PCA)来判定谱系及谱系内部组分,并对其进行命名。研究使用 R 的 ape v5.3 和 phangorn v2.5.3 包来进行树形拓扑比较。研究者开发了一个基于单核苷酸变化(SNS)分型方法的模块来鉴别谱系,结合分离株的 MRCA 节点的中值分支长度,在基因组每年 0.3~0.6 个 SNP 的进化速率假设下,计算分离株进化的时间范围。最后使用 R 的 vegan 包计算辛普森多样性指数及该指数与各地区分离株数量的相关性。

(3)结果:绘制了包含生物地理学的详细的 *M. tb* 种群结构图。

1)对于谱系 L1 和 L3,描述了 6 个新的子谱系。该研究提高了子谱系 L1.2 的分辨率(从 2 个分组提升至 5 个分组),且将 L3 分为了 4 个亚组(之前只有 L3.1)。研究发现 L1.1 的一个包含 91 个分离株的内部亚谱系 L1.1.3. i1,仅出现在马拉维。对于谱系 L2,研究发现 L2 可分为原始、古代和现代北京亚谱系,后者的内部多样性较低,并且定义了一个新子谱系 L2.2.1.2。对于 L4,研究发现了 11 新的子谱系和 5 个内部组。

2)为了快速鉴别 *M. tb* 的子谱系,开发了一个基于 95 个 SNS 的分型工具,可以帮助研究人员快速鉴定 69 种亚型和 26 种内部分组的系统发育关系。

3)之前发现受地理限制的子谱系都在 L4 谱系,但本研究报告了 L1 中的 L1.1.3. i1 和 L1.1.1.1 存在地理限制的证据。L1.1.3. i1 仅在马拉维循环的 L1 分离株中高频出现;L1.1.1.1 主要流行于东南亚地区。同时,研究发现了 L1.1.2 不受地理限制,其流行范围跨越了 7 个国家和 4 大洲的 253 个分离株。总之,在 L1 和 L3 中共发现了 20 组受地理限制或不受限制的子谱系或内部组。

4)基于系统发育树的分析,发现与 L3 和 L1 相比,L2 和 L4 的传播能力更强。为了提高研究结果的稳健性,研究还使用了不同数据库进行分析,与上述分析的结论相似。

(4)结论:本研究工作为 *M. tb* 的种群结构、生物地理学和传播性提供了新的见解,这些信息进一步提高了 *M. tb* 进化分类的分辨率,为 *M. tb* 种群结构、致病性和传播之间的关系提供了更多的证据。

五、基于一项结核病队列的记忆 T 细胞多模态分析发现细胞状态与人口统计学特征、环境和疾病相关

研究表明记忆 T 细胞状态在结核病的发病进展中有重要作用。然而，以往的 T 细胞免疫图谱研究通常受限于多种混杂因素的影响，如临床和人口学数据不足无法去除混杂因素，无法区分在疾病期间出现的炎症是由固有免疫还是特异性免疫所致，仅限于抗原特异性细胞的研究可能会忽略更广泛的免疫背景。

（1）目的：研究结核病发病进展中对体外 *M. tb* 肽刺激有反应的相关记忆 T 细胞状态与人口统计学特征、环境和疾病的关联。

（2）方法：从秘鲁利马 2008—2012 年间进行的一项结核病感染和疾病风险因素大型流行病学研究队列中招募 264 名参与者，收集他们的病史信息并收集血液得到外周血单个核细胞（PBMC）。利用基于细胞索引的转录组和抗原决定簇测序技术（CITE-seq）来分析 TB 病程发展队列中在疾病后免疫稳定状态（即治疗后和 TB 疾病消退后）的记忆 T 细胞，结合基线收集的人口统计信息、健康信息和社会经济数据联合分析与其相关的细胞状态。

（3）结果

1）研究在秘鲁结核病进展队列（n=18 544）重新招募了 264 名患者。有 259 人收集到 PBMC，CITE-seq 分析发现有 500 089 个多模态记忆 T 细胞（平均值为 1 845 个细胞 / 样本，95% CI：518~3 172 个细胞 / 样本），联合利用 mRNA 和表面蛋白数据聚类分析定义了 31 种细胞状态。

2）记忆 T 细胞状态因人口统计学和环境而异。在感染和疾病缓解后 4 年以上的免疫稳定状态下，研究发现，年龄、性别、采血季节和遗传祖先血统对 T 细胞组成有显著影响（$P<0.05$）。

3）结核病发病进程中患者的 $RORC^+$ 效应状态会降低。在进展为活动性结核病的个体中，多模态定义的 Th17 亚群（C-12）显著减少了 20%（$OR=0.80, 95\% CI：0.73\sim0.87$）。C-12 随着年龄的增长而独立减少（$OR=0.82, P=2.69\times10^{-3}$）和在男性中减少（$OR=0.85, P=4.30\times10^{-4}$）并在冬季增长（$OR=1.16, P=1.30\times10^{-3}$）。

4）潜伏期和抗结核治疗不太可能是 C-12 关联现象的驱动因素。研究观察到潜伏感染和接种 BCG 的健康者之间预测的 C-12 丰度没有显著差异（$P=0.54$），而未经治疗的活动性结核病患者的 C-12 丰度明显低于接种 BCG 的健康者（$P<0.05$）。

5）TB 相关状态在刺激时产生 IL-17 和 IL-22，IL-17 在进展者中的发生率较低。C-12 细胞状态能够对体外 *M. tb* 多肽产生 IL-17 或 IFN-γ 的反应，反映了抗分枝杆菌的潜力。

（4）结论：本研究结果证明了高维多模式 T 细胞图谱在识别不同结核病疾病结局之间的稳态免疫差异方面的能力。多个模式和数据集的一致结果，说明记忆 T 细胞组成的差异可能反映了宿主对 *M. tb* 感染的反应不充分。

［专家点评］

第一篇研究中，患者感染多个 *M. tb* 菌株（多克隆感染）会使临床诊疗变复杂，且很可能导致不良预后，特别是涉及不同耐药谱菌株的感染。对于多克隆感染在人群中的流行程度及其对临床诊疗的指导意义,目前还了解得不够清楚。在本研究中,通过全基因组二代测序分析,39% 的进行过肺切除手术的患者观察到多克隆感染现象,而在痰培养的样本中(来自同一研究现场),该现象只有 5% 的比例。这说明多克隆感染真实的流行情况可能被低估了,特别是在结核病高负担(或高传播风险)地区。研究中发现多克隆感染往往涉及不同进化亚型菌株的感染,一方面可能是因为不同亚型的多克隆感染容易被鉴定,另一方面也提示不同亚型的菌株引起的多克隆感染或再感染更容易发生,对于结核疫苗的研发是否需要考虑 *M. tb* 的遗传多态性也提出了挑战。

以往研究提出了 *M. tb* 是由环境中分枝杆菌演变而来的假说,而形成持留菌可能是其中最关键一环。第二篇研究中复刻经典的传代培养方法,利用与 *M. tb* 祖先菌株最接近的 *M. canettii*,开展基于小鼠感染模型的体内平行实验进化分析,探究与 *M. tb* 宿主内持留性相关的基因组特征及其功能。研究者成功获得了持留性更强的变异株,鉴定其具有趋同性的基因组变异区域,并与宿主内主要的杀菌机制相联系,为持留机制的研究铺平了道路。除了获得宿主内的生存能力,*M. tb* 还需适应通过气溶胶等在不同宿主间传播,这一重要机制的遗传决定因素及其形成诱因仍待进一步研究。

以往对适应性机制的研究多数利用单个物种或涉及单种临床表征。第三篇研究尽管只是基于基因组测序数据的分析,但包括了多个物种、组织和取样时间点,反映多种临床表征和多种抗菌药,以及全球不同地理区域,揭示了多个不同病原菌之间共同的适应性策略,包括与宿主免疫相关抗原特征,以及和抗菌药耐受相关的变异。与之相对,毒力因子相关的变异则往往趋向于物种特异。本研究主要依赖对已有的大量基因组测序数据的整合分析,为病原菌适应性机制研究提供了丰富的研究资源。但同时如何通过体内试验观察和验证适应性进化是未来的研究挑战。

第四篇研究中,*M. tb* 的全球分布具有明显的系统地理发育特征。该工作在过去的研究基础上为 *M. tb* 的种群结构、生物地理学和传播提供了新的见解,提升了全球 *M. tb* 谱系划分的分辨率,并扩展了当前发现的 *M. tb* 谱系,特别是 L1 和 L3。作者还分析比较了不同谱系的传播能力,得到和之前相似的结论。尽管研究发现了一部分亚型内部新的分组,比如只在马拉维流行的亚群,但是研究未能找到更多的数据或合理的假说来解释这一现象。此外,和之前的研究结论类似,该研究提出地理上受限的亚谱系可能代表了对特定人群的适应,以及地理上不受限制的亚谱系可能表明具有使其在不同人群中有效传播的能力。但这些推论仍需要进一步论证,需要更多和患者相关的流行病和临床数据作为支撑,同时需开发合适的统计或生物信息等方法对数据进行有机整合并分析。

第五篇研究使用较先进的免疫学分析方法,鉴定了一种独特的 T 细胞记忆状态,这种状态可能部分导致个体对结核病发病进展的易感性。为了克服以前在 T 细胞分析方面的局限性,该研究在 3 个关键方面识别持续存在的个体间免疫细胞差异是发展为活动性结核病风险的潜在影响因素。首先,该团队利用结核病队列来识别 T 细胞特征研究的混杂因素,包括人口和环境变量。其次,在炎症疾病状态期间未进行取样以鉴定与进展相关的记忆 T 细胞。最后,使用 CITE-seq 来捕获表面蛋白和转录 T 细胞谱,从而提供了一种无偏倚的综合多模态策略,该策略不依赖于任何一类 T 细胞标记物来捕获和表征功能性 T 细胞状态的复杂性。研究表明当人们固有的 C-12 丰度降低时,会容易患活动性结核病。尽管尚未确定 C-12 细胞状态与疾病进展之间的因果关系,但对这种细胞状态的功能分析可能会揭示特定的抗分枝杆菌潜力。该研究的重要发现将有助于加强结核病发病机制以及和宿主消耗相关的潜在免疫反应机制研究。

点评专家:杨崇广

参考文献

［1］ SU H, LIN K, TIWARI D, et al. Genetic models of latent tuberculosis in mice reveal differential control by adaptive immunity [J]. J Exp Med, 2021, 218 (9): e20210332.

［2］ PISU D, HUANG L, NARANG V, et al. Single cell analysis of M. tuberculosis phenotype and macrophage lineages in the infected lung [J]. J Exp Med, 2021, 218 (9): e20210615.

［3］ MCCAFFREY E F, DONATO M, KEREN L, et al. The immunoregulatory landscape of human tuberculosis granulomas [J]. Nat Immunol, 2022, 23 (2): 318-329.

［4］ LETCHER B, HUNT M, IQBAL Z. Gramtools enables multiscale variation analysis with genome graphs [J]. Genome Biol, 2021, 22 (1): 259.

［5］ ASGARI S, MURRAY M B, MOODY D B, et al. Co-varying neighborhood analysis identifies cell populations associated with phenotypes of interest from single-cell transcriptomics [J]. Nat Biotechnol, 2022, 40 (3): 355-363.

［6］ POTTER E L, GIDEON H P, TKACHEV V, et al. Measurement of leukocyte trafficking kinetics in macaques by serial intravascular staining [J]. Sci Transl Med, 2021, 13 (576): eabb4582.

［7］ MA S, MORRISON R, HOBBS S J, et al. Transcriptional regulator-induced phenotype screen reveals drug potentiators in Mycobacterium tuberculosis [J]. Nat Microbiol, 2021, 6 (1): 1-7.

［8］ BLACK K A, DUAN L, MANDYOLI L, et al. Metabolic bifunctionality of Rv0812 couples folate and peptidoglycan biosynthesis in Mycobacterium tuberculosis [J]. J Exp Med, 2021, 218 (7): e20191957.

［9］ ANSO I, BASSO L G M, WANG L, et al. Molecular ruler mechanism and interfacial catalysis of the integral membrane acyltransferase PatA [J]. Sci Adv, 2021, 7 (42): eabj4565.

［10］ CAI X, LIU L, QIU C, et al. Identification and architecture of a putative secretion tube across mycobacterial outer envelope [J]. Sci Adv, 2021, 7 (34): eabg5656.

［11］ ANAND K, SHUKLA K, TRIPATHI A, et al. Mycobacterium tuberculosis SufR responds to nitric oxide via its 4Fe-4S cluster and regulates Fe-S cluster biogenesis for persistence in mice [J]. Redox Biol, 2021, 46: 102062.

［12］ ADEFISAYO O O, POERRE D, ASTHA N, et al. Division of labor between SOS and PafBC in mycobacterial DNA repair and mutagenesis [J]. Nucleic Acids Res, 2021, 49 (22): 12805-12819.

［13］ JIE Y, PASUNOOTI S, TSE W, et al. HflX is a GTPase that controls hypoxia-induced replication arrest in slow-growing mycobacteria [J]. Proc Natl Acad Sci U S A, 2021, 118 (12): e2006717118.

［14］ BORAH K, MENDUM T A, HAWKINS N D, et al. Metabolic fluxes for nutritional flexibility of Mycobacterium tuberculosis [J]. Mol Syst Biol, 2021, 17 (5): e10280.

[15] GOUZY A, HEALY C, BLACK K A, et al. Growth of *Mycobacterium tuberculosis* at acidic pH depends on lipid assimilation and is accompanied by reduced GAPDH activity [J]. Proc Natl Acad Sci U S A, 2021, 118 (32): e2024571118.

[16] SCHULLER M, BUTLER R E, ARIZA A, et al. Molecular basis for DarT ADP-ribosylation of a DNA base [J]. Nature, 2021, 596 (7873): 597-602.

[17] TAK U, DOKLAND T, NIEDERWEIS M. Pore-forming Esx proteins mediate toxin secretion by Mycobacterium tuberculosis [J]. Nat Commun, 2021, 12 (1): 394.

[18] BARTH V C, CHAUHAN U, ZENG J, et al. *Mycobacterium tuberculosis* VapC4 toxin engages small ORFs to initiate an integrated oxidative and copper stress response [J]. Proc Natl Acad Sci U S A, 2021, 118 (32): e2022136118.

[19] PAUELO D, TAK U, ZHANG L, et al. Toxin secretion and trafficking by Mycobacterium tuberculosis [J]. Nat Commun, 2021, 12 (1): 6592.

[20] SONG Y, GE X, CHEN Y, et al. *Mycobacterium bovis* induces mitophagy to suppress host xenophagy for its intracellular survival [J]. Autophagy, 2022, 18 (6): 1401-1415.

[21] GE P, LEI Z, YU Y, et al. *M. tuberculosis* PknG manipulates host autophagy flux to promote pathogen intracellular survival [J]. Autophagy, 2022, 18 (3): 576-594.

[22] WU Y, TIAN M, ZHANG Y, et al. Deletion of BCG_2432c from the Bacillus Calmette-Guérin vaccine enhances autophagy-mediated immunity against tuberculosis [J]. Allergy, 2022, 77 (2): 619-632.

[23] MUKHERJEE T, BHATT B, PRAKHAR P, et al. Epigenetic reader BRD4 supports mycobacterial pathogenesis by co-modulating host lipophagy and angiogenesis [J]. Autophagy, 2022, 18 (2): 391-408.

[24] KHAN M Z, SINGHA B, ALI M F, et al. Redox homeostasis in Mycobacterium tuberculosis is modulated by a novel actinomycete-specific transcription factor [J]. EMBO J, 2021, 40 (14): e106111.

[25] SAITO K, MISHRA S, WARRIER T, et al. Oxidative damage and delayed replication allow viable *Mycobacterium tuberculosis* to go undetected [J]. Sci Transl Med, 2021, 13 (621): eabg2612.

[26] BEITES T, JANSEN R S, WANG R, et al. Multiple acyl-CoA dehydrogenase deficiency kills Mycobacterium tuberculosis in vitro and during infection [J]. Nat Commun, 2021, 12 (1): 6593.

[27] MICHALLSKA K, JEDRZEJCZAK R, WOWER J, et al. Mycobacterium tuberculosis Phe-tRNA synthetase: structural insights into tRNA recognition and aminoacylation [J]. Nucleic Acids Res, 2021, 49 (9): 5351-5368.

[28] MELLOTT D M, TORRES D, KRIEGER I V, et al. Mechanism-based inactivation of *Mycobacterium tuberculosis* isocitrate lyase 1 by (2R, 3S)-2-hydroxy-3-(nitromethyl) succinic acid [J]. J Am Chem Soc, 2021, 143 (42): 17666-17676.

[29] CORREA-MACEDO W, FAVA V M, ORLOVA M, et al. Alveolar macrophages from persons living with HIV show impaired epigenetic response to Mycobacterium tuberculosis [J]. J Clin Invest, 2021, 131 (22): e148013.

[30] XU W, SNELL L M, GUO M, et al. Early innate and adaptive immune perturbations determine long-term severity of chronic virus and Mycobacterium tuberculosis coinfection [J]. Immunity, 2021, 54 (3): 526-541.

[31] LI Q, WANG J, ZHANG M, et al. Discovery of CD3$^+$ CD19$^+$ cells, a novel lymphocyte subset with a potential role in human immunodeficiency virus-Mycobacterium tuberculosis coinfection, using mass cytometry [J]. Clin Transl Med, 2021, 11 (12): e681.

[32] SHARMA V, MAKHDOOMI M, SINGH L, et al. Trehalose limits opportunistic mycobacterial survival

during HIV co-infection by reversing HIV-mediated autophagy block [J]. Autophagy, 2021, 17 (2): 476-495.

[33] YANG H, WANG F, GUO X, et al. Interception of host fatty acid metabolism by mycobacteria under hypoxia to suppress anti-TB immunity [J]. Cell Discov, 2021, 7 (1): 90.

[34] PALMA C, LA R C, GIGANTINO V, et al. Caloric restriction promotes immunometabolic reprogramming leading to protection from tuberculosis [J]. Cell Metab, 2021, 33 (2): 300-318.

[35] BRANDENGURG J, MARWITZ S, TAZOLL S C, et al. WNT6/ACC2-induced storage of triacylglycerols in macrophages is exploited by Mycobacterium tuberculosis [J]. J Clin Invest, 2021, 131 (16): e141833.

[36] SIMMONS J D, VAN P T, STEIN C M, et al. Monocyte metabolic transcriptional programs associate with resistance to tuberculin skin test/interferon-γ release assay conversion [J]. J Clin Invest, 2021, 131 (14): e140073.

[37] IQBAL I K, BAJELI S, SAHU S, et al. Hydrogen sulfide-induced GAPDH sulfhydration disrupts the CCAR2-SIRT1 interaction to initiate autophagy [J]. Autophagy, 2021, 17 (11): 3511-3529.

[38] CRONAN M R, HUGHES E J, BREWER W J, et al. A non-canonical type 2 immune response coordinates tuberculous granuloma formation and epithelialization [J]. Cell, 2021, 184 (7): 1757-1774.

[39] GERN B H, ADAMS K N, PLUMLEE C R, et al. TGFβ restricts expansion, survival, and function of T cells within the tuberculous granuloma [J]. Cell Host Microbe, 2021, 29 (4): 594-606.

[40] CROUSER E D, LOCKE L W, JULIAN M W, et al. Phagosome-regulated mTOR signalling during sarcoidosis granuloma biogenesis [J]. Eur Respir J, 2021, 57 (3): 2002695.

[41] BHATTACHARYA B, XIAO S, CHATTERJEE S, et al. The integrated stress response mediates necrosis in murine Mycobacterium tuberculosis granulomas [J]. J Clin Invest, 2021, 131 (3): e130319.

[42] REICHMANN M T, TEZERA L B, VALLEJO A F, et al. Integrated transcriptomic analysis of human tuberculosis granulomas and a biomimetic model identifies therapeutic targets [J]. J Clin Invest, 2021, 131 (15): e148136.

[43] ZHANG L, JIANG X, PFAU D, et al. Type Ⅰ interferon signaling mediates Mycobacterium tuberculosis-induced macrophage death [J]. J Exp Med, 2021, 218 (2): e20200887.

[44] STUTZ M D, ALLISON C C, OJAIMI S, et al. Macrophage and neutrophil death programs differentially confer resistance to tuberculosis [J]. Immunity, 2021, 54 (8): 1758-1771.

[45] MATA E, TARANCON R, GUERRERO C, et al. Pulmonary BCG induces lung-resident macrophage activation and confers long-term protection against tuberculosis [J]. Sci Immunol, 2021, 6 (63): eabc2934.

[46] STRAZAR M, MOURITS V P, KOEKEN V A C M, et al. The influence of the gut microbiome on BCG-induced trained immunity [J]. Genome Biol, 2021, 22 (1): 275.

[47] BOHRER A C, CASSTRO E, HU Z, et al. Eosinophils are part of the granulocyte response in tuberculosis and promote host resistance in mice [J]. J Exp Med, 2021, 218 (10): e20210469.

[48] OGONGO P, TEZERA L B, ARDAIN A, et al. Tissue-resident-like CD4+ T cells secreting IL-17 control Mycobacterium tuberculosis in the human lung [J]. J Clin Invest, 2021, 131 (10): e142014.

[49] POLLARA G, TURNER C T, ROSENHEIM J, et al. Exaggerated IL-17A activity in human in vivo recall responses discriminates active tuberculosis from latent infection and cured disease [J]. Sci Transl Med, 2021, 13 (592): eabg7673.

[50] WU Y, WU M, MING S, et al. TREM-2 promotes Th1 responses by interacting with the CD3ζ-ZAP70 complex following Mycobacterium tuberculosis infection [J]. J Clin Invest, 2021, 131 (17): e137407.

[51] KAUFFIMAN K D, SAKAI S, LORA N E, et al. PD-1 blockade exacerbates *Mycobacterium tuberculosis* infection in rhesus macaques [J]. Sci Immunol, 2021, 6 (55): eabf3861.

［52］ CHUANG Y M, HE L, PINN M L, et al. Albumin fusion with granulocyte-macrophage colony-stimulating factor acts as an immunotherapy against chronic tuberculosis [J]. Cell Mol Immunol, 2021, 18 (10): 2393-2401.

［53］ WIPPERMAN M F, BHATTARAI S K, VORKAS C K, et al. Gastrointestinal microbiota composition predicts peripheral inflammatory state during treatment of human tuberculosis [J]. Nat Commun, 2021, 12 (1): 1141.

［54］ BENET S, GALVES C, DROBNIEWSKI F, et al. Dissemination of *Mycobacterium tuberculosis* is associated to a *SIGLEC1* null variant that limits antigen exchange via trafficking extracellular vesicles [J]. J Extracell Vesicles, 2021, 10 (3): e12046.

［55］ WATSON A, LI H, MA B, et al. Human antibodies targeting a Mycobacterium transporter protein mediate protection against tuberculosis [J]. Nat Commun, 2021, 12 (1): 602.

［56］ ESAULOVA E, DAS S, SINGH D K, et al. The immune landscape in tuberculosis reveals populations linked to disease and latency [J]. Cell Host Microbe, 2021, 29 (2): 165-178.

［57］ ZHANG N, LUO X, HUANG J, et al. The landscape of different molecular modules in an immune micro-environment during tuberculosis infection [J]. Brief Bioinform, 2021, 22 (5): bbab071.

［58］ MONTGOMERY M G, PETRI J, SPIKES T E, et al. Structure of the ATP synthase from *Mycobacterium smegmatis* provides targets for treating tuberculosis [J]. Proc Natl Acad Sci U S A, 2021, 118 (47): e2111899118.

［59］ GUO H, COURBON G M, BUELER S A, et al. Structure of mycobacterial ATP synthase bound to the tuberculosis drug bedaquiline [J]. Nature, 2021, 589 (7840): 143-147.

［60］ LLILIC M, DARST S A, CAMPBELL E A. Structural basis of transcriptional activation by the Mycobacterium tuberculosis intrinsic antibiotic-resistance transcription factor WhiB7 [J]. Mol Cell, 2021, 81 (14): 2875-2886.

［61］ WAN T, HOROVA M, BELTRAN D G, et al. Structural insights into the functional divergence of WhiB-like proteins in Mycobacterium tuberculosis [J]. Mol Cell, 2021, 81 (14): 2887-2900.

［62］ SAFARIAN S, OPEL-READING H K, WU D, et al. The cryo-EM structure of the bd oxidase from M. tuberculosis reveals a unique structural framework and enables rational drug design to combat TB [J]. Nat Commun, 2021, 12 (1): 5236.

［63］ SAVKOVA K, HUSAR S, BARATH P, et al. An ABC transporter Wzm-Wzt catalyzes translocation of lipid-linked galactan across the plasma membrane in mycobacteria [J]. Proc Natl Acad Sci U S A, 2021, 118 (17): e2023663118.

［64］ MARANDO V M, KIM D E, CALABRETTA P J, et al. Biosynthetic glycan labeling [J]. J Am Chem Soc, 2021, 143 (40): 16337-16342.

［65］ MENDES V, GREEN S R, EVANS J C, et al. Inhibiting Mycobacterium tuberculosis CoaBC by targeting an allosteric site [J]. Nat Commun, 2021, 12 (1): 143.

［66］ ARAGAW W W, LEE B M, YANG X, et al. Potency boost of a *Mycobacterium tuberculosis* dihydrofolate reductase inhibitor by multienzyme $F_{420}H_2$-dependent reduction [J]. Proc Natl Acad Sci U S A, 2021, 118 (25): e2025172118.

［67］ LEE B S, HARDS K, ENGELHART C A, et al. Dual inhibition of the terminal oxidases eradicates antibiotic-tolerant Mycobacterium tuberculosis [J]. EMBO Mol Med. 2021, 13 (1): e13207.

［68］ LI L, KOIRALA B, HERNANDEZ Y, et al. Identification of structurally diverse menaquinone-binding antibiotics with in vivo activity against multidrug-resistant pathogens [J]. Nat Microbiol, 2022, 7 (1): 120-131.

［69］ JIANG Y, LI Y, LIU C, et al. Isonicotinylation is a histone mark induced by the anti-tuberculosis first-line drug isoniazid [J]. Nat Commun, 2021, 12 (1): 5548.

［70］ SANTUCCI P, GREENWOOD D J, FEARNS A, et al. Intracellular localisation of Mycobacterium tuberculosis affects efficacy of the antibiotic pyrazinamide [J]. Nat Commun, 2021, 12 (1): 3816.

［71］ FENG L, MUNDY J E A, STEVENSON C E M, et al. The pentapeptide-repeat protein, MfpA, interacts with mycobacterial DNA gyrase as a DNA T-segment mimic [J]. Proc Natl Acad Sci U S A, 2021, 118 (11): e2016705118.

［72］ CHAKRAVORTY P, BAJELI S, KAUSHAL D, et al. Biofilm formation in the lung contributes to virulence and drug tolerance of Mycobacterium tuberculosis [J]. Nat Commun, 2021, 12 (1): 1606.

［73］ SIMONSON A W, MONGIA A S, ARONSON M R, et al. Pathogen-specific antimicrobials engineered de novo through membrane-protein biomimicry [J]. Nat Biomed Eng, 2021, 5 (5): 467-480.

［74］ LIM J, LEE J J, LEE S K, et al. Phosphoenolpyruvate depletion mediates both growth arrest and drug tolerance of *Mycobacterium tuberculosis* in hypoxia [J]. Proc Natl Acad Sci U S A, 2021, 118 (35): e2105800118.

［75］ SIMONSON A W, UMSTEAD T M, LAWANPRASERT A, et al. Extracellular matrix-inspired inhalable aerogels for rapid clearance of pulmonary tuberculosis [J]. Biomaterials, 2021, 273: 120848.

［76］ LARKINS-FORD J, GREENSTEIN T, VAN N, et al. Systematic measurement of combination-drug landscapes to predict in vivo treatment outcomes for tuberculosis [J]. Cell Syst, 2021, 12 (11): 1046-1063.

［77］ WALTER N D, BORN S E M, ROBERTSON G T, et al. Mycobacterium tuberculosis precursor rRNA as a measure of treatment-shortening activity of drugs and regimens [J]. Nat Commun, 2021, 12 (1): 2899.

［78］ MORENO-MOLINA M, SHUBLADZE N, KHURTSILAVA I, et al. Genomic analyses of Mycobacterium tuberculosis from human lung resections reveal a high frequency of polyclonal infections [J]. Nat Commun, 2021, 12 (1): 2716.

［79］ ALLEN A C, MALAGA W, GAUDIN C, et al. Parallel in vivo experimental evolution reveals that increased stress resistance was key for the emergence of persistent tuberculosis bacilli [J]. Nat Microbiol, 2021, 6 (8): 1082-1093.

［80］ GATT Y E, MARGALIT H. Common adaptive strategies underlie within-host evolution of bacterial pathogens [J]. Mol Biol Evol, 2021, 38 (3): 1101-1121.

［81］ FRESCHI L, VARGAS R J, HUSAIN A, et al. Population structure, biogeography and transmissibility of Mycobacterium tuberculosis [J]. Nat Commun, 2021, 12 (1): 6099.

［82］ NATHAN A, BEYNOR J I, BAGLAENKO Y, et al. Multimodally profiling memory T cells from a tuberculosis cohort identifies cell state associations with demographics, environment and disease [J]. Nat Immunol, 2021, 22 (6): 781-793.

诊断篇

　　结核病诊断技术日新月异。病原学诊断技术的发展趋势是不断提高检测的灵敏度,提升技术的自动化水平,使检测更准确、更加具有实用性。除此之外,发展不依赖痰标本的检测技术,是 WHO 推荐的技术研发重点,在血液中鉴定具有诊断结核病价值的新型分子标志物是重要的研究方向。技术的进步,扩大了结核病实验室诊断的范畴,除了结核病诊断、耐药结核病诊断之外,一些伴随诊断技术也陆续被研发,目标是提高结核病患者的管理水平,提升治愈率,减少不良反应的发生。近两年,在结核病相关的诊断领域涌现出了多项新技术,这些技术处于研发链条的不同阶段,从新型标志物的发现,到检测技术的初步评估,以及已上市技术的较大规模的临床评估,这些研究给读者带来不同的期待,必将促进结核病诊断水平的不断提高。

第一章 结核病新型诊断标志物的相关研究

结核病诊断是结核病预防、治疗和传播控制的前提和关键环节。尽管随着分子生物学和材料科学技术的日新月异,近十多年已有很多新的分子诊断技术应用于结核病的诊断,但菌阴结核病的诊断依然是临床实践中的一大难题。显然,除了痰涂片和培养以及近些年来兴起的分子检测技术之外,还需要开发新的诊断方法,以解决未能获得病原学依据的菌阴结核病诊断问题。而新型诊断标志物的鉴定和评估验证就是新诊断方法建立的基础。

第一节 宿主全血转录组生物标志物的
大样本临床评估研究

自 2014 年 WHO 关于新的活动性结核病诊断试验的共识文件发表以来,已经有一些具有诊断应用潜力的宿主全血转录组生物标志物陆续被研究报道,但仍需要在不同的临床应用场景中对上述生物标志物进行证据等级更高的临床研究。本节共筛选到 3 项临床研究分别发表于《柳叶刀》子刊和《美国呼吸与重症监护医学杂志》等权威杂志,这 3 项研究分别在社区 HIV 感染人群、低发病率地区的临床常规实践和结核病预防性治疗人群等不同场景,对宿主血液转录组生物标志物进行大样本的临床评估,为这些宿主全血转录组生物标志物是否可能应用于不同类型结核病的诊断及预后评估提供了更多的数据参考。

一、评估宿主血液转录组生物标志物在 HIV 感染人群中诊断肺结核的性能:一项前瞻性诊断和预后准确性研究

基于血液的快速分诊测试,可以在护理点对结核病进行有针对性的筛查,以帮助及早发现疑似结核病患者,缩短结核病治疗时间并降低病死率。在过去十年中,出现了几种宿主血液转录组生物标志物,它们具有诊断结核病和预测进展结核病的潜力。目前,在 HIV 感染者中进行宿主血液转录组生物标志物的鉴定或验证的研究共有 17 项,其中 16 项研究采用了横断面或病例对照设计,但尚未在未经选择的流动性 HIV 感染者队列中,对这些血液转录组标志物进行前瞻性评估。2021 年 6 月,南非开普敦大学的 Simon C Mendelsohn 及其同事联合美国华盛顿弗雷德·哈钦森癌症研究中心、英国的伦敦卫生和热带医学学院的团队,在 *Lancet Glob Health* 杂志上发表一项前瞻性的大队列研究,探讨宿主血液转录组特征 RISK11 在社区筛查或预测 HIV 感染者进展为结核病方面的诊断或预测性能。

(1)目的:评估宿主血液转录组特征(RISK11)在社区 HIV 感染者中诊断结核病和预测 HIV 感染者进展为活动性肺结核(预后)方面的性能。

(2)方法:本研究为前瞻性诊断和预后准确性研究。招募了来自南非 5 个社区的 HIV 感染者(18~59 岁)。排除在过去 3 年内有结核病史或家庭接触过耐多药结核病、合并结核病相关危险因素或其他会干扰研究分析的个体。通过实时荧光定量 PCR 检测基线 RISK11 状态;参与者和研究人员对结果均不知情。参与者在基线时提供自发咳出的痰样本,如果在 15 个月的随访期间出现症状,主动进行结核病的病原学检查。共同主要结果是结核病患病率和累积发病率,在任何 30 天内收集的至少 2 个痰液样本,通过 Xpert MTB/RIF、Xpert Ultra 或 MGIT960 快速培养阳性证实。

(3)结果:2017 年 3 月 22 日至 2018 年 5 月 15 日期间,共 963 名参与者接受了资格评估,861 人符合入组标准。在具有有效 RISK11 结果的 820 名参与者中,8 名(1%)在基线时确诊为结核病,分别是在 285 名 RISK11 阳性参与者中有 7 名(2.5%,95% *CI*:1.2%~5.0%)和 535 名 RISK11 阴性参与者中有 1 名(0.2%,95% *CI*:0.0%~1.1%)。RISK11 阳性参与者中罹患结核病的相对危险度(*RR*)是 RISK11 阴性参与者的 13.1 倍(95% *CI*:2.1~81.6)。在预定义的分数阈值(60%)下,RISK11 在确诊结核病的受试者工作特征曲线下的面积(AUC)为 88.2%(95% *CI*:77.6%~96.7%),敏感性为 87.5%(95% *CI*:58.3%~100.0%),特异性为 65.8%(95% *CI*:62.5%~69.0%)。在具有 RISK11 结果的患者中,8 人在 15 个月的随访期间发生了主要终点事件——结核病。RISK11 阳性组的结核病发病率为 2.5/100 人年(95% *CI*:0.7/100 人年~4.4/100 人年),而 RISK11 阴性组的结核病发病率为 0.2/100 人年(95% *CI*:0.0/100 人年~0.5/100 人年)。RISK11 阳性组发生结核病的概率高于 RISK11 阴性组(累积发病率 16.0[95% *CI*:2.0~129.5])。在 60% 的阈值预测结核病发生时,RISK11 的预后 AUC 为 80.0%(95% *CI*:70.6%~86.9%),敏感性为 88.6%(95% *CI*:43.5%~98.7%),特异性为 68.9%(95% *CI*:65.3%~72.3%)。

(4)结论:宿主血液转录标志物 RISK11 可以诊断 HIV 感染者是否同时感染肺结核,并可预测 HIV 感染者在 15 个月内进展为新发结核病的风险。RISK11 的性能接近但未达到 WHO 用于诊断结核病的分类测试(敏感性 90% 和特异性 70%)或用于预测进展为活动性肺结核的早期结核病测试(敏感性 75% 和特异性 75%)的目标产品标准。宿主血液转录标志物有望用于社区 HIV 感染者的结核病筛查,以指导针对性的结核病确诊检测、加强结核病感染者的监测和预防性治疗。这项研究支持将宿主血液转录组特征进一步开发成即时检测设备,用于社区 HIV 感染者的结核病筛查。

二、血液转录组特征诊断结核病的临床实践研究:一项前瞻性、多中心队列研究

用于结核病诊断的血液转录组特征已在病例对照研究中显示出潜在的应用前景,但尚未在临床疑似结核病的成年人群中进行前瞻性研究,包括在肺外结核病和临床上与结核病

相似疾病的鉴别诊断的验证。2021年1月,英国的 Long T Hoang 及其同事在 *Lancet Infect Dis* 杂志上发表一项前瞻性的大队列研究,在临床常规实践中招募所有类型的疑似结核病患者,对血液转录组特征诊断结核病的性能进行全面评估。这也是目前评估该技术的最大的结核病诊断队列,研究结果更为可靠,有可能推广到其他低发病率国家或地区。

(1)目的:在大规模、多中心的临床常规实践的疑似结核病患者队列中,前瞻性评估宿主血液转录组特征诊断结核病的准确性。

(2)方法:结核病诊断新技术评估验证(VANTDET)研究嵌套在英格兰二级保健的前瞻性、多中心队列研究(IDEA 11/H0722/8)中。在英格兰的10家国家卫生服务医院招募受试者,如果临床常规住院和门诊中怀疑患有结核病(年龄≥16岁)同意进行基因分析,则将其纳入 VANTDET。对患者采集全血进行微阵列分析以测定转录组特征的丰度,并进行6~12个月的随访,以根据预定义的诊断阈值确定最终诊断。通过计算受试者工作特征曲线下面积(ROC-AUC)、敏感性和特异性,评估来自队列的6个转录组特征和3个先前发表的具有潜在高诊断性能的转录组特征的诊断准确性。

(3)结果:在2011年11月25日至2013年12月31日期间,共有1 162名志愿者参加了研究。628名参与者(年龄≥16岁)被纳入分析,其中212名(34%)为培养确诊的结核病患者,89名(14%)为高度可能的结核病患者,327名(52%)排除结核病。在诊断活动性结核病上,具有最高性能的新转录组特征的 ROC-AUC 为0.87(95% *CI*:0.81~0.92),敏感性为77%(95% *CI*:66%~87%),特异性为84%(95% *CI*:74%~91%)。已发表转录组特征中表现最好的 ROC-AUC 为0.83(95% *CI*:0.80~0.86),敏感性为78%(95% *CI*:73%~83%),特异性为76%(95% *CI*:70%~80%)。在检测高度可能的结核病,最佳的新转录标志物的上述检测值分别为0.86(95% *CI*:0.71~0.95)、77%(95% *CI*:56%~94%)和77%(95% *CI*:57%~95%)。相关队列衍生或先前发表的转录组特征均未达到 WHO 定义的非痰诊断测试的敏感性和特异性目标。

(4)结论:在低发病率环境的临床常规实践代表性队列中,转录组特征对于结核病的诊断没有足够的准确性,特别在高度可能的结核病患者中,距目标产品性能标准较远,表明血液转录组特征诊断疑似结核病的临床应用价值有限。

三、血液转录组特征在结核病中的纵向动力学研究

活动性结核病(ATB)病例发现的改进策略需要敏感的、基于非痰的筛查测试,以识别未确诊 ATB 或疾病进展高风险个体。已开发出多种宿主血液基因表达(转录组)特征,这些特征在病例对照研究中显示出诊断和/或预后的潜在性能。然而,这些转录组特征在纵向研究中的表现以及结核病预防性治疗和 HIV 或呼吸道病原体合并感染对转录组特征的影响尚未得到系统研究。2021年12月,南非开普敦大学的 Humphrey Mulenga 及其同事等在 *Am J Respir Crit Care Med* 杂志发表一项研究,对血液转录组结核病特征在纵向研究中的表现以及结核病预防治疗、HIV 或呼吸道病原体合并感染对转录组特征的影响进行系统研究。

(1)目的:在未感染 HIV 和感染 HIV 的 TB 患者中评估11基因血液转录组特征(RISK11)的纵向动力学,以及结核病预防治疗(TPT)和呼吸道病原体感染对 RISK11 特征评分的影响。

(2)方法：通过在未感染 HIV 的成年人中进行的 RISK11 指导的 TPT 纵向研究、合并呼吸道病原体感染队列的横断面研究或 HIV 感染者(PLHIV)的纵向研究，对 RISK11 特征进行测量。未感染 HIV 的 RISK11 阳性参与者被随机分配到 TPT 或无 TPT；RISK11 阴性参与者没有进行 TPT。PLHIV 接受了标准的抗 HIV 治疗和 TPT。在呼吸道病原体感染生物队列的横断面研究中，通过实时荧光定量 PCR 对鼻咽和口咽拭子中的病毒和细菌进行定量。

(3)结果：在 128 名有纵向样本的 HIV 阴性参与者中，大多数 RISK11 阳性状态都是短暂的；超过 70% 的 RISK11 阳性参与者在 3 个月后恢复到 RISK11 阴性，与是否进行 TPT 无关。相较而言，这种转变在合并 HIV 感染者中不太常见，645 名合并 HIV 感染者中仅有 42.1% 从 RISK11 阳性转为阴性。在 1 000 名呼吸道微生物队列参与者中，分别有 7.2% 和 38.9% 的参与者检测到 HIV 之外的病毒和非结核性细菌微生物，在这些参与者中，有 3.8% 患有结核病。仅感染病毒微生物(46.7%)、感染病毒和细菌微生物(42.8%)或 TB(85.7%)参与者的中位 RISK11 评分(%)要显著高于除 TB 以外的细菌微生物感染的参与者(13.4%)或无微生物感染的参与者(14.2%)。RISK11 无法区分结核病和病毒感染。

(4)结论：来自人类队列研究的证据发现，无论是在接受结核病预防治疗的个体中还是在未经预防性治疗的个体中，血液转录组特征的 RISK11 阳性状态出乎意料地短暂，通过呼吸道采样检测到病毒或 HIV 感染的个体的 RISK11 特征评分升高，这突出表明病毒感染是 TB 转录组特征的重要混杂因素，将这些生物标志物作为结核病控制的新工具有一定的实施挑战性。

[专家点评]

　　全球结核病控制计划的核心之一是对结核潜伏感染者进行早期抗菌治疗，以防止其发展为结核病。这种方法有望减少感染个体进一步进展为结核病的风险，从而减少 *M. tb* 继续传播的风险。它还具有使用更少药物进行更短时间治疗的优势，并降低了抗生素耐药发生的风险。结核病诊断的"金标准"是通过显微镜、培养、PCR 或临床样本中的抗原检测对 *M. tb* 感染进行病原学诊断，但所有这些方法的检测敏感性都与细菌负荷成正比。我们面临的挑战是如何在检测到病原体之前确定哪些人最有可能从抗生素治疗中受益。其中，预测结核潜伏感染者中哪些人会发展为活动性结核病是一个非常重要的研究课题，特别是与能够通过结核病预防治疗(TPT)以预防结核病发生的问题相结合。传统上，结核菌素皮肤试验和 γ 干扰素释放试验用于识别结核潜伏感染人群，但它们不能很好地预测活动性结核病发生的风险。组学技术的发展为寻找新的结核病生物标志物提供了更为广阔的平台。其中，实时定量检测宿主单一或组合的 mRNA 分子的转录组特征获得了极大的关注——有至少一组候选标志物已被开发成 PCR 检测试剂盒。

　　2021 年，Simon C Mendelsohn 及其同事通过评估 11 基因转录组特征(RISK11)在南非 HIV 感染者诊断结核病的准确性和预后能力，为该领域做出了重要贡献。该研究使用了观察性队列研究设计，克服了病例对照研究中可能存在的偏倚。此外，他们使用实时荧光定量 PCR 技术具有预定义的测试阈值，可用于临床诊断测试的开发。他们重点关注代表了早期结核病检测和预防工作的重要目标群体——HIV 感染者，并且纳入了 820 名具有有效

RISK11 结果的个体,但仅有 8 名在基线确诊结核病和 8 个个体发生了主要结局事件——结核病。作者发现 RISK11 的性能接近(但未达到)WHO 用于筛查和预后测试的目标产品标准,但终点事件的低发生率导致性能指标中的置信区间较宽。同年,Long T Hoang 及其同事在 *Lancet Infect Dis* 杂志发表的研究在疑似活动性结核病的患者中使用微阵列对 6 种新的和 3 种以前发表的转录组特征进行了评估。发现没有一组转录组特征符合 WHO 对新的非痰诊断测试的最低要求,其中表现最好的转录组特征,包括 13 个转录本,诊断敏感性为 77%(95% *CI*:66%~87%),特异性为 84%(95% *CI*:74%~91%)。他们的研究结果不支持在低发病率环境中将转录组特征用作结核病筛查工具。同年,Humphrey Mulenga 及其同事拓展了他们对 CORTIS 研究的分析,发现 73%~85% 的 HIV 阴性个体存在 RISK11 阳性特征,无论这些人是否接受结核病预防性治疗,都将在随访的 3~12 个月中恢复为 RISK11 阴性。在 HIV 感染的 RISK11 阳性个体中,在 3 个月的随访中,未发现异烟肼预防性治疗对 RISK11 恢复阴性有影响。有趣的是,HIV 感染者的 3 个月恢复率为 42%,明显低于 HIV 未感染者。在 HIV 感染受试者中,未进行抗逆转录病毒治疗与较高的 RISK11 阳性率相关。在随访中,未接受过抗逆转录病毒治疗的 RISK11 阳性个体转阴率较低,而 RISK11 阴性个体转阳率较高,表明 HIV 感染是 RISK11 评分升高的非特异性驱动因素。那么,HIV 阴性个体的 RISK11 评分高是否可以归因于其他机会性感染?对参与 CORTIS 研究(同时也接受了结核病调查)的 HIV 阴性个体的上呼吸道样本进行多重 PCR 检测结果显示,病毒感染而非细菌感染与 RISK11 评分升高有关。事实上,RISK11 评分未能将病毒感染与流行的结核病区分开来。

基于目前研究结果的发现,血液转录组学特征似乎没有解决应该为哪些结核潜伏感染人群提供 TPT 的问题,临床将继续依赖于临床评估和流行病学知识的使用以及 IFN-γ 释放水平的测定来进行判断。但从另一个角度来看,它增加了结核病诊断的风险评估等级,可以在一定程度上接近分诊测试所需的高灵敏度和高阴性预测值,以排除大多数有类似症状但不是结核病的患者,并且可以在不增加结核病诊断服务病例数的情况下对其进行管理。宿主血液转录组学特征要成为完美的结核病预测工具还需要更多的验证评估。

点评专家:黄海荣

第二节　其他类型诊断标志物的鉴定研究

除了宿主血液转录组特征的研究之外,还有 3 项生物标志物的高水平研究发表在 *Am J Respir Crit Care Med* 等权威杂志上,分别致力于开发基于 T 细胞激活、血液脂质代谢及外泌体非编码 RNA 的生物标志物,可能为结核病预防、诊断和治疗评价等环节提供更有效的监测指标。

一、抗原特异性 T 细胞激活区分近期和远期结核感染

对发展为活动性结核病高风险的结核潜伏感染(LTBI)者进行预防性治疗是减少全球

结核病负担的关键策略。目前的诊断测试可以区分结核病患者和 LTBI 者;然而,这些检测无法预判哪些无症状的 LTBI 者最有可能发展为结核病、能从预防性治疗中获益最多。目前的诊断测试未能识别出进展为结核病风险较高的个体(例如:近期感染 *M. tb* 的个体),优先考虑对其进行有针对性的预防性治疗。2021 年 6 月,南非开普敦大学的 Cheleka A M Mpande 及其同事在 *Am J Respir Crit Care Med* 杂志发表一项研究,该研究假设具有高危 LTBI 个体与近期 QuantiFERON-TB Gold(QFT)转化相关,与 QFT 持续阳性的个体进展为结核病的风险低相比,进展为 TB 疾病的个体在外周血中具有更高水平的 *M. tb* 特异性 T 细胞活化。

(1)目的:开发一种简化的检测方法,该检测方法可以对从 *M. tb* 感染到进展为结核病的整个过程进行分层,并通过适合临床转化和进一步大规模临床验证的治疗反应进行分层,以推断疾病发生风险。

(2)方法:使用 QuantiFERON-TB Gold 对南非青少年进行系列测试,以确定近期(QuantiFERON-TB 转化<6 个月)和持续性(QuantiFERON-TB 阳性>1 年)结核潜伏感染。将 ΔHLA-DR 中位荧光强度生物标志物定义为 IFN-γ 阳性 TNF 阳性的 *M. tb* 特异性 T 细胞和总 CD3 阳性 T 细胞的 HLA-DR 表达差异。通过对近期与持续感染或结核病的未接触试验队列进行盲法预测,以及对保持健康(非进展者)或进展为微生物学证实的结核病(进展者)的 LTBI 青少年进行非盲分析,来评估该生物标志物的性能。

(3)结果:在测试队列中,*M. tb* 特异性 T 细胞数量在 QuantiFERON-TB 阴性($n=25$)和 QuantiFERON-TB 阳性($n=47$)个体之间具有显著差异性(受试者工作特征曲线下面积为 0.94,95% *CI*:0.87~1.00)。ΔHLA-DR 可以明确区分近期 QuantiFERON-TB 阳性($n=20$)和 持 续 QuantiFERON-TB 阳 性($n=22$)(0.91,95% *CI*:0.83~1.00);持 续 QuantiFERON-TB 阳性和新诊断的肺结核($n=19$,0.99,95% *CI*:0.96~1.00);结核病进展者($n=22$)和非进展者($n=34$,0.75,95% *CI*:0.63~0.87)。然而,ΔHLA-DR 的中位荧光强度无法区分近期 QuantiFERON-TB 阳性的 LTBI 和肺结核(0.67,95% *CI*:0.50~0.84)。

(4)结论:研究提出了新的证据,表明来自近期感染 *M. tb* 的健康个体和进展为活动性结核病的个体的 *M. tb* 特异性 T 细胞被高度激活,但来自远期 *M. tb* 感染和非进展为结核病个体的 *M. tb* 特异性 T 细胞并未被激活。ΔHLA-DR 生物标志物可以识别近期发生 QuantiFERON-TB 转化的个体和疾病进展的个体,以确定需要进一步临床筛查和微生物学检测的个体,从而为结核病高危人群提供有针对性的预防性治疗,并指导整个结核病治疗过程的管理。但有必要在各种环境和高危人群中,对这种新型免疫生物标志物进行进一步的大规模验证研究。

二、非复杂性肺结核患者脂质代谢物可能成为新型抗结核疗效评价的生物标志物

由于痰涂片特异性低,目前结核病的治愈仅根据临床症状、影像学(CT)和药物疗程进行判断。对于确诊肺结核患者,常规治疗将持续至少 6 个月,整个治疗过程中需进行多次 CT 检查。然而,影像学证据是非特异性的,许多肺部病理变化可以在 CT 上反映出来。目前,缺乏用于评估结核病治疗效果的实验室标准,因此需要研究生物标志物以准确评估结核

病的治疗效果。鉴于宿主脂质是 *M. tb* 的重要能量来源,很有可能成为结核病诊断的标志物。2021 年 1 月,浙江大学医学院 Jia Xi Chen 及其同事在 *Signal Transduction and Targeted Therapy* 杂志发表了一项研究,对结核病患者进行血浆脂质谱分析,发现某些血浆脂质代谢物的含量可以预判结核病治疗效果。

(1)目的:研究结核病患者接受抗结核治疗后血浆脂质代谢的变化,筛选评价结核病患者疗效的生物标志物,揭示结核病治疗的潜在脂质代谢靶点。

(2)方法:研究收集了 30 例初治肺结核患者(TB0 组,治疗前)、30 例经过 2 个月强化期治疗的肺结核患者(TB2 组)、30 例经过 6 个月强化期 + 巩固期治疗后治愈的肺结核患者(TB6 组)的血浆样本,同时收集了 30 名健康人血浆样本作为对照(HC 组)。采用基于脂质代谢的 UPLC-MS/MS 监测结核病患者从初诊到治愈的血浆脂质谱。

(3)结果:监测结果表明结核病患者血浆的磷脂、甘油酯和鞘脂代谢异常。治疗后肺结核患者血浆中神经酰胺(Cer)(d18:1/24:0)、CerP(d18:1/20:3)、溶血磷脂酰乙醇胺(LPE)(0:0/22:0)、溶血磷脂酸(LPA)(0:0/16:0)和 LPA(0:0/18:0)的含量由异常逐渐恢复正常,表明干预脂质代谢可以阻断能量代谢,抑制 *M. tb* 的细胞壁合成。此外,Cer 水平的增加可以促进自噬体 - 溶酶体融合。LPA(0:0/16:0)和 LPA(0:0/18:0)在 TB 早期诊断(敏感性和特异性均为 100%)和疗效评价(敏感性和特异性均为 100%)方面具有很大潜力。

(4)结论:血浆脂质代谢物 LPA(0:0/16:0)和 LPA(0:0/18:0)可作为结核病早期诊断和疗效评价的潜在生物标志物。同时,本研究结果为抗结核药物的研发提供了 4 个思路:①干扰 *M. tb* 磷脂酶的表达,抑制宿主对甘油磷脂的摄取,阻止 *M. tb* 细菌壁上脂质的合成,均可导致细菌死亡;②干扰 *M. tb* 脂肪酶的表达,抑制甘油三酯的分解代谢,阻断 *M. tb* 生存和繁殖的能量来源,获得"饥饿菌";③将神经酰胺靶向递送至感染 *M. tb* 的巨噬细胞,激活自噬体 - 溶酶体融合,增强其吞噬作用;④阻断甘油磷脂代谢物 LPA 的来源,阻止转录因子 PPAR-γ 活化,抑制脂滴在泡沫状巨噬细胞中的积累。

三、分枝杆菌感染的外泌体 ncRNA 分析将 miRNA-185-5p 鉴定为结核病的新生物标志物

基于血液的检测技术适用于开发无创的及时检测技术,一直备受医疗卫生工作者的关注。一般来说,血液中外泌体生物分子的数量相对较少,不易被检测。与蛋白质和脂质等成分相比,外泌体非编码 RNA(ncRNA)可以通过 qRT-PCR 进行扩增检测,更多的外泌体 ncRNA 临床应用得到了探索。此外,由于被外泌体包裹着,该类 ncRNA 可以免受 RNA 酶的降解,成为疾病生物标志物检测的稳定 RNA 的来源。它们在外泌体中的富集和稳定存在可能成为无创体液检测的重要靶标。因此,外泌体中的 ncRNA 是适用且有前景的疾病生物标志物。2021 年 11 月,上海交通大学 Aman Chandra Kaushik 及其同事在 *Briefings in Bioinformatics* 杂志发表了一项关于分枝杆菌感染外泌体的 ncRNA 分析研究。

(1)目的:外泌体作为细胞间通信的载体,在结核病研究中越来越受到重视。本研究旨在探讨结核病发病过程中外泌体 ncRNA 的表达模式和调控作用,并寻找潜在的结核病功能生物标志物。

（2）方法：为了检测 circRNA 和 miRNA 的表达模式和在结核病中潜在的生物学功能，对来自分别被 *M. tb* H37Ra、牛分枝杆菌 BCG 和对照肺炎链球菌感染的 THP-1 来源巨噬细胞和未感染的正常巨噬细胞的外泌体 ncRNA 进行了平行测序。此外，用感染的 THP-1 来源巨噬细胞进行差异 miRNA 的验证，用来自外周血单核细胞和临床血浆样本的单核细胞对差异表达的 miR-185-5p 进行进一步验证。

（3）结果：识别出许多与结核感染相关的外泌体 circRNA 和 miRNA。通路富集分析说明 ncRNA 表达改变的主要影响。创建了 miRNA-mRNA 和 circRNA-miRNA 网络，并有望揭示它们的相互关系。此外，评估了基于 Exo-BCG、Exo-Ra 和 Exo-Control 的显著差异表达的 miRNA，并分析了潜在的靶 miRNA 和功能。最终，鉴定到 miR-185-5p 作为潜在生物标志物有希望用于结核病诊断。

（4）结论：本研究结果展示了分枝杆菌感染中外泌体衍生的 ncRNA 表达谱，并建立了 circRNA-miRNA-mRNA 调控网络。分析了差异表达的 miRNA，筛选到 miR185-5p，并确认它是具有开发前景的结核病诊断功能性生物标志物。本研究成果将为筛选和鉴定用于结核病诊断、预防和治疗的新型功能性生物标志物提供线索和支持。

［专家点评］

如何鉴别具有活动性结核病进展风险的 LTBI 人群？对 LTBI 人群进行精准性的结核病预防治疗（TPT）是一项非常重要的研究课题，也受到越来越多的关注。2021 年，Cheleka A M Mpande 及其同事在 *Am J Respir Crit Care Med* 杂志发表一项研究，通过测量 *M. tb* 特异性 T 细胞频率及其激活水平，开发了一种简单的生物标志物 ΔHLA-DR MFI，可以区分 QFT 阴性（可能的未感染）个体和 QFT 阳性（可能的感染）个体，并且在后者中，可以区分近期 QFT 转换、疾病进展或活动性 TB 和持续 QFT 阳性（无进展者）。与目前的结核病免疫诊断技术（TST 和 IGRA）相比，这是一个重大进步，后者无法区分结核病感染的不同阶段，也无法识别有疾病进展风险的个体。因为近期 QFT 转换和疾病进展高风险的个体将从精准性的 TPT 中受益，该生物标志物为识别具有进展为 TB 风险的 LTBI 人群提供了可能性。这在高发病率环境中尤为重要，因为在这样的环境中，大部分人口已经感染了 *M. tb*，识别具有结核病进展高风险的个体极具挑战性。未来有必要对 ΔHLA-DR MFI 生物标志物进行进一步的大规模验证。

如何准确评估结核病的治疗效果？目前，缺乏用于评估结核病治疗效果的实验室标准，因此需要研究开发新的生物标志物以准确评估结核病的治疗效果。宿主血浆中富含脂质，是 *M. tb* 生长繁殖的主要营养来源。*M. tb* 感染可诱导巨噬细胞中胆固醇酯和甘油酯的积累，导致泡沫状巨噬细胞和结核性肉芽肿的形成。*M. tb* 中甘油三酯的脂肪酸组成与宿主几乎相同。细菌可以利用自己的甘油三酯合酶和宿主的甘油三酯来制造脂滴。此外，*M. tb* 优先迁移到宿主泡沫巨噬细胞中的脂滴中，并吞噬脂滴作为长期营养的来源。抗结核药物对宿主脂质代谢的影响至今未见报道。Jia X Chen 及其同事在 *Signal Transduction and Targeted Therapy* 杂志发表的研究分析了结核病患者抗结核治疗后宿主血脂的变化，发现溶血磷脂酸 LPA（0：0/16：0）和 LPA（0：0/18：0）在 TB 早期诊断和疗效评价方面都有较大潜力。

外泌体作为细胞间通信的载体,在结核病研究中越来越受到重视。Aman Chandra Kaushik 等人在 *Briefings in Bioinformatics* 杂志发表了一项关于分枝杆菌感染外泌体的 ncRNA 分析研究,通过检测结核病发病过程中外泌体 ncRNA 的表达模式,并阐明其调控作用,同时寻找潜在的结核病功能生物标志物,为筛选和鉴定用于结核病诊断、预防和治疗的新型功能性生物标志物提供线索和支持。

点评专家:黄海荣

第二章 结核病新诊断技术的相关研究

结核病的早期快速诊断可提高治愈率、降低死亡率,但细菌学检测报告结果时间较长,有些分子诊断技术设备和试剂均较昂贵,而且分子诊断技术大多不能区分活菌与死菌,限制了其应用范围。近年来国内外开发了多种结核病新诊断技术,有些技术仍处于实验室研发阶段,有些技术已进入临床评估阶段。

第一节 新诊断技术的研发

结核病诊断能力不足往往是限制结核病防控成功的瓶颈,尤其是在资源匮乏地区。理想的诊断方法应快速、廉价、自动化,且需要更少的临床资源。2021 年,1 项研究发表于 *ACS Cent Sci*,开发了一种化学发光蛋白酶探针法,可快速、灵敏和廉价检测活的 *M. tb*;另外 1 项研究发表于 *Lab Chip*,开发了一种使用实验室现有设备的快速准确诊断 *M. tb* 的微流控方法。这些新技术可提高结核病诊断的自动化和简便化水平。

一、化学发光蛋白酶探针法快速、灵敏和廉价检测活的结核分枝杆菌

延迟诊断可导致结核病延迟治疗,影响患者预后。因此,增强结核病诊疗能力是实现消除结核病的关键策略。资源匮乏地区仍缺乏快速、简便、准确的结核病诊断技术。2021 年 5 月,美国斯坦福大学医学院的 Babin B M 及其同事,在 *ACS Cent Sci* 杂志上发表一项关于化学发光蛋白酶探针快速、灵敏、廉价检测活的 *M. tb* 的方法,为结核病诊断提供了新的诊断技术。

(1)目的:以 *M. tb* 的水解酶 1(Hip1 或 CaeA,*Rv2224c*)为靶标,设计一种快速、自发光、廉价的检测方法(FLASH),可检测活的 *M. tb*,并可用于检测 *M. tb* 的药物敏感性。

(2)方法:首先设计 *M. tb* Hip1 酶的化学发光底物探针,成功构建 FLASH 后,评估 FLASH 检测 *M. tb* 的检出限和特异性,以确定 FLASH 区分活菌与死菌的能力。

(3)结果

1)设计 *M. tb* Hip1 酶的化学发光底物探针:为了设计一种经 Hip1 酶切割后可发光的探

针,研究者重组了一种特异的 Hip1 四肽底物,该底物由一个对氨基苯甲醇自消除连接器和一个苯氧基二异戊烷发光体组成。活的 *M. tb* 可分泌有活性的 Hip1 酶,底物经 Hip1 切割后释放活化的苯氧基二异戊烷发光体,高灵敏的光度计可检测发射光,并随时间累积给出总发光信号。FLASH 探针可灵敏、定量地测定 Hip1 酶活性。

2)FLASH 可定量检测 *M. tb*:为了确定 FLASH 是否可以检测到活的 *M. tb*,研究者将探针加入含 *M. tb* 的培养基或痰标本中,测定样品的发光值。研究中用了 2 株 *M. tb*,1 株为强毒株 H37Rv,1 株为弱毒株 mc²6020。在培养基中 FLASH 测定 *M. tb* H37Rv 的检出限(limit of detection,LOD)为 23 000 个细菌,测定 mc²6020 的 LOD 为 4 000 个细菌;在痰标本中 FLASH 测定 mc²6020 的 LOD 为 15 000 个细菌。

3)FLASH 可特异检测 *M. tb*:非结核分枝杆菌(NTM)与 *M. tb* 的 Hip1 酶序列同源性达 65%,研究者测定了在含有高浓度(3×10^8CFU/ml、1.2×10^7CFU/ml)NTM,包括戈登分枝杆菌、胞内分枝杆菌、瘰疬分枝杆菌、鸟分枝杆菌、耻垢分枝杆菌的情况下,FLASH 的特异性。FLASH 测定高浓度 NTM 可检测到发光信号,该信号比背景强,但远低于 *M. tb* 产生的光信号。菌量降低 200 个滴度后(5×10^6CFU/ml、6×10^4CFU/ml),仅 *M. tb* 的培养物可产生显著高于背景的光信号。可见 FLASH 可特异检测 *M. tb*。

4)FLASH 可快速检测 *M. tb* 的药物敏感性:由于 FLASH 可区分活的与死的 *M. tb*,研究者又测定了在药物,如利福平,处理下 FLASH 的检测结果与表型药敏试验结果的一致性。*M. tb* 死亡后将不再分泌有活性的 Hip1 酶,因此在抗结核药物作用下,FLASH 可检测 *M. tb* 的生长抑制,从而区分耐药菌与敏感菌,耗时 5~6 天,较传统药敏试验方法大大缩短了报告时间。

(4)结论:FLASH 能区分活的与死的 *M. tb*,可增强资源有限地区结核病的诊断和耐药检测能力。

二、使用实验室现有设备的快速准确诊断结核分枝杆菌的微流控方法

结核病传统诊断技术由于灵敏度低、操作烦琐、报告时间长、对实验室生物安全要求高等缺点,不能完全满足临床需要。分子生物学诊断方法,如 Xpert,具有自动化、快速、灵敏的优点,但仪器设备较昂贵,限制了其推广使用。2021 年 4 月,德国弗莱堡大学的 Homann A R 及其同事在 *Lab Chip* 杂志上发表一项关于应用实验室常规仪器设备快速、准确诊断 *M. tb* 感染的微流控试剂盒的研究,以便资源匮乏地区实现结核病自动化检测。

(1)目的:开发一种不需要特殊设备且可快速准确诊断结核病的离心微流控方法。

(2)方法:该检测系统包括一个微流控试剂盒,1 个离心机和 1 个标准的 PCR 仪。微流控试剂盒中含有全部所需试剂,并可自动完成细菌收集、细菌裂解、核酸提取、PCR 扩增分析。该系统的工作流程首先从痰标本液化和灭活开始,然后液化的痰标本被转移至样品腔中,实验室的离心机帮助完成试剂盒中 *M. tb* DNA 的自动提取过程。

(3)结果

1)液体试剂的储存:微流控试剂盒中含有 4 个储存液体试剂的凹槽,试剂保存于铝涂层袋中可保证试剂在储存和运输中保持稳定。

2)液体试剂在试剂盒中转运:开关虹吸系统中预计理想状况下可吸出 1 515μl 废液,实际测试中平均吸出的废液量为(1 513 ± 32)μl。该结果提示微流控试剂盒中液体试剂通过滤膜、开关虹吸系统与模拟系统非常一致,可进一步进行功能验证。

3)微流控试剂盒性能评价:稀释的 BCG 分别加入 1ml *M. tb* 阴性的痰标本中(10 000、1 000、500、100、50、10 和 5CFU/ 标本),处理好的标本同时进行微流控试剂盒检测和手工检测,每个样本至少重复 5 次。结果显示在 5 个浓度为 10CFU/ml BCG DNA 标本中微流控试剂盒检测结果 5 个均为阳性,5 个浓度为 5CFU/ml BCG DNA 标本中微流控试剂盒检测结果 3 个为阳性,可见微流控试剂盒的 LOD 为 10CFU/ml。而手工检测的 LOD 也同样为 10CFU/ml。小样本临床评估结果显示,在 3 例非结核病患者中微流控试剂盒检测结果均为阴性;在 4 例涂片阳性的肺结核病患者中,3 例检测结果为阳性,1 例由于滤膜堵塞检测结果不确定。

(4)结论:新的离心微流控方法可以灵活、灵敏地诊断结核病,而不需要特殊设备,是采用实验室现有设备就可实现自动化结核病诊断的方法。

[专家点评]

即时诊断和快速药敏试验对实现终止结核病目标至关重要。提高结核病诊断技术的自动化、简便化,实现区分活菌和死菌的能力,一直是诸多学者不懈努力的方向。

2021 年 Babin B M 及其同事报告的以 *M. tb* 水解酶 1 为靶标的化学发光蛋白酶探针法(FLASH),可检测活的 *M. tb*,并可用于检测 *M. tb* 的药物敏感性。该方法简便,操作人员基本无须培训,不需要显微镜或其他特殊实验室设备。FLASH 可特异性诊断 *M. tb*,不受痰标本中其他微生物的影响,因此可省略痰标本的去污染过程。FLASH 还可检测休眠菌,进一步提高检测活菌的灵敏度。由于 FLASH 具有区分活菌与死菌的能力,FLASH 还可用于快速监测抗结核治疗疗效。此外,FLASH 可以作为监测结核菌活力、结核菌生长和结核菌感染中 Hip1 酶活性的有力工具。由于 LOD 比较低,FLASH 可作为在结核菌培养、动物实验中检测活菌的直接和定量的方法。

在低收入国家结核病患者痰标本处理和 DNA 提取仍面临着巨大挑战。商业化的自动化设备比较昂贵,低收入国家不容易配备,限制了结核病的及时诊断。2021 年 Homann A R 及其同事报道的离心微流控法可自动完成细菌收集、细菌裂解、核酸提取、PCR 扩增分析。整个实验流程均基于现有的实验室设备,既节约成本又随时可用。本研究报道的微流控试剂盒的 LOD 为 10CFU/ml,临床验证的标本量还太少,但该试剂盒显示出非常好的应用前景,在低收入国家实现敏感和灵活的结核病诊断方面具有巨大潜力。

点评专家:黄海荣

第二节　新诊断技术的临床评估

使结核病患者用上更可靠、更准确的诊断技术是全球结核病控制的目标。除了 Xpert Ultra 外,近年来印度和中国也开发出一些快速、简便、灵敏的新诊断技术。2021 年研究者

在 *Eur Respir J* 和 *Emerg Microbes Infect* 权威杂志上，分别评估了 Truenat、EasyNAT MTC 和 Xpert MTB/RIF Ultra 技术诊断结核病的准确性。

一、一项前瞻性多中心研究评估 Truenat 技术诊断结核病的准确性

使结核病患者尽快使用上快速诊断技术和耐药诊断技术对于结核病防控十分重要，尤其使低收入环境中的患者受益更大，可有效降低抗结核治疗失访率。这需要在基层医疗保健系统中实施即时诊断技术。2021 年 11 月 Penn-Nicholson A 及其同事在 *Eur Respir J* 杂志上发表了一项前瞻性多中心研究，评估印度研发的 Truenat 技术诊断结核病的准确性。

（1）目的：Molbio 诊断公司应用基于芯片的实时 PCR 开发了 3 种诊断技术，2 种用于诊断 *M. tb*（Truenat MTB 和 MTB Plus）和 1 种用于诊断利福平耐药（MTB-RIF Dx）。通过前瞻性多中心的研究评估 3 种 Truenat 技术的准确性。

（2）方法：2019 年 3 月至 2020 年 2 月，共纳入来自 19 个初级保健中心和 7 个参比实验室的 1 917 名参与者，排除 155 名后共 1 762 名参与者被纳入最后分析。以培养为"金标准"评估 Truenat MTB 和 MTB Plus 诊断结核病的准确性，以药敏试验表型检测为"金标准"评估 MTB-RIF Dx 诊断利福平耐药的准确性。

（3）结果：纳入的 1 807 例具有结核病症状的参与者中，24% *M. tb* 培养阳性，其中 15% 为利福平耐药。Truenat MTB 检测的目的基因是单拷贝的 *nrdB*，MTB Plus 检测的目的基因包括单拷贝的 *nrdZ* 和多拷贝的 *IS6110*，MTB-RIF Dx 检测的目的基因是 *rpoB*。Truenat MTB 和 MTB Plus 总灵敏度分别为 73% 和 80%，在涂片阴性标本中灵敏度分别为 36% 和 47%，特异度分别为 96% 和 98%。在同一标本中比较 Truenat MTB 与 MTB Plus 的诊断准确性，结果显示 MTB Plus 的灵敏度比 Truenat MTB 高 6.8%，特异度低 1.4%。各分中心间诊断准确度无统计学差异。在初级保健中心 Truenat MTB-RIF Dx 诊断利福平耐药的灵敏度为 84%，特异度为 95%，在参比实验室 Truenat MTB-RIF Dx 诊断利福平耐药的灵敏度为 85%，特异度为 97%。头对头比较结果显示，Truenat MTB、MTB Plus 和 Xpert MTB/RIF 诊断结核病的灵敏度分别为 82%、88% 和 86%，特异度分别为 97%、95% 和 97%。无论在涂片阳性组还是在涂片阴性组，Truenat 技术与 Xpert MTB/RIF 的诊断准确性均无统计学差异。

（4）结论：Molbio 的 Truenat MTB、MTB Plus 和 MTB-RIF Dx 技术与 Xpert MTB/RIF 技术的诊断准确性相当。Truenat 技术非常适合在基础设施非常有限的初级保健中心开展。

二、EasyNAT MTC 技术：一种简便、快速、廉价的适于即时检测结核分枝杆菌的交叉引物扩增方法

环介导等温扩增（LAMP）是一种经济实惠的分子技术，WHO 在 2016 年推荐了这项技术用于结核病诊断。交叉引物扩增（CPA）是一种新型 LAMP 方法，使用特异性引物来提高灵敏度，同时保持特异性。基于 CPA 技术中国科学家建立了 EasyNAT MTC 等温扩增诊断试剂盒。2021 年 12 月 Zhang Z 及其同事在 *Emerg Microbes Infect* 杂志发表了一项评估 EasyNAT MTC 技术检测 *M.tb* 准确性的研究。

（1）目的：EasyNAT MTC 技术是一种以 *IS6110* 为靶基因的交叉引物恒温扩增诊断试剂

盒,检测时间短于 2 小时而且需要人工处理痰标本的步骤非常少。本研究评估了 EasyNAT MTC 诊断结核病的准确性。

(2)方法:2019 年 1 月至 2020 年 1 月连续纳入首都医科大学附属北京胸科医院有结核病症状且痰标本体积大于 5ml 的患者的痰标本。每份标本同时进行涂片、培养、Xpert 和 EasyNAT 检测。共纳入 255 例参与者,排除 6 例,最终 249 例纳入分析,其中 169 例诊断为肺结核。

(3)结果:169 例肺结核患者中,EasyNAT 的阳性率(72.19%)显著高于涂片(32.54%,$P<0.001$)、培养(53.85%,$P<0.001$)和 Xpert(61.54%,$P<0.05$)。91 例培养阳性的患者中,涂片、Xpert 和 EasyNAT 的灵敏度分别为 56.04%、91.21% 和 93.40%。40 例涂片阴性培养阳性患者中,Xpert 和 EasyNAT 的阳性率分别为 80.00% 和 87.50%。Xpert 阳性患者中 EasyNAT 阳性率为 94.23%,而 EasyNAT 阳性患者中 Xpert 阳性率为 80.33%,差异有统计学意义($\chi^2=65.434$,$P<0.0001$)。在 74 例涂片阴性培养阴性肺结核患者中,EasyNAT 的阳性率高于 Xpert,差异有统计学意义(44.59% $vs.$ 22.97%,$P<0.01$,$\chi^2=7.732$)。EasyNAT 的特异度略低于 Xpert,但差异无统计学意义(95.00% $vs.$ 98.75%,$P=0.363$,$\chi^2=0.862$)。涂片、固体培养、液体培养、Xpert 和 EasyNAT 的阳性预测值分别为 96.49%、96.39%、96.63%、99.05% 和 96.83%;阴性预测值分别为 40.63%、46.39%、48.13%、54.86% 和 61.79%。所有检测技术中 EasyNAT 的阴性预测值最高。

(4)结论:EasyNAT 具有简便、快速、高灵敏度和廉价等优点,可用于肺结核的首诊。

三、Xpert MTB/RIF Ultra 在结核病被动和主动病例发现中的诊断价值

大多数国家的结核病防治规划都是基于患者被动发现(PCF)策略,PCF 主要发现较严重的结核病患者,却会漏诊很多患者。若不实施主动患者发现(ACF)策略,则很难实现终止结核病的目标。高灵敏度诊断技术的广泛可及能在疾病的早期检出患者而降低延迟诊断。然而,评估分子诊断技术在 ACF 中价值的研究还非常有限。2021 年 12 月 Saavedra B 及其同事在 *Eur Respir J* 杂志上发表了一项关于 Xpert MTB/RIF Ultra 在结核病被动和主动病例发现中的诊断价值的研究。

(1)目的:在 TB/HIV 高负担国家莫桑比克南部现场,评估 Xpert 和 Xpert Ultra 在 2 个队列中的诊断准确性。PCF 队列来自医疗保健服务机构的有症状成年患者;ACF 队列为结核病家庭或社区密切接触者。

(2)方法:该研究是一项前瞻性横断面诊断试验,评估 Xpert 和 Xpert Ultra 在结核病被动和主动病例发现中的诊断价值。2017 年 11 月至 2019 年 3 月共纳入 1 739 例患者,最终 1 419 例入组 PCF 队列,252 例入组 ACF 队列。同一份痰标本同时进行了涂片、培养、Xpert 和 Xpert Ultra 检测。以培养为"金标准",计算 Xpert 和 Xpert Ultra 的准确性。

(3)结果

1)PCF 队列的诊断准确性及预测值:涂片、培养、Xpert 和 Xpert Ultra 的阳性率分别为 7.8%、11.1%、11.7% 和 14.2%。以培养为"金标准",Xpert 和 Xpert Ultra 的灵敏度分别为 88% 和 95%($P<0.001$)。亚组分析结果显示,在涂片阴性标本中 Xpert Ultra 的灵敏度也显

著高于 Xpert。而 Xpert Ultra 的特异度低于 Xpert(96% *vs.* 98%,$P=0.05$)。

2)ACF 队列的诊断准确性及预测值:涂片、培养、Xpert 和 Xpert Ultra 的阳性率分别为 0.4%、2.4%、2.8% 和 4.8%。以培养为"金标准",Xpert 和 Xpert Ultra 的灵敏度均为 67%,Xpert Ultra 的特异度为 97%,Xpert 为 99%($P=0.06$)。Xpert Ultra 比培养多检出 6 例阳性病例,其中 4 例结果为 trace。

3)trace 重新分类:29 例患者 Xpert Ultra 结果为 trace,其中仅有 1 例失访,6 例死亡,4 例已开始抗结核治疗,2 例在治疗过程中。22 例可以进行重新评估的患者中,12 例 HIV 阳性,6 例具有抗结核治疗史。① PCF 队列中 trace 重新分类:在 PCF 队列中 11.9% 的 Xpert Ultra 阳性标本结果为 trace。将 trace 结果归为阴性后,Xpert Ultra 的灵敏度下降,但仍显著高于 Xpert(91% *vs.* 88%,$P=0.02$);Xpert Ultra 的特异度显著上升至与 Xpert 接近(97% *vs.* 98%)。② ACF 队列中 trace 重新分类:在 ACF 队列中 41.7% 的 Xpert Ultra 阳性标本结果为 trace。这些标本均为培养阴性,因此将 trace 结果归为阴性后,Xpert Ultra 灵敏度保持不变。

4)诊断药物敏感性:在所有病例中,Xpert Ultra 结果显示 8% 为利福平耐药,Xpert 结果显示 8.7% 为利福平耐药。2 例 Xpert Ultra 检测利福平耐药病例,Xpert 未检测到耐药;而 4 例 Xpert 检测利福平耐药病例,Xpert Ultra 未检测到耐药。

(4)结论:Xpert Ultra 灵敏度高于 Xpert,且既适用于 PCF 也适用于 ACF。

[**专家点评**]

使结核病患者尽快用上快速诊断技术和耐药诊断技术对于结核病防控十分重要,尤其使低收入环境中的患者受益更大,可有效降低抗结核治疗失访率。应用高灵敏度的诊断技术开展主动患者发现策略,可在疾病的早期阶段检出患者而降低延迟诊断,有利于实现终止结核病的目标。资源匮乏地区缺乏简便、高效的诊断技术,影响了全球结核病防控效果,研发快速、廉价、灵敏的即时检测技术是诸多公司和学者的目标。

2021 年 Penn-Nicholson A 及其同事通过前瞻性多中心研究评估了印度开发的 3 种 Truenat 技术的准确性。Truenat MTB、MTB Plus 和 MTB-RIF Dx 均是基于芯片的实时 PCR 技术。该技术采用一种基于纳米颗粒的痰液优化方案,可自动提取核酸。基于芯片的检测技术可做到"样本进结果出",常规实验室即可开展该技术,并可 1 小时内报告结果。临床评估结果显示,Truenat MTB Plus 的灵敏度高于 Truenat MTB,而与 Xpert MTB/RIF 诊断结核病的灵敏度相似。Truenat MTB-RIF Dx 在参比实验室比在初级保健中心诊断利福平耐药的灵敏度和特异度均有所提高,与 Xpert MTB/RIF 诊断利福平耐药的准确性相似。可见 Truenat 技术非常适合在基础设施非常有限的地区开展。

Zhang Z 及其同事评估了中国开发的 EasyNAT MTC 技术对肺结核的诊断价值。EasyNAT 是一种以 *IS6110* 为靶基因的交叉引物恒温扩增诊断试剂盒,检测时间短于 2 小时,操作简便且价格是 Xpert 价格的 1/2。临床评估结果显示 EasyNAT 灵敏度高于 Xpert,而特异度略低于 Xpert,但差异无统计学意义。与 Xpert 相比,EasyNAT 需要对痰标本进行离心处理,使该技术的便利性下降。此外,Xpert 可同时检测利福平耐药,而 EasyNAT 仅可进行诊断不能检测耐药;而且 EasyNAT 操作平台仅可同时检测 2 个样本,设备的容量仍需进一步扩展。EasyNAT 具有简便、快速、高灵敏度和廉价等优点,可用于肺结核首诊。

结核病报告病例数与现有估计病例数之间仍存在巨大差距。许多高负担国家结核病检出率偏低,迫切需要有效的策略和技术来发现结核病患者。Saavedra B 及其同事评估了 Xpert Ultra 在 TB/HIV 高负担国家中被动发现病例和主动发现病例中的价值。在 PCF 队列中,Xpert Ultra 的灵敏度高于 Xpert,而特异度低于 Xpert;在任一检测结果为阳性的病例中,12% 仅为 Xpert Ultra 阳性。在 ACF 队列中,Xpert Ultra 和 Xpert 的灵敏度均较低(67%)。无论是在 PCF 队列还是在 ACF 队列中,Xpert Ultra 和 Xpert 的特异度均较高。仅有少数结果为 trace 的患者具有抗结核治疗史。Xpert Ultra 既适用于 PCF 也适用于 ACF。

点评专家: 黄海荣

第三章 结核病耐药诊断技术的相关研究

耐药问题一直是我国结核病控制面临的严峻挑战。令人欣慰的是,越来越多的耐药诊断新技术,尤其是分子诊断技术进入临床应用,极大地提高了我国耐药结核病的诊断水平。然而,目前耐药结核病诊断仍存在不足之处,比如已发现的耐药基因只能解释部分患者的耐药发生情况、二线抗结核药的分子耐药诊断准确率低、缺乏预测耐药的分子标识等。近两年,在预测耐药分子标识、耐药微进化以及扩大抗结核药物耐药检测种类方面取得了一些进展,一些新发现和新技术将有助于提升耐药结核病的分子诊断水平。

第一节　预测耐药分子标识的挖掘和耐药微进化特征

一、结核分枝杆菌预耐药的基因组特征

尽管近年来细菌的全基因组测序(whole genome sequencing,WGS)为耐药结核病诊断提供了重要的依据。然而,这种对于已经出现耐药突变后再进行分子检测的方法,也会使我们错失了先发制人的机会,无法采取措施来避免耐药的发生以及传播。如果通过对WGS数据进行深度挖掘,进而建立耐药结核病的预测方法,这将有助于耐药结核病的防控工作。2021年12月,来自英国儿童健康研究所的Louis Grandjean教授团队于 *Nature Communications* 杂志发表关于 *M. tb* 预耐药的基因组特征的文章。

(1)目的:假设在敏感菌株中存在一些基因多态性可增加将来发生耐药的风险(即耐药前突变),通过对大量的WGS数据分析筛选出预耐药菌株的基因组特征。

(2)方法:对跨越17年的3 135株结核分枝杆菌复合群(mycobacterium tuberculosis complex,MTBC)分离株的WGS信息进行系统分析。在时间校准的系统发育树上重建祖先基因组后,在全基因组范围进行生存分析来确定发生获得性耐药的风险。

(3)结果

1)补偿耐药突变:34%(258/755)的 *rpoB* 突变的谱系4分离株也存在 *rpoC* 非同义多态性;而对于谱系2,38%(33/87) *rpoB* 突变的分离株表现出 *rpoC* 基因多态性,且2组之间

差异没有统计学意义($P=0.49$)。总体而言,有62%(525/842)的利福平(RIF)耐药菌株携带 Ser450Leu $rpoB$ 突变,且这种突变的RIF耐药分离株发生 $rpoC$ 突变的概率比其他类型耐药突变的更高($P=4\times10^{-29}$)。在谱系2和谱系4中,$rpoC$ 非同义突变与RIF耐药突变同时或在其之后发生,且可以长期稳定存在。在谱系2,所有的 $rpoC$ 突变都发生在RIF耐药之后。而谱系4中,在RIF耐药突变前就出现2种 $rpoC$ 突变,c.765150 G>A 和 c.765590 C>A。与谱系4相比,谱系2在异烟肼(INH)单药耐药后有更高的风险发生获得性耐药。

2)不同谱系间获得性耐药的差异:与谱系4相比,谱系2发生获得性耐药的风险比是 3.36,且与谱系4的所有亚谱系比较,谱系2均有较高的耐药风险比($HR=3.32$)。

3)单耐药发展成耐多药的风险:尽管INH单耐药的低流行率会导致估算偏差,但INH单耐药背景的菌株发生RIF耐药的风险是野生型敏感菌株的15倍。在耐多药发生之前,RIF单耐药仅在系统发育树中出现过一次。由于很少发生RIF单耐药早于耐多药出现的情况,因此无法准确从RIF单耐药预测耐多药的发生。

4)发现与获得性耐药高风险相关的易感基因:$lppP$ 基因在2 604 157位点的9bp缺失发生耐药的风险是野生型的7.36倍;此外,在 $esxL$ 基因1 341 044位点检测到多态性,发生耐药的风险比为3.2(95% CI:1.91~5.37,$P=1.01\times10^{-6}$)。此外,在 $esxO$ 基因的2 626 011位点也检测到多态性(HR:11.12,95% CI:5.50~22.5,$P=1.52\times10^{-5}$)。因此,推测全球数据携带易感基因型 $esxO$ 突变的耐药风险是对照组的3.1倍;而那些 $esxL$ 突变菌株发生耐药的风险比野生型高1.4倍。

(4)结论:建立预测抗生素耐药性的分子标识有利于靶向治疗,同时可以防止 $M. tb$ 和其他病原体耐药的产生。

二、中国耐多药结核菌株对7种抗结核药物的耐药流行率和分子耐药特征

我国是全球排名第三的结核病高负担国家,耐药结核病发现率及治愈率均低于全球平均水平。因此,明确我国耐药结核病,尤其是耐多药结核病的耐药谱以及耐药基因突变特征,将有利于指导耐药结核病的精准治疗。2021年2月,首都医科大学附属北京胸科医院黄海荣教授团队在 *Journal of infection* 杂志上发表了全国耐药结核病基线调查中耐多药菌株的耐药谱和耐药基因突变特征的文章。

(1)目的:系统阐明我国全国耐药结核病基线调查的耐多药菌株对7种抗结核药物的耐药流行情况和分子特征。

(2)方法:传代耐药基线调查中的401株耐多药结核菌株,其中391株可以在罗氏培养基上成功复苏。分别进行莫西沙星(moxifloxacin,Mfx)、贝达喹啉(bedaquiline,Bdq)、利奈唑胺(linezolid,Lzd)、氯法齐明(clofazimine,Cfz)、环丝氨酸(cycloserine,Cs)、德拉玛尼(delamanid,Dlm)和吡嗪酰胺(pyrazinamide,PZA)的药敏试验表型检测。同时,对上述耐多药菌株进行WGS,分析每种药物相关的耐药基因及耐药谱特征。

(3)结果

1)药物耐药特征:在纳入的391株耐多药结核菌株中,Dlm、Lzd、Cfz和Bdq耐药率最低,分别为3.32%(13/391)、3.84%(15/391)、6.65%(26/391)和7.16%(28/391)。Mfx和Cs也表现出较强的体外抑菌效果,耐药率分别为17.39%(68/391)和13.55%(53/391),PZA的耐药

率最高,为 38.36%(150/391)。

2)耐药基因的突变情况:54.41%(37/68)的 Mfx 耐药菌株存在 *gyrA* 或 *gyrB* 突变。最常见的耐药突变位点为 *gyrA* 密码子 94(27.94%,19/68),包括 11 个 D94G、4 个 D94A、2 个 D94N、1 个 D94Y 和 1 个 D94H。然后,依次是 A90V(10.29%,7/68)、S91P(4.41%,3/68)、D89N(1.47%,1/68)、G236V(1.47%,1/68)、P8S(1.47%,1/68)、A288D(1.47%,1/68) 和 A787G(1.47%,1/68)。此外,3 株 *gyrA* 野生型的菌株对 Mfx 耐药,其 *gyrB* 分别发生 *R446H*、*N499T* 和 *G512R* 突变。在 26 株 Cfz 耐药株中,有 5 株也对 Bdq 耐药,其中 2 株发生 *Rv0678* 突变。在 28 个 Bdq 耐药菌株中,有 5 株同时对 Cfz 耐药。然而,在 363 株 Bdq 敏感株中,有 7 株也发生 *Rv0678* 突变。并且,在 Bdq 耐药临床株中未检测到 *atpE* 突变。134 株 PZA 耐药的耐多药菌株的 WGS 结果显示,88 株(65.67%)耐多药菌株存在已报道的与 Pza 耐药相关的 *pncA* 突变。2.24%(3/134)的 Pza 耐药分离株出现 *rpsA* 点突变,未检测到 *panD* 突变。另有 13 株(9.70%)PZA 耐药菌株发生 *clpC1* 沉默突变,2 株发生 *gpsI* 沉默突变,3 株出现 *gpsI* 非同义突变。针对已经报道的 16 个与 Cs 耐药相关的基因突变,*cycA*、*alr*、*betP*、*Rv0221*、*Rv1683*、*Rv1726*、*gabD2* 和 *sugI* 突变在 Cs 耐药的耐多药菌株中被检测到,但未检测到 *erm* (37)突变。*rplC* 突变仅在 1 株 Lzd 耐药株中检测到,所有 Dlm 耐药分离株均未检测到已知耐药基因,包括 *ddn*、*fgd1* 和 *fbiA/B/C*。

(4)结论:快速准确的药敏试验对于耐药结核病的诊疗是非常必要的,研究也为针对我国耐药菌株特点的 Mfx 和 Pza 的基因型药敏试验的研发提供依据。

三、利用 WGS 来评价结核分枝杆菌的耐药微进化特征

结核病,尤其是耐药结核病,治疗周期长,患者需要长时间服用毒性大或疗效差的药物,因此导致治疗失败、中断或疾病复发。因此,了解 *M. tb* 在治疗过程中耐药发生的微进化过程是非常重要的。2021 年 10 月,来自巴西的 de Lourdes do Carmo Guimarães Diniz 教授团队在 *Tuberculosis* 杂志上发表了关于在结核病治疗过程中细菌微进化特征的文章。

(1)目的:描述在结核病治疗过程中 *M. tb* 出现的微进化特征。

(2)方法:研究纳入 6 例复治结核病患者,分别进行药敏试验表型检测,并通过 WGS 鉴定耐药相关的 *katG*、*rpsL* 和 *rpoB* 基因突变情况,并纳入 *katG* 的罕见突变和异质性耐药情况。并且,采用分子对接方法模拟研究观察到的 *katG* 突变对 INH 结合能力的影响。

(3)结果

1)患者 A:分离株 A1(2010/11)对一线抗结核药物均敏感;分离株 A2(2011/04)对 INH 耐药。通过 WGS 检测到 2 个与 INH 耐药相关的 *katG* 突变。INH 敏感的分离株 A1 发生 katGD735X 突变,而分离株 A2 中 41% 的菌群检测到 katGD735Y 突变。在 A1 和 A2 中均检测出 rpoC G594E 突变,ahpC 启动子区域(C-54T)的突变仅在 A2 中检测到。分子对接模拟发现 D735X 突变(A1)与 INH 间有氢键相连,而在 D735Y(A2)和 INH 之间无氢键相连接,推测由此导致分离株 A2 对 INH 催化活性降低而产生耐药。

2)患者 B:分离株 B1(2006/09)对一线抗结核药物均敏感;分离株 B2(2007/06)和分离株 B3(2008/07)对链霉素耐药。WGS 显示在 B2 和 B3 间每年有 3 个 SNP 变化且都存在与

链霉素耐药相关的 rpsL K43R 突变。该突变在分离株 B1 和 B2 菌群中的比例为 29%,而在分离株 B3 菌群中的比例高达 100%。

3)患者 C:分离株 C1(2010/06)对一线抗结核药物敏感,分离株 C2(2011/03)对 INH 耐药。WGS 显示为在 C1 和 C2 间无 SNP 变化,且均检测到与 INH 耐药相关的 KatGY337C 突变,在 C1 和 C2 菌群中的比例分别为 99% 和 100%。

4)患者 D:分离株 D1(2008/11),对一线抗结核药物敏感;分离株 D2(2010/05)对 INH 耐药。基因分型和 WGS 均得出 D1 和 D2 属于不同来源的菌株,两者间的 SNP 年突变数高达 204.6。

5)患者 E:分离株 E1(2010/09)对 INH 耐药;分离株 E2(2011/04)同时对 INH 和 RIF 耐药。两者间的 SNP 年突变数为 3.3,且两个分离株都检测到 katG N138H 突变。此外,D2 分离株中 99% 的菌群可检测到 rpoB H445D 和 rpoC G594E 突变。

6)患者 F:分离株 F1(2009/04)对一线抗结核药物敏感,分离株 F2(2011/08)对 INH 耐药。基因分型和 WGS 显示两个分离株为同一来源,SNP 年突变数为 3.6。在 F2 分离株中 100% 菌群检测到 INH 耐药相关的 KatG S315T 突变。

(4)结论:WGS 可以检测到与耐药相关的罕见突变,鉴定耐药亚群以及判断是否存在外源性再感染,从而指导早期建立适宜的治疗干预措施来改善结核病控制。

[专家点评]

目前的耐药结核病诊断多关注如何快速诊断出已经发生的耐药突变,从而为临床治疗方案的合理制订提供依据。如果通过生物信息学大数据分析,获得 *M. tb* 耐药前的分子特征,可以更好地做到先发制人,制订适合的干预措施防止耐药的出现和传播。Louis Grandjean 教授团队在这方面做出了引领性的工作,通过构建时间校正的系统发育树,在基因组范围内进行生存分析来评估发生获得性耐药的风险比,并且发现谱系 2 比谱系 4 更容易发生获得性耐药,也发现了一些与获得性耐药相关的高风险位点和基因多态性。这些数据为将来开发预耐药诊断产品提供了重要的依据。此外,由于不同国家和地区的分离菌株存在流行病分型的多态性,导致出现地区特异性的耐药突变位点。因此,系统阐明我国耐多药结核菌株的耐药谱和分子特征,将为指导耐药结核病的精准治疗以及研发适用于我国的耐药分子诊断产品提供依据。此外,*M. tb* 的耐药是一个动态变化的过程,细菌在人体内压力环境下以缓慢的速度发生微进化以适应机体环境。WGS 可以检测到尚未发生表型耐药的低频突变以及不同时间点分离菌株是否属于同一来源,细菌微进化也让我们更深入地了解到 *M. tb* 耐药的进化过程以及耐药相关的单核苷酸多态性,期待将来有更多种类药物的细菌微进化的数据,阐明细菌耐药性演绎的过程,从而为耐药诊断提供新的思路。

点评专家:黄海荣

第二节 即将上市的耐药结核病分子诊断技术的评估

近年来,*M. tb* 分子药敏诊断技术迅速发展,为结核病的快速耐药诊断做出了重要的贡献。越来越多的分子药敏诊断方法应用于临床,包括国内外广泛应用的 Xpert MTB/RIF 和

GenoType MTBDRplus。随着抗结核药物耐药的分子机制不断被挖掘和完善,分子诊断技术也由最初的仅能检测 RIF 和 INH 逐渐扩展到更多的抗结核药物。本节重点介绍几个耐药结核病诊断的新产品,Xpert MTB/XDR、Deeplex Myc-TB、Roche cobas MTB 和 MTB-RIF/INH。

一、评价 Xpert MTB/XDR 检测异烟肼、氟喹诺酮、乙胺丁醇、阿米卡星、卡那霉素和卷曲霉素耐药价值:一项横断面多中心诊断试验

要实现 WHO 提出的"终止结核病"目标,就需要对所有发现的结核病患者依据药敏试验进行有效的治疗。目前临床上广泛使用的检测二线抗结核药物敏感性的线性探针法对试验技术和设备都有较高的要求,目前只有不到一半的结核病患者得到了有效的化疗。因此,临床上急需能检测更多的抗结核药物敏感性且操作简单的分子药敏诊断技术。2021 年 10 月,Xpert XDR 试验联盟在 Lancet Infect Dis 发表关于 Xpert MTB/XDR 在耐药结核病中诊断价值的文章。

(1)目的:评价自动化的分子耐药诊断方法 XpertMTB/XDR 在耐药结核病中的诊断价值。

(2)方法:该研究是一个前瞻性的多中心研究,纳入了印度(新德里和孟买)、摩尔多瓦和南非 4 个地区的患者。纳入的患者均出现结核病症状且至少有 1 个耐药结核病的高危因素。选择 Xpert MTB/RIF 或 Ultra 阳性的患者进行 Xpert MTB/XDR 检测,报告其对 INH、氟喹诺酮、乙胺丁醇、阿米卡星、卡那霉素和卷曲霉素的敏感性。同时,分别用药敏试验表型检测和 WGS 来评价 Xpert MTB/XDR 的诊断价值。

(3)结果

1)研究纳入了 710 例患者,其中 491 例(69%)涂片阳性,614 例(86%)培养阳性,99 例 M. tb 培养阴性的患者被排除。81%(494/611)的患者经 Xpert MTB/RIF 或 Ultra 检测为 RIF 耐药。

2)611(86%)例患者同时获得 Xpert MTB/XDR 和诊断"金标准"(药敏试验表型检测和全基因组测序)的药敏结果。与诊断"金标准"相比,Xpert MTB/XDR 对抗结核药物的敏感性如下:INH94%(460/488,95% CI:92%~96%),氟喹诺酮类药物 94%(222/235,95% CI:90%~96%),乙胺丁醇 54%(178/328,95% CI:50%~61%),阿米卡星 73%(60/82,95% CI:62%~81%),卡那霉素 86%(181/210,95% CI:81%~91%),卷曲霉素 61%(53/87,95% CI:49%~70%)。并且,所有检测药物的特异性在 98%~100%。

3)Xpert MTB/XDR 在所有样本中无法报告耐药结果的比例仅为 2.96%(21/709)。在 M. tb 探针阳性的 657 例样本中,无法报告药敏结果的比例为 3.5%(23/657)。

4)Xpert MTB/XDR 检测 INH、喹诺酮类药物、乙胺丁醇、阿米卡星、卡那霉素、卷曲霉素的检测效能与线性探针方法相当。在检测 INH 耐药时差异最大为 1.6%(95% CI:0.2%~3.4%)。在 8 例样本中出现 2 种检测方法不一致的结果,均为 Xpert MTB/XDR 报告 INH 耐药,但 MTBDRplus 显示 INH 敏感。WGS 证实有 2 例存在 oxyR-ahpC 突变(即 C-10T 和 C-15T),3 例仅存在 fabG1 Leu203Leu 同义突变,1 例发生 katG Ser315Thr 突变但线性探针未检测到,剩余 2 例样本没有 WGS 结果。

（4）结论：Xpert MTB/XDR 表现出非常好的诊断效能，且可以满足 WHO 对于新一代耐药检测产品的最低的耐药靶标要求，该产品可以用于快速准确地诊断耐药结核病以及优化治疗方案。

二、应用不依赖培养的深度扩增子测序技术来检测 13 种抗结核药物的敏感性

目前，耐药结核病的诊断依然有许多不足之处，全球范围内能够得到准确诊断的耐多药或 RIF 耐药患者仅有 1/3。依赖于培养的药敏试验表型检测报告结果长达数周，目前临床上应用的分子药敏技术只涵盖了少数基因的耐药突变位点。WGS 虽然可以全面地发现耐药突变位点，但通常需要在 *M. tb* 阳性培养物上开展。为了克服上述困难，涵盖更多耐药靶点的新的耐药诊断产品不断被研发，如涵盖 24 个靶点的一体化深度测序方法 Deeplex-MycTB。2021 年 3 月，法国的巴斯德研究所 Philip Supply 教授团队在 *European Respiratory Journal* 上发表了关于 Deeplex-MycTB 在 13 种抗结核药物耐药中的诊断价值的文章。

（1）目的：系统评价 Deeplex Myc-TB 靶向深度测序法在 13 种抗结核药敏中的诊断价值。

（2）方法：利用公共平台发布的 2 099 个 MTBC 作为训练集来指导 Deeplex Myc-TB 药敏结果的判读，并在含有 1 552 个 MTBC 的 WGS 数据的验证集中进一步校正。首先，以药敏试验表型检测和 WGS 作为诊断"金标准"，在 429 株 MTBC 参比菌株中评估 DeeplexMyc-TB 的诊断价值；然后，在来自吉布提调查的 109 例痰标本和刚果民主共和国的 1 494 例痰标本中进一步评估 Deeplex Myc-TB 对 13 种抗结核药物（RIF、INH、PZA、乙胺丁醇、链霉素、喹诺酮类、卡那霉素、阿米卡星、卷曲霉素、乙硫异烟胺、Lzd、Bdq、Cfz）的诊断价值。

（3）结果

1）Deeplex Myc-TB 是一款含有 24 个扩增子的复合 PCR 扩增体系的产品，除检测 13 种抗结核药物的敏感性之外，还可以进行菌种鉴定和基因分型；在来自 73 种非结核分枝杆菌菌种的 370 个分离株的 DNA 样本中，292 株可通过"金标准"鉴定至种或亚种水平。Deeplex Myc-TB 可将其中的 274（93.8%）例报告出菌种鉴定结果且均与"金标准"的鉴定结果一致。

2）采用 MTBC DNA 检测时，对于固定突变的检出限为 100~1 000 个拷贝。以 WGS 作为诊断标准，在 3 651 个菌株中 DeeplexMyc-TB 诊断 13 种抗结核药物的准确率为 97.1%~99.3%。在 429 株参比菌株，Deeplex Myc-TB 诊断一线和二线抗结核药物的敏感性、特异性和一致性分别为 95.3%、97.4% 和 92.2%。其余 69 个与表型药敏不一致的结果主要涉及 PZA、乙胺丁醇、乙硫异烟胺以及低水平 RIF 或 INH 耐药突变，这些都是容易引起药敏试验表型检测结果不稳定的因素。在 Deeplex Myc-TB 未检测到耐药的 91 个表型耐药菌株中，有 2 个（2.2%）经 WGS 证实耐药基因不在 Deeplex Myc-TB 靶标范围内。

3）来自吉布提调查的 109 例痰标本直接采用 Deeplex Myc-TB 检测药敏结果，分别以 MTBSeq/PhyResSE/Mykrob 为"金标准"并以后续培养阳性的 WGS 数据作为补充，Deeplex Myc-TB 的敏感性分别为 93.5%、98.5%、93.1%，特异性分别为 98.5%、97.2%、95.3%。不一

致的结果主要见于耐药基因的插入和缺失、WGS 无法检测出的 3%~12% 的异质性耐药或 Deeplex Myc-TB 无法检测到对 PZA 天然耐药的全球罕见的 "canettii 分枝杆菌" 的耐药。

4) 来自刚果民主共和国调查的 1 494 例痰标本显示,在不依赖培养的情况下,Deeplex Myc-TB 可对 76.7% 的痰标本报告敏感或耐药的结果。

(4) 结论:Deeplex Myc-TB 可为快速和精准的结核病治疗提供重要依据。

三、在德国和塞拉利昂的样本中评价 Roche cobas MTB 和 MTB-RIF/INH Assays 在耐多药结核中的诊断价值

耐药依然是结核病防控面临的重要难题,每年新发的结核病患者中大约 4% 为耐多药结核病。相对于敏感结核病患者 85% 的治疗成功率来说,耐多药结核病的治疗成功率只有 57%。这对于 WHO 提出的 "终止结核病" 策略在 2025 年将结核病治疗成功率提高到 85% 是一个非常大的挑战。目前,"终止结核病" 策略也要求对所有的确诊结核病患者进行耐多药的检测,这就需要更多的耐多药诊断产品的出现。Roche cobas MTB 和 MTB-RIF/INH 是一种直接检测 MTBC DNA 的高通量核酸扩增检测平台,可对呼吸样本(痰液和支气管肺泡灌洗液)进行 RIF 和 INH 耐药突变检测。2021 年 4 月,来自德国莱布尼茨肺中心的 Florian P Maurer 教授团队在 *Journal of Clinical Micriobiology* 发表了关于 Roche cobas MTB 和 MTB-RIF/INH 的诊断价值的报告。

(1) 目的:评估 Roche cobas MTB 和 MTB-RIF/INH 在呼吸道样本中诊断耐多药结核病的诊断价值。

(2) 方法:收集来自德国国家参比实验室的未经治疗的疑似结核病患者的呼吸道标本 (n=280) 和来自萨拉利昂的 Xpert MTB 阳性且 RIF 耐药的呼吸道样本 (n=45),分别进行 MGIT960 培养、药敏试验表型检测 Roche cobas MTB 检测。对于 *M. tb* 探针阳性的样本,进一步进行 MTB-RIF/INH 耐药性检测。以培养阳性的菌株的 WGS 测序作为 "金标准",评价 Roche cobas MTB 和 MTB-RIF/INH 的诊断价值。

(3) 结果

1) Roche cobas MTB 检测的总体灵敏度,在培养阳性标本中,Roche cobas MTB 的检出率为 89.2%(95% *CI*:81.7%~93.9%)。和预期一样,对于涂片阳性、培养阳性的样本,cobas MTB 敏感性最高(98.7%,95% *CI*:92.8%~99.8%),而在涂片阴性但培养阳性样本中的敏感性为 63.0%(95% *CI*:44.2%~78.5%)。在诊断特异性方面,222 例 MTBC 培养阴性标本中有 3 例经 cobas MTB 鉴定为阳性。其中,2 例样本的涂片和培养均为阴性,另外 1 例经菌种鉴定为奇美拉分枝杆菌。

2) Roche cobas MTB 和 MTB-RIF/INH 检测 RIF 和 INH 耐药情况:Roche cobas MTB 检测 RIF 耐药的敏感性和特异性分别为 88.4%(95% *CI*:75.5%~94.9%)和 97.6%(95% *CI*:87.4%~99.6%),检测 INH 耐药的敏感性和特异性分别为 76.6%(95% *CI*:62.8%~86.4%)和 100.0%(95% *CI*:90.8%~100.0%)。RIF 和 INH 耐药性结果不一致的主要原因是来自塞拉利昂的样本中出现的罕见突变位点未被 cobas MTB-RIF/INH 的靶标涵盖。

(4) 结论:cobas MTB 和 MTB-RIF/INH 方法可准确检测呼吸道样本中的 MTBC DNA 以

及 RIF 和 INH 耐药相关突变。

[专家点评]

当前,分子药敏试验成为诊断大多数耐药结核病的快速方法,随着技术的发展和创新,新的分子药敏诊断方法层出不穷。Xpert XDR 检测法,可在痰标本中报告更多抗结核药物的药敏结果,包括 INH、氟喹诺酮、乙胺丁醇、阿米卡星、卡那霉素和卷曲霉素,满足 WHO 对新一代分子药敏靶标范围的要求,对 INH 和氟喹诺酮类药物的敏感性可达 94%,卡那霉素为 86%,阿米卡星为 73%,卷曲霉素和乙胺丁醇较低,分别为 61% 和 54%,且所有药物的特异性在 98%~100%。鉴于 Xpert XDR 检测法对诊断结核病和多种抗结核药物敏感性具有较高的敏感性和特异性,可作为全球快速诊断耐药结核病的一种新型诊断工具。继 2020 年 Stefan Niemann 研究团队报道了一种名为 Deeplex-MycTB 的包含 24 个靶点扩增混合物的一体化深度测序方法后,Deeplex-MycTB 在不同流行病学背景下的评价数据陆续被报道。来自吉布提调查的 109 个痰标本直接采用 Deeplex Myc-TB 进行分子药敏检测,Deeplex Myc-TB 的敏感性为 93.1%~98.5%,特异性在 95.3%~98.5%。在刚果民主共和国调查的 1 494 例痰标本中,在不依赖培养的情况下,Deeplex Myc-TB 可对 76.7% 的标本报告药敏结果。Deeplex-MycTB 检测的优势在于覆盖了所有 WHO 推荐的 A 组和 B 组药物的耐药相关基因,可同时报告 13 种抗结核药物的敏感性,且在多个国家和地区均显示出很高的诊断价值,将非常有助于临床耐药结核病的快速诊断。此外,耐多药结核病诊断也有新产品出现,如 Roche cobas MTB 和 MTB-RIF/INH,这是一款高通量全自动的仪器,其对诊断结核、RIF 和 INH 耐药具有较高的敏感性和特异性,可作为全球快速诊断结核病和耐多药检测的一种新型诊断工具。

点评专家:黄海荣

第四章 高通量测序用于结核病诊断的研究

一、通过全基因组测序对墨西哥哈利斯科结核分枝杆菌分离株的遗传多样性和克隆复合体进行表征

将全基因组测序（whole genome sequencing，WGS）技术应用于结核病研究可以预测耐药表型、鉴定谱系，并更好地了解流行病学特征和传播链。该研究通过 WGS 对墨西哥哈利斯科流行的 *M. tb* 分离株进行分析。

（1）目的：对墨西哥哈利斯科州流行的 *M. tb* 采用 WGS 进行谱系鉴定、间隔区寡核苷酸分型（spoligotyping）、传播簇鉴定、耐药性及相关单核苷酸多态性（SNP）预测。

（2）方法

1）菌株分离和药敏试验表型检测验。从 2013—2016 年 Jalisco 公共卫生研究所诊断为肺结核的患者中随机选取 *M. tb* 分离株，在 L-J 培养基中培养并进行分析。使用荧光法（BACTEC，MGIT 960 Becton-Dickinson）对一线药物进行药敏试验表型检测，关键药物浓度如下：异烟肼（H）0.1μg/ml，利福平（R）1.0μg/ml，乙胺丁醇（E）5.0μg/ml 和链霉素（S）1.0μg/ml。使用 BACTEC MGIT 960 PZA 试剂盒测定吡嗪酰胺敏感性。

2）DNA 提取、全基因组测序及变异株的鉴定。十六烷基三甲基溴化铵（CTAB）法进行基因组 DNA 的提取和纯化并生成 WGS 文库。用 TapeStation 确定基因组文库的质量控制，并使用 NexSeq 500 以 2 × 150 配对末端格式进行测序。

3）基因组传播簇的遗传进化分析和鉴定。为了建立系统发育和识别传播簇，研究用所有临床分离株的固定 SNP 建立了串联比对。根据 Coll 等人提出的与谱系和亚系相关的 62 种变异株对本研究纳入菌株进行基因分型。为了鉴别最近传播的基因组簇，使用 MEGA V6 计算了成对遗传距离，基于先前获得的串联固定 SNP 进行比对，将 ≤ 12 SNP 作为阈值，PE-PGR、PE-PPE 相关的区域以及与耐药性相关的基因不作分析。

4）耐药性的基因组预测。根据已知的每种药物的耐药基因进行分析。研究的耐药决定基因为：利福平（R）的 *rpoB* 和 *rpoC*，异烟肼（H）的 *katG*、*ahpC* 和 *inhA*，吡嗪酰胺（Z）的 *pncA* 和 *rpsA*，乙胺丁醇（E）的 *embC*、*embA* 和 *embB*。涉及的二线药物的耐药基因是氟喹诺酮类药物的 *gyrA* 和 *gyrB*，以及卡那霉素、卷曲霉素、阿米卡星和链霉素的 *rrs*、*eis* 和 *tlyA*。

进一步将每个 SNP 与结核耐药突变数据库、Phyrese 目录和其他参考文献报道序列进行比较。

5）使用全基因组测序进行间隔区寡核苷酸分型（spoligotyping）。使用 SITVIT2 平台分析每个分离物获得的二进制 spoligotype 代码，以识别子系并分配相应的 spoligotype 国际类型（SIT）。使用结核谱系在线工具进一步检查了 SITVIT2 平台定义为孤株的菌株。

（3）结果：在研究中纳入的 32 名个体中，主要为男性，其中 19 人（59%）年龄在 30~59 岁之间。最常见的合并症是 2 型糖尿病，有 5 人（16%）患有 2 型糖尿病。就治疗类型而言，18 人（56%）正在接受初级治疗，4 人（13%）正在接受再次治疗。观察到的耐药性最多的是 7 株（22%）异烟肼和 4 株（13%）吡嗪酰胺。只有 2 人（6%）表现出基于表型 DST 的耐多药结核病模式。32 株分离株中鉴定出 3 个主要谱系，分别为 L1/Indo-Oceanic，L2/East Asian 和 L4/Euro-American。关于与利福平耐药相关的基因，在 *rpoB* 中鉴定出 3 个 SNP，在 *rpoC* 中鉴定出 5 个 SNP，最常见的是 *rpoC* Gly594Glu。对于异烟肼，在 *ahpC* 中发现 1 个插入 / 缺失（insertion-deletion，INDEL），在 *katG* 中发现 2 个突变，Ser315Thr 和 Arg463Leu。关于吡嗪酰胺耐药，在 *pncA* 中发现 2 个突变和一个插入 / 缺失突变（INDEL），而在 *rpsA* 中仅发现 1 个突变。关于乙胺丁醇，在 *embA* 中发现 3 个突变，在 *embB* 中发现 3 个突变，在 *embC* 中发现 3 个突变，在 *embC-embA* 中观察到 1 个基因间突变。最常见的突变是 *embC* Val981Leu。关于氟喹诺酮（左氧氟沙星和莫西沙星）耐药相关基因的突变，在 *gyrB* 中检测到 2 个突变，在 *gyrA* 中检测到 7 个突变。最常见的是 *gyrA* Glu21Gln、*gyrA* Ser95Thr 和 *gyrA* Gly668Asp。在卷曲霉素、链霉素和阿米卡星耐药性方面，检测到 5 个 SNP；*rrs* 中有 3 个突变，*eis* 中有 1 个突变，*tlyA* 中有 3 个突变。在与乙酰胺和对氨基水杨酸耐药相关的基因突变的情况下，未观察到突变。分离株 SIT 分型主要为 SIT 53（7777777760771）、SIT 119（77777677760771）、SIT 42（777777607760771）3 种，分别占 19%、16%、9%。研究共鉴定出 16 种不同的 spoligotypes，分为 L1/Indo-Oceanic、L2/East Asian 和 L4/Euro-American3 个主要谱系。L4/Euro-American 为主要优势菌株，共 28 个分离株（87%），包括 4 个亚系，分别为 T 亚系（9 株，28%）、X 亚系（5 株，15%）、LAM 亚系（3 株，9%）和 1 株 H 亚系。根据 SITIVT2，10 个分离株（31%）被归类为孤株。然而，使用在线结核谱系工具，7 个分离株被分类为 S（22%）谱系。

（4）结论：WGS 在 32 株 *M. tb* 临床分离株中提供了谱系和系统发育特征、耐药性预测、spoligotyping 测定，包含 28 株（87%）和 11 个亚系的谱系 4（L4）占优势。在与一线和二线药物相关的基因中发现了 40 个 SNP 和 INDEL。研究中 11 株为敏感菌株，其中 7 株（22%）对异烟肼耐药，2 株（6%）对利福平耐药，2 株（6%）为耐多药。Spoligotyping 显示 SIT 53（19%）和 SIT 119（16%）占优势。发现了 4 个克隆传递复合体。此研究首次通过 WGS 对墨西哥西部流行的 *M. tb* 分离株进行分子流行病学研究。实践表明 WGS 具有很大的实用性，并对该地区结核病的临床和流行病学研究具有深远的意义。

二、脑脊液焦磷酸测序诊断结核性脑膜炎的价值：一项回顾性诊断准确性研究

结核病是全球健康问题，据估计中枢神经系统受累占所有结核病病例的 4.4%。结核性脑膜炎（Tuberculosis meningitis,TBM）是最常见的中枢神经系统结核病,具有极高的发病率和死亡率,特别是在合并感染 HIV 的患者中,死亡率可能接近 60%。目前针对脑脊液的检测方法敏感性较低,并且仅能检测利福平耐药。本研究利用焦磷酸测序方法对脑脊液样本进行检测,对焦磷酸测序诊断 TBM 效果进行了比较和评价。

（1）目的：评估了焦磷酸测序用于脑脊液样本检测 *M. tb* 及耐药突变进而诊断 TBM 的效能。

（2）方法：这项回顾性研究于 2017 年 5 月至 2019 年 5 月在印度孟买的 Hinduja 医院进行。对 107 名脑脊液焦磷酸测序结果为疑似结核性脑膜炎患者进行筛查。排除了 7 名资料不完整的患者。将焦磷酸测序的诊断准确性与 Xpert MTB/RIF 和 *M. tb* 生长指示管（tuberculosis mycobacterial growth indicator tube,TB-MGIT）培养进行比较,并与确定或可能的 TBM 的标准定义进行比较,分析焦磷酸测序与 TB-MGIT 培养和 Xpert MTB/RIF 的药敏符合率。

（3）结果：研究队列包括 100 例患者,将其分为 4 个等级,其中 33 例为肯定（definite）,20 例为可能（probable）,30 例考虑（possible）,17 例为可选（alternative）,所有患者中 50% 为男性,平均年龄为 38 岁。对照标准定义,焦磷酸测序的灵敏度为 98.11%（52/53,95% *CI*：89.93%~99.95%）,阴性预测值（NPV）为 97.79%（44/45,95% *CI*：86.31%~99.67%）,而 Xpert MTB/RIF 的灵敏度和 NPV 仅为 43.39%（23/53,95% *CI*：29.83%~57.72%,*P* < 0.000 1）和 61.04%（47/77,95% *CI*：55.31%~66.48%）,TB-MGIT 的灵敏度和 NPV 分别为 45.28%（24/53,95% *CI*：31.56%~59.55%,*P* < 0.000 1）和 61.84%（47/76,95% *CI*：55.92%~67.43%）。焦磷酸测序法与药敏试验表型检测的药敏符合率为 91.30%（21/23）,与 Xpert MTB/RIF 的药敏符合率为 95.45%（21/22）。

（4）结论：脑脊液焦磷酸测序法较 Xpert MTB/RIF 和 TB-MGIT 培养法更敏感。此外,它还可检测有关 XDR 相关突变,促进早期治疗方案的制订。

三、一种评价公共卫生领域中病原体全基因组测序的实施策略

病原体全基因组测序（Whole genome sequencing,WGS）正在被纳入全球公共卫生监测和疾病控制系统,并有可能为传染病监测、疫情调查、感染预防和控制做出重大贡献。然而,迄今为止,关于将基因组数据整合到流行病学调查中的最佳模型和量化、评估基因组流行病学调查产生的公共健康影响的数据有限。

（1）目的：通过开发公共卫生监督评估中的病原体基因组学（pathogen genomics in public health surveillance evaluation,PG-PHASE）框架,指导检查 WGS 在公共卫生监督和疾病控制中的使用。

（2）方法

1）文献综述。纳入以下内容的研究：① WGS 相对于传统分类方法的理论优势；②在公共卫生系统中过渡到 WGS 并使用 WGS 的经验；③在公共卫生环境中使用 WGS 的评估；④监测系统评估框架。

2）关键利益相关者访谈。对 17 名参与生成和使用病原体基因组数据的个人进行了一

系列访谈。采访的主要主题包括：①向 WGS 使用的过渡以及过渡前后实践的差异；②基因组数据分析；③向 WGS 过渡和使用基因组数据的难点；④向使用 WGS 过渡的预期和实现利益（以及谁将获得这些利益）；⑤个人认为评估框架应涵盖哪些内容。

3）设计和实施评估框架。综合文献综述和利益相关者访谈中的信息，并将其用于设计框架。使用两种主要方法来支持此研究框架："评估早期检测疫情的公共卫生监测系统的框架：CDC 工作组的建议"（CDC 框架）和"复杂干预的过程评估：医学研究委员会指南（medical research council guidance，MRC）"（MRC 框架）。该评估框架可广泛应用于多种病原体。然而，评估的组成部分可能因具体病原体和/或疾病而异。此实验研究了该框架的初步"概念证明"，从理论上将其应用于 2 种主要公共卫生病原体的评估，即 *M. tb* 和单核细胞增生李斯特菌。随后，为了证明该框架的"现实"效用，将该框架应用于 SARS-CoV-2 测序。

（3）结果：最终评估框架包括三个阶段，即预分析和分析阶段、评估报告和沟通阶段、实施阶段。

1）预分析和分析阶段：第一阶段主要关注实验室工作流程的转换和相关病原体工作组的开展。在此阶段，对单个序列进行初步的"一级"数据分析，包括质量控制、物种形成、基本分型信息的提取，并确定是否存在相关位点/基因，如抗药性（AMR）和毒力基因。评估包括随着"遗留"实验室方法的退役和病原体表征转换为 WGS，对工作流过程的更改，在规定时间段内处理和分析的样本数量（效率）和成本。关于选择哪些样本进行测序以及样本处理和分析时间的决定也作为评估阶段的一部分进行。

2）评估报告和沟通阶段：这一阶段包括审查报告机制在多大程度上有助于实验室和公共卫生人员就样本选择、测序和分析策略作出共同决策。与最终用户的访谈可能包括检查基因组数据的预期用途和为分析提供信息而提出的问题、对通信和报告过程的满意度、信息保留、所提供信息的感知效用和对所提供信息的理解水平。

3）实施阶段：该阶段由两部分组成。第一部分是定性检查 WGS 数据如何整合到公共卫生实践中，并用于补充或告知流行病学调查。该评估阶段的第二部分是在实施病原体基因组学后对公共卫生结果进行定量检查，以传统的实验室过程（例如传统的分型方法）作为比较。

评价案例研究：李斯特菌和 *M. tb*。李斯特菌病在包括澳大利亚和美国在内的许多国家都是一种必须报告的疾病。WGS 已成为调查李斯特菌病暴发的一种有价值的工具，现在几个国家常规用于基因组监测。这种方法使我们能够全面了解病原体基因组数据的使用如何影响整个监测系统集群的识别和特征，以及由此对公共卫生结果和公共卫生资源使用的结果影响。结核病是单一传染性病原体引起死亡的主要原因，耐药结核病被确定为全球卫生危机。与其他分型方法相比，WGS 已被证明具有更优越的鉴别能力，而且可能更具成本效益。回顾性序列数据结合流行病学数据可用于确定哪些结核病例可能更早被发现，以便采取干预措施阻止进一步的传播。以这种方式进行评估，利用全系统方法，在结核病基因组数据的使用方式与最终的公共卫生结果之间建立联系，从而进一步细化了解病原体基因组学的公共卫生实践。

为了研究提出的框架的适用性，将其应用于澳大利亚维多利亚州 SARS-CoV-2 测序的初始公共卫生实施,并评估了收集具体指标以进行全面评估的可行性。评估的第一阶段强调了在大流行之前建立的要素,这些要素有助于实验室快速制订和实施新病原体测序和分析的方案。与最终用户的访谈和有关公共卫生决策的文件提供了基因组数据如何影响公共卫生的实践。本次评估的数据收集正在进行中,最终评估产生的证据将为未来大流行防备规划,特别是为新出现的病原体的适当投资提供指导。此外,评估将有助于更好地了解基因组数据在公共卫生实践中有效利用的过程,从而提高工作组的影响,并加强基因组学在公共卫生监督系统中的使用。

(4)结论:本研究是评估公共卫生监测和疫情调查中 WGS 实施情况的"首次实地评估"框架。目前的评估框架是一个概念模型,期望通过本研究使其在公共卫生领域得到更广泛的应用。严格的评估对于持续改善病原体基因组学的公共卫生实施至关重要,并将增加利益攸关方对预期结果以及该方案的目标是否正在实现的明确程度。该框架回应了全球疾病监测系统中对 WGS 及病原体 WGS 在公共卫生中有效整合的需求增加。本研究希望该评估框架有利于将病原体 WGS 更有效地整合到公共卫生应用中,从而改善资源分配,加强监测系统,并改善公共卫生成果。

[专家点评]

第一篇研究,应用 WGS 技术对 *M. tb* 进行基因分型,相比于传统的间隔区寡核苷酸分型、基于 *IS6110* 限制性片段长度多态性(*IS6110*-RFLP)DNA 分型和分枝杆菌多位点可变数目串联重复序列(MIRU-VNTR),具有高分辨率、高通量及高精确度等优点,目前已经广泛应用于结核病分子流行病学研究,为结核病防控和研究均提供了重要的实验依据。本研究作为墨西哥西部地区第一个将全基因组测序技术应用于结核病分子流行病学的研究,为后来者提供了很大的参考价值。

第二篇研究,焦磷酸测序技术于 1996 年由 Ronaghi 和 Uhlen 建立,目前已发展成为大规模平行焦磷酸测序技术。焦磷酸测序技术无需荧光标记、电泳,操作简便,比经典 sanger 测序法更快,但仅适用于 DNA 短序列的快速测序。该方法能检测已知的耐药突变,无法检测新药或者未知的耐药基因突变,其测序通量较低,目前并非主流的耐药突变检测技术。该研究结果提示焦磷酸测序技术用于脑脊液样本中 *M. tb* 检测的灵敏度优于目前常用的 Xpert MTB/RIF 和 TB-MGIT,对于中枢神经系统结核病有很好的辅助诊断意义。

第三篇研究制订了一种理解病原体基因组学和公共卫生应用中相互关联的因素如何有助于公共卫生过程和结果的评估框架。框架包含三个阶段,旨在理解 WGS 实验室过程,分析、报告和数据共享,以及基因组数据如何在公共卫生实践所有阶段发挥作用。在以该框架为基础进行评估之后,可以改善全基因组测序的应用,并进一步制订疾病防控的战略方针或干预措施。

点评专家:黄海荣

第五章 特殊标本类型在结核病诊断中的应用

结核病仍然是一个全球性的健康挑战,早期诊断是控制结核病的关键。全球结核病的流行和传播状况,迫切需要改进诊断方法,以检测、治疗活动性结核病(ATB),从而减轻全球面临的巨大的结核病负担。改进诊断技术、筛查方法和有效治疗是目前控制结核病的关键。不同的检测方式和技术的进步为结核病快速诊断技术的进步提供了新的实现方式和路径,特殊类型的标本如尿液、粪便、组织标本等也逐渐成为重要的检测对象,针对不同的检测对象开发新型的检测方法可为结核病的诊断检测带来重要的补充。

一、临床试验:将磁等离子体 ELISA 检测方法应用于基于尿液的活动性结核病检测和抗结核治疗监测

结核病是一种古老的疾病,由于缺乏快速准确的诊断方法来及时发现并阻断其传播,目前仍然在全球广泛流行,每年仍造成近百万人死亡,更严重的是,大约 1/4 世界人口潜伏感染结核病,随时可能会重新激活,导致疾病的进一步传播。因此,最有效遏制流行病的解决方法就是应用一个快速的方法,开展大规模筛选试验,以尽早隔离患者,防止传播并启动更快的患者治疗。2021 年 10 月来自韩国的 Jeonghyo Kim 及其同事在 *ACS Central Science* 杂志上发表一项临床试验的研究,探讨将磁等离子技术和 ELISA 技术结合后用于结核病检测和治疗监测,通过这两种技术的结合达到更快速、更便利地鉴别和发现结核病的目的。

(1)目的:2019 年新冠病毒大流行证明了开展快速和广泛诊断测试是及时阻止疫情严重流行的重要措施。对付快速传播疾病的第一线武器是通过快速和大规模的筛查测试发现并立即隔离患者,防止疾病继续传播。

(2)方法:描述了磁等离子体纳米酶(MagPlas NZs),分层共组装 Fe_3O_4- 金超微粒,它可以整合磁力富集和催化扩增过程,因此该检测方法可经流线型改进后适应高通量操作,并实现超高灵敏度。将这一优势与传统的酶联免疫吸附试验(ELISA)相结合,提出了一种基于尿液的结核病诊断和抗结核治疗检测技术,命名为 MagPlas-ELISA 检测方法,可实现更快速(<3 小时)和更高度的灵敏度(裸眼可达到 pM 检测下限,板读可达<10fM 检测下限)的尿结核抗原检测方法。

(3)结果:一项共 297 份尿液样本的临床研究显示该检测方法对肺结核(85.0%)和肺外

结核(52.8%)样本稳定的敏感性,和高度的特异性(96.7%和96.9%)。此外,该方法为无创治疗反应监测提供了很大的前景,这是"金标准"培养方法所不可行的。

(4)结论:MagPlas-ELISA方法与PCR检测方法比较显示了相当的高灵敏度,而且它仍旧是一种简单廉价的ELISA概念,因此它是可用于结核病流行控制的一种有前景的床旁检测方法,并且可能适用于其他急性感染。

二、提高儿童结核病的诊断水平——脂多糖脂阿拉伯甘露聚糖的尿液检测的应用

据估计,全球范围内在1 000万新发结核病例中儿童结核病可能占比12%,占相关总死亡率的15%。这些数字可能低估了儿童结核病的实际情况,由于难以从儿童中获得高质量的痰标本,目前常规的结核病检测方法在儿童中均无法达到很好的灵敏度,因此儿童结核病的诊断和检测仍然是一项重大的挑战,大多数儿童结核病都要依靠临床标准进行诊断。2021年3月,来自伦敦的冈比亚卫生与热带医学院的Esin Nkereuwem及其同事在 *Lancet Infect Dis* 杂志上发表一项提高儿童结核病的诊断水平的研究,对尿液中的脂多糖脂阿拉伯甘露聚糖(LAM)开展检测,进而避免常用结核病的检测方法的缺点,达到能够提高敏感性和准确度的目的。

(1)目的:敏感和特异的基于非痰液的检测将是儿童肺结核疾病诊断的突破性方法。研究同时评估了基于尿液中的阿拉伯糖胞苷脂检测分析的FujiLAM和AlereLAM检测方法用于检测儿童结核病的诊断准确性。

(2)方法:在这项横断面研究中,检测了来自15岁以下儿童的尿液样本,这些儿童可能患有肺结核。从4个专门的儿童结核病门诊连续招募儿童,包括冈比亚、马里、尼日利亚和坦桑尼亚的诊所。使用FujiLAM和AlereLAM方法解冻并测试生物库尿液样本。测量了上述方法的诊断效能,确诊结核病以微生物学为"金标准",确诊和未确诊结核病以复合诊断为参考标准。灵敏度和特异性用双变量随机效应荟萃分析计算。

(3)结果:2017年7月1日至2018年12月1日,采集并保存了415名儿童的尿液样本。63名(15%)儿童已确诊结核病,113(27%)名儿童未确诊结核病,239名(58%)不太可能患有肺结核。61名儿童HIV阳性(患病率15%)。以微生物学为参考标准时,FujiLAM方法的敏感性为64.9%(95% *CI*:43.7%~85.2%,在63例确诊样本中有40例阳性),AlereLAM方法的敏感性为30.7%(95% *CI*:8.6%~61.6%,63例确诊样本中有19例阳性)。FujiLAM方法的特异性为83.8%(95% *CI*:76.5%~89.4%,352个未确认和不太可能的样本中有297个阴性样本),AlereLAM方法的特异性为87.8%(95% *CI*:79.0%~93.7%,352个样本中有312个阴性)。当以复合诊断为参考标准时,两种测定方法的灵敏度都有所降低;FujiLAM方法的敏感性为32.9%(95% *CI*:24.6%~41.9%,176份确诊和未确诊样本中58份呈阳性)和AlereLAM方法的敏感性为20.2%(95% *CI*:12.3%~29.4%,176例中36例呈阳性)。FujiLAM方法的特异性为83.3%(95% *CI*:71.8%~91.7%,239个不太可能的样本中有202个阴性),AlereLAM方法的特异性为90.0%(95% *CI*:81.6%~95.6%,239个样本中有216个阴性)。

(4)结论:与AlereLAM检测相比,FujiLAM检测方法显示具有更高的敏感性和相似的特异性。FujiLAM可能为儿童结核病的快速诊断增加价值。

三、一项前瞻性横断面研究：在赞比亚成年人门诊患者中评估一种应用尿液脂阿拉伯甘露聚糖检测法的新型床旁检测技术的诊断准确性研究

开发新的、高度敏感的结核病床旁检测诊断技术测试，而这些测试不需要依赖于痰液样本是实现终止结核病战略目标的关键。这些诊断测试应价格合理且易于使用，以便于在高负担、资源受限、经济不发达的环境中大规模使用。脂阿拉伯甘露聚糖（LAM）是一种存在于分枝杆菌细胞壁中的脂多糖，检测尿液中 LAM 存在的试验已被提出作为一种非侵入性、床旁、基于生物标志物的新的检测方法进行研究和推广。2021 年 11 月，来自赞比亚卢萨卡的 Monde Muyoyeta 和同事在 *European Respiratory Journal* 杂志上发表了一项前瞻性横断面研究：在赞比亚成年人门诊患者中评估一种应用尿液 LAM 检测法的新型床旁检测技术的诊断准确性研究。

（1）目的：一种新型、快速、床旁的基于尿液的脂阿拉伯糖胞苷测定法（Fujifilm SILVAMP TB LAM，简称为 FujiLAM）此前在对生物样本库保存的结核病患者尿液样本的检测中已经显示了显著优于市售 LAM 检测试剂的优越性。然而，尚未使用新鲜尿液样本对 FujiLAM 方法进行前瞻性评估。因此，在赞比亚招募的 HIV 阳性和 HIV 阴性疑似结核病门诊患者中开展了针对 FujiLAM 方法的诊断准确性的研究。

（2）方法：成年人（18 岁）向两名公共卫生门诊就诊的推定结核病患者卢萨卡的设施也包括在内。所有患者均提交痰液样本进行涂片显微镜检查、Xpert MTB/RIF 和分枝杆菌培养，以及用于 FujiLAM 分析的尿液样本。菌阳结核病被定义为通过使用培养方法检测到痰中的 *M. tb*；这个结果作为评价 FujiLAM 方法诊断准确性的参考标准。

（3）结果：本研究共纳入 151 例成年人患者，包含配对的痰微生物检查和尿液 FujiLAM 检测结果；患者中 HIV 阳性率为 45%。总的来说，151 名患者中有 34 名（23%）患有培养证实的肺结核。FujiLAM 方法的总体敏感性和特异性分别为 77%（95% *CI*：59%~89%）和 92%（95% *CI*：86%~96%）。在 HIV 阳性患者中，FujiLAM 方法的敏感性为 75%（95% *CI*：43%~95%），而在 HIV 阴性患者中为 75%（95% *CI*：51%~91%）。在涂片阳性、确诊的肺结核患者中 FujiLAM 方法的敏感性为 87%（95% *CI*：60%~98%），而在涂片阴性、确诊的肺结核患者中为 68%（95% *CI*：43%~87%）。

（4）结论：在 HIV 阳性和阴性人群中，FujiLAM 方法均显示了对结核病的检测具有较高的敏感性，同时，尽管缺乏系统性肺外感染样本以形成全面的微生物参考标准，但也表现出良好的检测特异性。

四、比较 Xpert MTB/RIF 检测粪便和 AlereLAM 检测尿液的方法在脆弱的儿童结核病中的诊断准确性

在经济不发达、结核病高负担而资源有限的环境中，使用当前基于痰液的诊断工具快速准确诊断 ATB 仍然具有挑战性，尤其在针对儿童结核病的诊断中面临的问题更加严重。结核病预防和控制改进的关键是能够开发一种简单、易于获得的快速分类方法来发现结核病并对其进行分类管理。2021 年 12 月来自乌干达的 Patrick Orikiriza 和同事在 *European*

Respiratory Journal 杂志上发表了一项比较 Xpert MTB/RIF 检测粪便和 AlereLAM 检测尿液的方法在脆弱的儿童结核病中的诊断准确性的研究工作,进一步评估了针对 LAM 的检测方法的可行性。

(1)目的:基于非痰液的诊断方法对不能咳出痰的罹患高危播散性肺结核的儿童至关重要,评估和比较了 Xpert MTB/RIF 检测儿童粪便和 AlereLAM 试验检测尿液的诊断准确性。

(2)方法:年龄小于 2 岁、HIV 阳性或严重营养不良的住院疑似结核病患病儿童被纳入诊断队列。在招募时,试图收集了 2 份尿液、2 份粪便和 2 份呼吸道样本,分别用 AlereLAM 和 Xpert MTB/RIF 方法检测尿液和粪便。呼吸道样本用 Xpert MTB/RIF 和分枝杆菌培养方法进行检测。将微生物学检查结合临床诊断结果作为参考标准。

(3)结果:该研究招募了 219 名儿童,年龄中位数为 16.4 个月,72 名(32.9%)为 HIV 阳性患者,184 名(84%)为严重营养不良患者。12 名(5.5%)和 58 名(28.5%)儿童分别患有确诊和疑似结核病。收集了 219 名(100%)儿童的粪便和 216 名(98.6%)儿童的尿液。与微生物参考标准相比,粪便 Xpert MTB/RIF 检测方法的敏感性和特异性分别为 50.0%(6/12,95% *CI*:21.1%~78.9%)和 99%(198/200,95% *CI*:96.4%~99.9%),而尿液 AlereLAM 检测方法的敏感性和特异性分别为 50.0%(6/12,95% *CI*:21.1%~78.9%)和 74.6%(147/197,95% *CI*:67.9%~80.5%)。与结合临床诊断的复合标准相比,粪便和尿液检测的敏感性分别降低到 11.4%(8/70)和 25%(17/68),在不同年龄组(<2 岁和 ≥2 岁)或 HIV 感染与否没有显著差异。

(4)结论:Xpert MTB/RIF 检测对粪便具有良好的特异性,但灵敏度不理想。儿童尿液 AlereLAM 检测方法的敏感性和特异性较差。

五、数字病理学方法在石蜡包埋齐 - 内染色组织中检测分枝杆菌的研究

分枝杆菌属有共同的特征,尽管它们基因型不同,但具有相同的表型特征,可以使用齐 - 内(Ziehl-Neelsen)抗酸染色技术进行染色。采用此种染色方法配合显微镜镜检虽然是分枝杆菌检测的"金标准",但在时间上耗费太长,会造成传染源的延迟发现,对结核病的传播造成很多负面影响。因此,有关专家们针对该问题开展关于使用数字病理学技术检测分枝杆菌的探索。2021 年 1 月来自哥伦比亚的 Luz F Sua 和同事们在 *Tuberculosis*(*Edinb*)杂志上发表了一篇用数字病理学方法在石蜡包埋齐 - 内染色组织中检测分枝杆菌的研究。

(1)目的:即使能够直接进行病理组织检查,期望能够对菌量少的结核病进行早期诊断也是一种不小的挑战。数字病理学的发展允许对组织进行数字分析以识别微生物。研究的目标是开发一种程序去检测和定量石蜡包埋齐 - 内染色组织中的典型和非典型分枝杆菌。

(2)方法:程序开发,建立程序,命名为 Pat 扫描,包括病理学、系统工程和科学应用。使用 iScan 数字病理切片扫描仪,分析中调整了 9 个变量。将 10 个齐 - 内染色样本分割成 2 000 张图像,并进行分析以验证结果软件检测到的组织中细菌图像的再现性。

(3)结果:Pat 扫描包括软件和扫描仪,用于检测和定量石蜡包埋齐 - 内染色组织中的分枝杆菌。所有含有分枝杆菌的样本均通过扫描仪,可以检测到杆菌;这些结果由专业病理学家通过显微镜进行了验证。经检查,所有病例均证实存在杆菌。

（4）结论：Pat 扫描可以识别和定量石蜡包埋齐 - 内染色组织中的分枝杆菌，提供了一种可再现的诊断方法，减少了诊断时间并且不影响精度。临床应用需要进一步验证。

六、在 HIV 感染者横断面研究中，用培养滤液补充痰培养物以检测结核病

结核病导致的死亡率已经和 HIV 感染导致的死亡率不相上下，结核病被列为世界性十大死因之一。结核病与 HIV 共感染是患者死亡的主要原因。HIV 合并结核感染者具有结核病的改变，非典型和非特异性的临床表现常导致播散性疾病产生和空洞形成减少。因此，传统的检测方法在 HIV 合并结核感染者诊断效能很低。因此，2021 年 7 月来自南非的 Amanda McIvor 和同事在 *Tuberculosis*（*Edinb*）杂志上发表了用培养滤液补充痰培养物以提高检测结核病的灵敏度的研究，希望能够对这类疾病的诊断提供有益的帮助。

（1）目的：虽然一些医疗保健系统已转向分子诊断，但培养仍是结核病诊断的"金标准"，然而其局限性在于获得阳性结果等待的时间过长，急切需要缩短培养显示出阳性的时间（TPP）。研究确定在分枝杆菌生长指示管（MGIT）培养系统中补充生长因子是否可缩短 TTP。

（2）方法：MGIT 补充来自无菌 *M. tb* 培养的来源新鲜培养滤液（CF）作为生长刺激分子。对不同体积和介质成分的 CF 进行测试。这些改良 MGIT 的性能通过 HIV-TB 合并感染者的痰液进行评估。减少 MGIT 培养物的体积并从 CF 中去除洗涤剂的工作微不足道，但对缩短 TTP 却有显著的益处。

（3）结果：在一个标本的子集中，CF 抑制了生长。在优化方法后，在经过 GeneXpert、涂片显微镜和菌落形成单位测量的具有低细菌负荷的样本中缩短了 TPP。3 个在标准条件下为阴性的样本经过补充 CF 培养后显示为阳性。

（4）结论：数据提供的初步证据表明，在 MGIT 培养物中额外添加 CF 可以提高痰液细菌负荷低的 HIV-TB 合并感染者中 *M. tb* 的检出率。

[专家点评]

改进结核病诊断、筛查和有效治疗的方法是目前控制结核病的关键，是我们达到"2030 年终止结核病"的目标的重要技术保障，也是一直努力的方向。以前不太被重视的特殊类型的标本如尿液、粪便等是重要的检测对象，在本节中既有对尿液、粪便和痰液开展检测的研究，又有使用新的检测方法如磁等离子体技术，对老样本中的新的检测靶标如 LAM 开展检测应用的研究，还有通过补充培养滤液中的成分来提高传统的痰液检测标本的检测敏感性的研究，同时还有采用数字病理技术来改进组织表达检测灵敏度和特异性的工作，创新的检测方式和技术的进步为结核病快速诊断技术的进步创造了可能，为对疑难标本进行诊断提供了更多的手段，对提高临床结核病诊断和治疗的成功率都有重要贡献。

点评专家：黄海荣

第六章　结核病伴随诊断标志物研究

结核病仍然是全球传染病死亡的主要原因。早期准确诊断和检测药物敏感、耐药结核病对于实现全球结核病控制至关重要。由于难以获得标本,使用标准方法通常难以确定诊断。抗结核药物的标准化剂量可能导致个体药物浓度的变化,导致药物毒性、治疗失败和复发,部分原因是达到的药物浓度不同。因此,治疗 TB 过程中伴随诊断标志物的监测对于结核病患者的康复至关重要。迫切需要生物标志物来指示从潜伏感染到临床疾病的进展,预测治愈后重新激活的风险,并为药物和疫苗试验提供准确的终点。

第一节　代谢标志物的筛选研究

尽管存在用于治疗和预防结核病的有效化疗方案,但仍有很大一部分患者出现毒性、治疗失败或发展为复发性疾病,其中大部分可以通过药物代谢遗传标记指导的给药来避免。尽管越来越多的证据表明代谢的个体差异导致药物浓度高度可变,但抗结核治疗的标准化剂量一直依据传统的治疗方法。单一药物的药代动力学变异性与治疗失败和获得性耐药性有关。已经发现越来越多的遗传标记可以预测各种抗菌药物的代谢和毒性。尽管有这些证据,药物基因组学检测和指导治疗尚未进入结核病临床实践的主流。在大部分结核病负担落在资源有限的环境中,此类检测无法广泛使用。

一、检测 NAT2 多态性并指导异烟肼治疗结核病剂量的快速药物基因组学分析

标准化剂量的异烟肼(INH)可能会导致个体药物浓度发生变化,从而导致药物毒性、治疗失败和复发。在低收入和中等收入国家,药物基因组指导的 INH 给药可能具有很高的成本效益。药物基因组学检测和指导治疗尚未进入结核病临床实践的主流。很少有临床实验室进行 N- 乙酰转移酶 -2(n-acetyltransferase-2,NAT2)基因分型,因为这需要检测多个多态性并测试杂合等位基因模式。在大部分 TB 负担落在资源有限的环境中,此类检测无法广泛使用。其实施的一个主要障碍是缺乏一种简单、可扩展的检测方法。

(1)目的:INH 仍然是治疗活动性结核和结核潜伏感染的主要一线药物之一,开发一种

从全球代表性基因组数据衍生的非定相单核苷酸多态性（single nucleotide polymorphism，SNP）模式的算法，测试 NAT2 分类算法，以验证其在预测 INH 清除率的性能和开发原型药物基因组分析方面的表现。

（2）方法：研究者训练了一个随机森林模型，使用 8 561 个阶段基因组的全球集合从非定相 SNP 数据预测 NAT2 乙酰化基因型。招募了 48 名肺结核患者，收集了患者的痰液和血浆样本，对 INH 清除率进行了药代动力学分析，并根据估计的 INH 清除率测试了乙酰化预测算法的准确性。然后，从痰液样本中提取宿主 DNA，并针对 5 个 NAT2 多态性开发了基于分子信标探针化学的单重熔解曲线分析。使用相同的引物和探针序列，在 GeneXpert 平台上开发了一种基于试剂盒的多重定量聚合酶链式反应（polymerase chain reaction，PCR）检测方法，并评估了其对健康个体全血样本的分析灵敏度。

（3）结果：使用对 2/3 数据（$n=5\,738$）进行训练的 5-SNP 模型，其余 1/3（$n=2\,823$）的样本乙酰化基因型预测准确率为 100%。在招募的 48 名新诊断肺结核患者的队列中，27 名（56.3%）患者的预测乙酰化类型为慢速，16 名（33.3%）患者为中速，5 名（10.4%）患者为快速。INH 清除率在预测的慢乙酰化剂中最低（中位数 14.5L/h），中等乙酰化剂（中位数 40.3L/h）和快速乙酰化剂最高（中位数 53.0L/h）。来自健康个体的 20 个全血样本验证了 NAT2 药物基因组学（NAT2 pharmacogenomic，NAT2-PGx）测定，使用 5-SNP 分类器预测了乙酰化类型为 8 个（40%）慢速、10 个（50%）中速和 2 个（10%）快速。基于试剂盒的检测可以直接从 25μl 全血中准确检测所有等位基因模式。

（4）结论：研究者开发了一种基于全球代表性数据的算法，该算法使用 5 个非定相 SNP 以 100% 的准确度预测乙酰化基因型。这种乙酰化预测算法的准确性在 48 名结核病患者中针对 INH 清除率进行了测试，发现了高度相关性。然后，在 GeneXpert 平台上针对这 5 个 SNP 开发了一种基于试剂盒的多重检测，可以从 25μl 全血中准确检测出 NAT2 的基因型。由于该平台在低收入和中等收入国家广泛用于结核病诊断，因此该检测方法可以在资源有限的环境中提供个性化的异烟肼剂量。

二、预测脊柱结核标准治疗持续时间后 FDG-PET/CT 活动的生物标志物：一项探索性研究

脊椎结核可能会影响一个或多个脊椎，并涉及一种逐渐破坏骨骼的慢性炎症反应，通常伴有感染扩散到周围的软组织，并以抗结核药物作为主要治疗手段。药物敏感性脊柱结核所需的治疗持续时间仍存在不确定性。^{18}F- 氟代脱氧葡萄糖 - 正电子发射体层成像 / 计算机断层扫描（^{18}F-fluorodeoxyglucose-positron emission tomography/computed tomography，FDG-PET/CT）具有直接评估疾病部位代谢活动的优势。而且，FDG 摄取可用于量化炎症活动，并提供一种敏感的、微创的治疗反应测量方法。然而，其主要限制是治疗后持续的 FDG-PET/CT 活性比较常见，无法区分是持续性活菌引起的炎症还是仍然具有免疫原性的死菌细胞壁成分引起的炎症。但是，疾病部位缺乏 FDG-PET/CT 活性提供了可能治愈的证据，并且可以说是目前可用于治愈脊柱结核的最佳标志物。因此，需要探索生物标志物与 FDG-PET/CT 的关系以监测脊椎结核治疗的进展。

(1)目的:FDG-PET/CT 可用于评估脊柱结核治疗后的愈合情况,但可用性有限且成本高。本研究调查了脊柱结核治疗 ≥9 个月后免疫生物标志物与 FDG-PET/CT 活性之间的关联。

(2)方法:从南非西开普省的一家医院招募了 28 名完成 ≥9 个月脊柱结核治疗的患者。参与者接受了 FDG-PET/CT 扫描,并对所有脊柱和脊柱外部位的 FDG-PET/CT 活动进行了量化。参与者还提供了血液样本,用于评估 19 种细胞因子和红细胞沉降率(erythrocyte sedimentation rate,ESR)。相关性和多元回归分析用于研究生物标志物与 PET/CT 测量之间的关联。

(3)结果:研究者招募了 28 名患者,其中 24 名(86%)有脊柱 / 脊柱外 FDG-PET/CT 活动。在最强的多元回归模型中,IFN-γ 诱导蛋白 10、血管内皮生长因子 A、干扰素 γ、C 反应蛋白和 D 因子 / 脂肪素解释了 52% 的总体最大 FDG 摄取变化。常规监测标志物 ESR 与 PET/CT 测量没有显著相关性。

(4)结论:在这项探索性研究中观察到的显著单变量和多变量关联支持对生物标志物 / FDG-PET/CT 关系的进一步研究,并在这方面提出候选生物标志物。此外,研究结果表明,生物标志物 /FDG-PET/CT 关系可能受到 HIV 感染和 / 或既往结核病的影响。随着进一步的发展,生物标志物预测 FDG-PET/CT 活性有可能改善脊柱结核和其他区域的治疗反应监测,也可能改进基于 ESR 的 FDG-PET/CT 扫描转诊程序。未来的研究可以解决诸如验证当前研究中确定的关联等方面的问题。

[专家点评]

第一篇研究,研究者开发了一种基于全球代表性基因组数据衍生的非定相 SNP 模式的算法,该算法使用 5 个非定相 SNP 以 100% 的准确度预测乙酰化基因型。针对 48 名肺结核患者的 INH 清除率测试了这种乙酰化预测算法的准确性,发现了高度相关性。该算法使用更少的 SNP 预测 INH 代谢表型,同时保持高精度。基于该模型衍生的 SNP 组合,进一步开发了一种基于试剂盒的针对这 5 个 SNP 的多重检测,即 NAT2-PGx 检测,在商业自动化 PCR 平台 GeneXpert 上检测 NAT2 多态性,该方法在全球范围内广泛使用,但从未应用于药物基因组学。研究证明了该工具可以直接在临床样本中准确预测 INH 清除率,准确检测来自 25μl 全血中基因型的 NAT2 多态性,并且可以通过最少的培训和动手时间轻松执行。由于该平台在低收入和中等收入国家广泛用于结核病诊断,因此该检测方法可以在资源有限的环境中提供个性化的 INH 剂量。

第二篇研究,基于临床经验以及常规监测措施 ESR 和脊柱 X 线片确定脊椎结核临床治愈的难度,对于治疗时间骨科专家继续倾向于 9~12 个月或更长时间。然而,ESR 是不可靠的,因为它可能会在疾病仍然活跃时恢复正常,或者由于 HIV 感染等合并症而不会恢复正常。同样,X 线片只能提供有限的治愈指征,因为其无法评估软组织疾病的活动,例如椎体水肿或椎旁脓肿。使用先进的成像技术,如磁共振成像(magnetic resonance imaging,MRI)和 FDG-PET/CT 可以显著提高对脊柱结核治愈的评估。与 MRI 相比,FDG-PET/CT 具有直接评估疾病部位代谢活动的优势。

虽然 FDG-PET/CT 扫描为评估脊柱结核的愈合提供了一种有价值的方法,但这些扫描的有限可用性和高成本阻碍了其在高负担环境中的常规使用。需要一种可行的替代方法来改善 ESR 和 X 线片,在这方面具有潜力的一种方法是使用基于血液的生物标志物。许多研究已经调查了个体生物标志物和生物标志物特征在诊断 TB 和监测 TB 治疗反应方面的潜力,最终目标是为资源有限的环境开发一种具有成本效益的即时检验。这些研究大多集中在肺结核上,对包括脊柱结核在内的肺外结核的生物标志物反应知之甚少。在这项研究中,研究者假设某些生物标志物与疾病部位的代谢活动相关,因此可以从生物标志物水平预测 FDG-PET/CT 活性。生物标志物如可以识别疾病的代谢消退可能对脊柱结核以及其他形式的结核病的管理有显著的益处。因此,本探索性研究调查了脊柱结核常规治疗 ≥ 9 个月后生物标志物与 FDG-PET/CT 活性之间的关联。目前的研究结果提示预测 FDG-PET/CT 活性的生物标志物可能显示出一些前景,并确定了在该领域进一步研究的候选生物标志物。

点评专家:黄海荣

第二节 其他类型标志物的筛选研究

结核病患者治愈所需的治疗持续时间在个体患者之间差异很大,并且取决于宿主的免疫状态、疾病的严重程度、病原体的毒力和抗性状态以及药物的可用性。人们越来越关注应用生物标志物来指导个体化治疗持续时间,这对于治疗耐药结核病患者以降低不良事件的发生率和成本并提高依从性尤为重要。此外,需要监测结核病治疗成功的生物标志物,以加快评估治疗反应并确定调整药物治疗方案所需的治疗持续时间。

一、基于 22 基因转录组模型的抗结核治疗持续时间预测

结核病仍然是主要的全球健康威胁,*M. tb* 中新出现的耐药性尤其令人担忧。尽管治疗时间延长 18 个月,MDR-TB 的不良事件和令人沮丧的不良结果仍然很常见。WHO 已批准一项为期 9~12 个月的短程 MDR-TB 治疗方案,用于同时满足某些标准的对氟喹诺酮类药物敏感的 MDR-TB 患者。然而,由于二线药物的耐药,包括欧洲在内的世界多个地区的绝大多数患者不符合短程治疗方案的条件。由于抗结核药物治疗开始后表达谱的快速变化,宿主全基因组 RNA 表达有望作为个体实现治愈所需的治疗持续时间的替代标记。

(1)目的:基于 WHO 推荐的结核病患者标准化治疗时间,研究者确定并验证了宿主 RNA 特征作为药物敏感结核病(drug susceptible tuberculosis,DS-TB)和 MDR-TB 患者个体化治疗持续时间的生物标志物。

(2)方法:成年人肺结核患者被前瞻性纳入德国和罗马尼亚的 5 个独立队列。在整个治疗过程中的预定时间点收集临床和微生物学数据以及用于 RNA 转录组分析的全血。治疗结果通过 TBnet 标准(6 个月培养状态 /1 年随访)确定。在涉及机器学习算法的多步骤过程中开发了全血 RNA 治疗结束模型,以识别假设的个体治疗结束时间点。

(3)结果:德国识别队列(German identification cohort,GIC)招募了 50 名 DS-TB 患者和 30 名 MDR-TB 患者(DS-GIC 和 MDR-GIC),德国验证队列(German validation cohort,GVC)

招募了 28 名 DS-TB 患者和 32 名 MDR-TB 患者（DS-GVC 和 MDR-GVC），以及罗马尼亚验证队列（Romanian validation cohort，RVC）中的 52 名 MDR-TB 患者（MDR-RVC）。定义与治愈相关的治疗结束时间点的 22 基因 RNA 模型（22-gene RNA model，TB22）来自 DS-GIC 和 MDR-GIC 数据。TB22 在准确预测 DS-GVC 患者的临床结果方面优于其他已发表的特征（曲线下面积 0.94，95% *CI*：0.9~0.98），并表明 MDR-GIC 中的结核病患者可以在更短的治疗时间内实现治愈 GIC（平均减少 218.0 天，34.2%；*P*<0.001），MDR-GVC（平均减少 211.0 天，32.9%；*P*<0.001）和 MDR-RVC（平均减少 161.0 天，23.4%；*P*=0.001）。

（4）结论：研究者前瞻性地确定并验证了一个基于宿主 22 基因 RNA 的模型——TB22，该模型可以预测结核病患者的个体治疗时间。该模型的应用可能会缩短大多数 MDR-TB 患者的治疗时间。将该模型转化为临床实践，将需要在大型研究中进行进一步的临床评估，并开发一个可实现的平台，以支持在资源有限的环境中的可行性。

二、血液转录组学揭示了结核病免疫反应的演变和消退

尽管估计有 1/4 的世界人口感染了 *M. tb*，但大多数感染者仍然无症状（结核潜伏感染，LTBI）。一部分假定 LTBI 的患者可能患有早期疾病或已经患有亚临床疾病，从而导致感染的持续传播。早期检测可以为治疗提供信息并限制传播。活动性肺结核的诊断需要微生物样本作为感染证据，而这些样本很难获得。在活动性结核病患者中报告了以 I 型 IFN 信号转导为主的血液转录特征，反映了影像学上肺部疾病的程度，并在治疗后降低。需要监测结核病治疗成功的生物标志物，以加快评估治疗反应并确定调整药物治疗方案所需的治疗持续时间。

（1）目的：血液转录组学揭示了活动性结核病免疫反应的关键特征，但感染后的早期特征尚不清楚，此研究将在多个时间点使用详细动力学分析来评估不同患者组治疗的反应模式。

（2）方法：研究者在英国莱斯特进行了一项前瞻性队列研究，参与者包括微生物学证实的肺结核患者和肺结核的家庭接触者。在 2015 年至 2018 年期间，总共招募了 356 名肺结核家庭接触者和 74 名肺结核患者，并进行了 24 个月的前瞻性随访。每 3~6 个月检查一次肺结核接触者，收集 RNA 测序（RNA sequencing，RNA-Seq）样本，如果怀疑或报告 *M. tb*，在每次就诊时进行胸部 X 线检查（chest X-ray，CRX）及亚临床结核病筛查，并进行详细的放射学表征和临床调查，包括侵入性取样（支气管镜检查）。在开始结核病治疗之前和在治疗期间的预定就诊时，对活动性结核病患者进行取样和临床表征，并根据临床指征进行微生物学调查、CRX 放射学监测和计算机断层扫描，进行接触血液 RNA-Seq 数据的生物信息学分析，并将莱斯特队列中结核病进展的特征与治疗前和治疗期间的活动性结核病进行比较。

（3）结果：活动性结核病患者不同临床亚组血液基因表达的变化与诊断时间和治疗期间的详细时间点有关。早期结核病中基因表达的变化很小，并且随着患者进展为亚临床和临床结核病，变化逐渐增加，在这些临床表型中具有相似的结核病风险特征表达谱。此外，莱斯特结核病进展者血液中的基因表达变化，以及已发表的来自高负担结核病环境的结核病进展者队列，在诊断前 30 天最为明显，尽管在诊断前随时间观察到异质性。

(4)结论:研究者证明了基因表达变化的显著异质性,无论是在大规模队列水平还是在个体患者进展为结核病的过程中。这对于评估 LTBI 患者的结核病风险具有重要意义。此研究提供了疾病不同阶段潜在宿主免疫反应的信息,以及描述在活动性结核病进展和治疗过程中发生的基因表达变化的时间路线图,这可能有助于结核病患者的临床管理。

[**专家点评**]

第一篇研究,研究者前瞻性地分析了来自 2 个识别队列患者的全血 RNA 转录本,包括 DS-TB 和 MDR-TB 患者。根据 DS-TB 患者的严格结果标准,开发了一种基于 RNA 的模型作为无复发治愈的参考,然后进一步应用于 MDR-TB 患者,以指示个体治疗结束时间点。随后,该模型被前瞻性地应用于 3 个独立的验证队列,一个用于 DS-TB,2 个用于 MDR-TB。生物标志物指导的管理可以显著缩短许多 MDR-TB 患者的治疗时间。另外,此研究有几个局限性。研究人群缺乏异质性,因为研究主要在白种人患者中进行,不包括 HIV 感染者,其中 RNA 表达数据分析可能产生不同的结果。此外,该研究的总体样本量也不大。尽管如此,来自这个前瞻性多中心试验的患者有一个深入的临床和细菌学观察随访计划,该研究为所有相关患者提供了完整的转录组数据。

通常用于评估治疗反应的 CRX 和炎症标志物并非普遍可用且难以标准化。尽管血液转录特征已被证明可以反映对结核病治疗的反应,但尚未评估在多个时间点使用详细动力学分析对不同患者组的治疗反应模式。在第二篇研究中,在一个独特的临床和时间明确定义的肺结核的家庭接触者队列中,研究者定义了在亚临床和临床结核病中增加的初期结核病基因表达的最小变化。尽管随着时间的推移而增加,但基因表达的变化在诊断前 30 天内最高,在家庭结核病接触者和已发表的结核病进展者的队列中,随着他们进展为结核病,在群体队列水平和个体进展者中的反应存在异质性。严格监测抗结核治疗之前和期间患者的血液特征,以区分早期和晚期反应者的治疗反应。研究者对结核病进展和消退的免疫反应的表征为生物标志物开发提供了一个框架,以改善这种疾病的临床管理。

点评专家:黄海荣

第七章 结核病诊断策略的研究

对于不同的临床样本及患者人群可以有针对性地选择不同的实验室诊断方法,这是精准医学的体现。用于结核病临床诊断的标本类型较多,比如痰液、支气管灌洗液、脓液、胸腔积液等等,患者类型也较为多样,如儿童结核病患者、HIV合并肺结核感染等,与之对应的不同诊断方法的临床表现也不尽相同。有效的诊断策略可以促进结核病的及时诊断和治疗,从而最大程度地改善患者预后。

一、一种对诊断材料和培养物中非结核分枝杆菌菌种鉴定新方法的评价

目前已知140多种非结核分枝杆菌(Non-tuberculosis mycobacteria,NTM),其中至少有40种与肺部感染有关。NTM感染的治疗方案因物种不同而不同。因此,快速鉴别NTM和结核分枝杆菌复合群(*Mycobacterium tuberculosis* complex,MTBC)对于控制感染和合理选择抗菌药物治疗具有重要意义。近年来,一些基于聚合酶链式反应(Polymerase chain reaction,PCR)的方法已经被开发用于NTM的种类鉴定。然而,NTM物种基因组的相似性,导致了对密切相关物种的错误识别,这意味着对熔化曲线检测的精确度要求相当高,并不是所有实验室使用的热循环仪都能符合要求。迄今为止开发的基于多重实时聚合酶链式反应只能识别一种或几种分枝杆菌,或者只适用于培养物,而不适用于从患者获得的临床材料。2021年6月俄罗斯莫斯科中央结核病研究所与公司合作开发的新型实时荧光定量PCR系统极大程度上解决了这一难题。

(1)目的:评估由俄罗斯莫斯科中央结核病研究所与公司合作开发的用于鉴定12种NTM的实时荧光定量PCR系统。

(2)方法:本研究使用一种新的实时荧光定量PCR方法鉴定12种NTM,包含生长缓慢的鸟分枝杆菌(*M. avium*)、胞内分枝杆菌(*M. intracellulare*)、堪萨斯分枝杆菌(*M. kansasii*)、缓黄分枝杆菌(*M. lentiflavum*)、戈登分枝杆菌(*M. gordonae*)、蟾分枝杆菌(*M. xenopi*)和快速生长型的脓肿分枝杆菌(*M. abscessus*)、龟分枝杆菌(*M. chelonae*)、偶发分枝杆菌(*M. fortuitum*)、外来分枝杆菌(*M. peregrinum*)、黏液分枝杆菌(*M. mucogenicum*)、耻垢分枝杆菌(*M. smegmatis*)。本研究共纳入NTM菌株210株,包括19种类型;MTBC菌株共21株,包括2种类型;非分枝杆菌共18株,包括13种类型,用于检测该方法的敏感性和种间特异

性。将 3 组患者的样本纳入此研究：第一组包括疑似由 NTM 感染引起的肺部疾病患者，以及根据痰涂片镜检结果怀疑为分枝杆菌病的囊性纤维化患者，并证实了痰样本中具有 NTM DNA 的存在；第二组是先前经细菌学方法确诊为肺结核的患者；第三组由非分枝杆菌引起的肺部疾病患者组成，以评估该方法在临床环境中的特异性。应用第二组和第三组共 819 例患者的涂片镜检阳性和 MTBC/NTM DNA 筛查阳性的临床标本（痰）进行特异性和敏感性评价。首先用实时荧光定量 PCR 分析 MTBC 或 NTM DNA 的存在，然后对 NTM 阳性的样品进行序列分析并进行物种鉴定。

（3）结果：该方法直接从诊断材料判断 NTM 种类的灵敏度为 99.71%，特异度为 100%，从细菌培养物中鉴定 NTM 的敏感性和特异性分别为 99.67% 和 100%，在检测培养物中检测 MTBC 的敏感性和特异性均为 100%。

（4）结论：这种新型的检测技术对诊断材料和培养物均具有较高的敏感性和特异性，这种检测方法的引入将使得细菌学实验室能够迅速进行普通 NTM 检测，以区分 NTM 和 MTBC，并准确鉴定 NTM 种类，为早期合理地选择患者治疗方案提供了有力帮助。

二、结核病分散分子检测的多组分策略

虽然新的分子诊断平台有助于终止结核病，但由于现实世界中存在影响其实施的环境和社会因素，一些新技术往往无法产生预期的社会和经济效益。在卫生系统薄弱且结核病高发的国家和地区，这类因素影响尤其严重。因此，如果要在现实世界的环境中改善结核病患者的预后，就必须鉴别和测试针对结核病诊断和治疗的多组分干预措施，制订有效的策略来促进结核病高负担国家和地区及时诊断和治疗结核病。

（1）目的：本研究通过现场 GeneXpert 检测（XPEL-TB）评估分散分子检测与临床工作流程指导下的重组和月度绩效反馈相结合的方式，以实现卫生中心提供高质量结核病评估服务，从而使更多的患者接受结核病诊断和治疗。

（2）方法：本研究进行了一项整群随机试验。在该试验中，乌干达社区卫生中心被分配到多组分诊断策略（结核病现场分子检测、临床工作流程指导下重组和月度绩效反馈）或常规护理（现场痰涂片镜检和转诊分子检测）。主要结果是在 16 个月的干预期内，在提交健康中心进行评估后 14 天内接受确诊结核病治疗的成年人人数。次要结果包括完成结核病检测、当天诊断和当天治疗。结果也根据比例进行评估。

（3）结果

1）共有 20 个卫生中心接受了随机分组，每组 10 个。在 10 644 名符合入组条件的成年人（中位年龄 40 岁）中，60.1% 为女性，43.8% 为 HIV 感染者。

2）干预策略导致更多患者在 14 天内接受确诊结核病的治疗（10 个干预卫生中心的 342 名患者与 10 个对照卫生中心的 220 名患者；调整后的比率为 1.56，95% *CI*：1.21~2.01）。与对照卫生中心相比，干预卫生中心的患者更多地完成了结核病检测（调整后比率为 1.85，95% *CI*：1.21~2.82），接受了当天的诊断（调整后比率为 1.89，95% *CI*：1.39~2.56），并接受了确诊结核病的当天治疗（调整后比率为 2.38，95% *CI*：1.57~3.61）。

3）在 706 例确诊的肺结核患者中，干预组在当天（调整后的比率为 2.29，95% *CI*：

1.23~4.25)或 14 天内(调整后的比率为 1.22,95% *CI*:1.06~1.40)接受治疗的比例高于对照组。

(4)结论:现场结核病分子检测和实施支持的多组分诊断策略可提供高质量结核病诊疗服务,导致更多的患者接受检测、诊断和确诊结核病治疗。

三、诊断幼儿结核病的敏感且可行的标本采集和检测策略

胃引流液和支气管灌洗液是诊断幼儿结核病的标准标本,作为侵入性检查获得的临床标本,检出率低,标本量少。目前,对 5 岁以下儿童的结核病诊断,确定一种与参考标准相比侵入性小但同样敏感的样本采集方法非常重要。美国疾病预防控制中心 Rinn Song 等人针在 5 岁以下 HIV 阳性和阴性的儿童队列中收集多种类型样本并进行细菌学检测,通过评估检出率和灵敏度提供更优质的样本和检测方法选择。

(1)目的:针对 5 岁以下结核病患儿描述一种敏感且创伤小的样本采集和检测组合。

(2)方法:在这项前瞻性横断面诊断研究中,在 2013 年 10 月至 2015 年 8 月期间在肯尼亚基苏木县的住院患者和门诊患者中招募了 5 岁以下儿童。他们有结核病的症状(不明原因的咳嗽、发热、营养不良)和胸部 X 线片上的实质异常或有颈部淋巴结病。收集胃液、痰、尿、淋巴结细针抽吸物等多种类型标本,每种类型样本通过 Xpert MTB/RIF 实验和分枝杆菌生长指示管培养检测结核分枝杆菌复合物。多个不同的标本和实验组合作为指标试验。大于 1 种主要研究标本且大于 4 种可评估标本类型的儿童被纳入分析范围。本研究对 2015 年 2 月至 2020 年 10 月的数据进行了分析。

(3)结果:在 300 名入选儿童中,中位年龄为 2.0 岁(四分位数间距为 1.0~3.6 岁),151 名(50.3%)为女童。总共有 294 名儿童符合分析标准。在 31 名确诊为结核病的参与者中(最大观察率),24 名儿童(敏感性为 77%,十分位数间距:68%~87%)在多达 2 个胃穿刺物(GA)样本上有阳性结果,20 名儿童(敏感性为 64%,十分位数间距:53%~76%)在多达 2 个诱导痰液样本上有阳性结果,2 个鼻咽抽吸物(NPA)样本(23/31,敏感性为 74%,十分位数间距:64%~84%)、1 个 NPA 样本和 1 个粪便样本(22/31,敏感性为 71%,十分位数间距:64%~84%)的结果为阳性。1 个 NPA 样本和 1 个尿液样本(21.5/31,灵敏度为 69%,十分位数间距:58%~80%)与参考标准标本相似。将 GA 和 NPA 各 2 个样本结合起来,平均收率灵敏度有为 90%(28/31)。

(4)结论:简单、敏感的幼儿结核病诊断方法可以挽救许多生命。该研究证实,检测 2 份 NPA 标本或 1 份 NPA 标本加 1 份粪便标本,比目前的标准更简单、容易获得,且 2 种方法灵敏度大致相当。这种组合可以改善条件有限的地区的儿童结核病诊断。而 GA 和 NPA 的结合比目前标准诊断方法的灵敏度更高,可能适用于特定的临床条件和科研场景。

四、美国高危人群结核潜伏感染的三项检测方法比较

结核潜伏感染的治疗是预防结核病的重要策略。结核潜伏感染人群没有临床症状,且不具有传染性,但携带 *M. tb*,如果不及时诊断和治疗,则具有发展为活动性结核病的风险。根据 *M. tb* 的分子流行病学研究结果,美国 80% 以上的结核病病例不是由最近接触结核病

患者引起的,而是由长期未治疗的结核潜伏感染发展为活动性结核病。美国在消除结核病方面的成效在很大程度上取决于对结核潜伏感染者的治疗。Christine S Ho 团队于 2021 年 9 月发表在 *Lancet Infect Dis* 杂志的一项旨在评估 γ 干扰素释放试验和结核菌素皮肤试验之间一致性的研究,为其在重要风险人群中的使用提供指导。

(1)目的:治疗结核潜伏感染是预防结核病的重要策略。在美国,常用结核菌素皮肤试验(Tuberculin skin test,TST)和 2 种 γ 干扰素释放试验(T-SPOT.TB 和 QuantiFERON)来检测结核潜伏感染。本研究评估了结核病高风险人群中 3 种检测方法用于检测结核潜伏感染的表现。

(2)方法:在这项观察性队列研究中,研究者在美国的 10 个地点和 18 个医疗单位招募了结核潜伏感染者或结核病高风险人群,包括感染性结核病例的密切接触者、出生在美国结核病中高发病率地区人群和 HIV 感染者。研究者对参与者进行了有关人口统计和医疗风险因素的调查,并对每个参与者进行了上述的 3 项测试。

(3)结果:2012 年 7 月 12 日至 2017 年 5 月 5 日期间,研究团队访问了 26 292 人,其中 22 131 人(84.2%)纳入研究队列。21 846 名参与者(98.7%)的数据可用于分析,其中 3 790 名参与者(17.3%)出生在美国,18 023 名参与者(82.5%)出生在美国以外的国家和地区。在所有非美国出生的参与者中,TST 阳性结果(7 476/17 306,43.2%)与 Quantiferon 阳性结果(4 732/17 882,26.5%)间的风险比(risk ratio,*RR*)为 1.6(95% *CI*:1.6~1.7),与 T-SPOT.TB 阳性结果(3 693/17 118,21.6%)相比,风险比为 2.0(95% *CI*:1.9~2.1)。在美国出生的参与者在所有测试中阳性结果的比例变化较小。TST 阳性结果(391/3 575,10.9%)与 Quantiferon 阳性结果(445/3 693,12.0%)和 T-SPOT.TB 结果(295/3 638,8.1%)的 *RR* 分别为 0.9(95% *CI*:0.8~1.0)和 1.3(95% *CI*:1.2~1.6)。在 21 846 名参与者中,有 20 149 名(92.2%)在所有 3 项测试中都有结果,其中 16 712 名(76.5%)为非美国出生的参与者。在非美国出生的参与者中,TST 和 γ 干扰素释放试验结果间的不一致随着年龄变化而变化,在 848 名 5 岁以下的非美国出生的儿童中不一致性最为显著。在 234 名 5 岁以下非美国出生的儿童中,至少有 1 项试验阳性,其中 204 名(87.2%)为 TST 阳性,γ 干扰素释放试验阴性。非美国出生的受试者 TST 阴性但 γ 干扰素释放试验阳性的比例从 2 岁以下的儿童(1/199,0.5%)到 65 岁及以上的受试者(86/594,14.5%)不等。无论哪种出生地,2 种 γ 干扰素释放试验之间的符合率均高于 TST 和任一种 γ 干扰素释放试验的组合。在非美国出生的 5 岁以下儿童中,TST 和 γ 干扰素释放试验之间的一致性较低。

(4)结论:本文的研究结果表明应优先使用 γ 干扰素释放试验来诊断高危人群中的结核潜伏感染,特别是在美国以外出生的幼年和年长人群。

[专家点评]

目前实验室最精准、最常用的 NTM 菌种鉴定方法是全基因组测序,但是该方法成本高、耗时长,因此研发快速、低成本的 NTM 鉴定方法可为疾病鉴别诊断和精准用药提供有力的帮助。第一篇研究使用一种基于实时荧光 PCR 的菌种检测方法,可以快速鉴定 12 种 NTM,涵盖了在俄罗斯致病的绝大多数 NTM,无论是临床样本还是细菌阳性培养物均获得了优异的灵敏度和精确度,同时与参考方法 Hain GenoType CM/AS 相比有很好的一致性。

但是该方法无法对 NTM 亚型进一步细分,同时每个样本需要进行 5 个 PCR 反应,操作和结果判读稍显复杂,后续可考虑研发全自动上样及结果判读系统。

在第二篇研究中,多组分 XPEL-TB 策略(包括分散的分子检测、结构化重新设计临床流程以促进当天的检测和治疗,以及每月的绩效反馈)导致乌干达社区卫生中心接受确诊结核病治疗的患者数量高于对照策略。随着更多分散分子检测平台的使用,该试验提供了强有力的证据支持其在结核病高发国家的社区卫生中心快速实施以及促进质量改进的可行策略。该研究提示多组分 XPEL-TB 策略在治疗结核病,降低发病率、病死率等方面都不亚于用药作用。

第三篇研究中,检测 2 份 NPA 标本或 1 份 NPA 标本加 1 份粪便标本,比目前的标准更简单,而且同样敏感。如果有 Xpert MTB/RIF Ultra 或类似的分子模式,其灵敏度与 MGIT 相似,可以进一步提高这些标本组合的诊断价值。该项研究为临床中儿童结核病的诊断提供新的思路,在胃穿刺物和诱导性痰液等侵入性标本难以获取的情况之下,快速地采集 NPA、粪便标本不仅考虑到儿童依从性,提高诊断率,同时保障了敏感性和准确性。后续可通过更大规模的临床试验验证其有效性并进一步推广使用。

第四篇研究是一项大规模队列研究,结果表明在高危人群中应优先使用 γ 干扰素释放试验来诊断结核潜伏感染。BCG 免疫及其他免疫相关合并症会影响 TST 和 γ 干扰素释放试验的结果,但文章中并未对纳入人群的免疫状态是否影响结果的准确性作出进一步分析,仅对出生地、HIV 感染、年龄、是否存在家庭密切接触等因素进行了详细描述。同时研究纳入人群已进行了 2 年随访,研究人员尚未对影响发展为活动性结核病的关键因素进行深入分析。本研究及后续的研究结果对于结核潜伏感染的早发现、早治疗和探明活动性结核病的风险因素具有重要意义。

点评专家:黄海荣

参 考 文 献

［1］ MENDELSOHN S C, FOPRE-GARLAND A, PENN-NICHOLSON A, et al. Validation of a host blood transcriptomic biomarker for pulmonary tuberculosis in people living with HIV: a prospective diagnostic and prognostic accuracy study [J]. Lancet Glob Health, 2021, 9 (6): e841-e853.

［2］ HOANG L T, JAIN P, PILLAY T D, et al. Transcriptomic signatures for diagnosing tuberculosis in clinical practice: a prospective, multicentre cohort study [J]. Lancet Infect Dis, 2021, 21 (3): 366-375.

［3］ MULENGA H, MUSVOSVI M, MENDELSOHN S C, et al. Longitudinal dynamics of a blood transcriptomic signature of tuberculosis [J]. Am J Respir Crit Care Med, 2021, 204 (12): 1463-1472.

［4］ KUMAR G R, NOURSADEGHI M. Blood transcriptomic biomarkers for tuberculosis screening: time to redefine our target populations？ [J] Lancet Glob Health, 2021, 9 (6): e736-e737.

［5］ NOURSADEGHI M, GUPATA R K. New insights into the limitations of host transcriptional biomarkers of tuberculosis [J]. Am J Respir Crit Care Med, 2021, 204 (12): 1363-1365.

［6］ MPANDE C A M, MUSVOSVI M, ROZOT V, et al. Antigen-specific T-cell activation distinguishes between recent and remote tuberculosis infection [J]. Am J Respir Crit Care Med, 2021, 203 (12): 1556-1565.

［7］ CHEN J X, HAN Y S, ZHANG S Q, et al. Novel therapeutic evaluation biomarkers of lipid metabolism targets in uncomplicated pulmonary tuberculosis patients [J]. Signal Transduct Target Ther, 2021, 6 (1): 22.

［8］ KAUSHIK A C, WU Q, LIN L, et al. Exosomal ncRNAs profiling of mycobacterial infection identified miRNA-185-5p as a novel biomarker for tuberculosis [J]. Brief Bioinform, 2021, 22 (6): bbab210.

［9］ BABIN B M, FERNANDEZ-CUERVO G, SHENG J, et al. Chemiluminescent protease probe for rapid, sensitive, and inexpensive detection of live mycobacterium tuberculosis [J]. ACS Cent Sci, 2021, 7 (5): 803-814.

［10］ HOMANN A R, NIEBING L, ZEHNLE S, et al. A microfluidic cartridge for fast and accurate diagnosis of Mycobacterium tuberculosis infections on standard laboratory equipment [J]. Lab Chip, 2021, 21 (8): 1540-1548.

［11］ PENN-NICHOLSON A, GOMATHI S N, UGARTE-GIL C, et al. A prospective multicentre diagnostic accuracy study for the Truenat tuberculosis assays [J]. Eur Respir J, 2021, 58 (5): 2100526.

［12］ ZHAGN Z, DU J, LIU T, et al. EasyNAT MTC assay: A simple, rapid, and low-cost cross-priming amplification method for the detection of mycobacterium tuberculosis suitable for point-of-care testing [J]. Emerg Microbes Infect, 2021, 10 (1): 1530-1535.

［13］ SAAVEDRA B, MAMBUQUE E, NGUENHA D, et al. Performance of Xpert MTB/RIF Ultra for tuberculosis diagnosis in the context of passive and active case finding [J]. Eur Respir J, 2021, 58 (6): 2100257.

［14］ TORRES O A, CORONEL J, VIDAL J R, et al. Genomic signatures of pre-resistance in Mycobacterium tuberculosis [J]. Nat Commun, 2021, 12 (1): 7312.

［15］ WANG G, JIANG G, JING W, et al. Prevalence and molecular characterizations of seven additional drug resistance among multidrug-resistant tuberculosis in China: A subsequent study of a national survey [J]. J Infect, 2021, 82 (3): 371-377.

［16］ DE LCGDJ, VON G A, UNIS G, et al. Whole-genome sequencing as a tool for studying the microevolution of drug-resistant serial Mycobacterium tuberculosis isolates [J]. Tuberculosis, 2021, 131: 102137.

［17］ PENN-NICHOLSON A, GEORGHIOU S B, CIOBANU N, et al. Detection of isoniazid, fluoroquinolone, ethionamide, amikacin, kanamycin, and capreomycin resistance by the Xpert MTB/XDR assay: a cross-sectional multicentre diagnostic accuracy study [J]. Lancet Infect Dis, 2022, 22 (2): 242-249.

［18］ JOUET A, GAUDIN C, BADALATO N, et al. Deep amplicon sequencing for culture-free prediction of susceptibility or resistance to 13 anti-tuberculous drugs [J]. Eur Respir J, 2021, 57 (3): 2002338.

［19］ NADARAJAN D, HILLEMANN D, KAMARA R, et al. Evaluation of the Roche cobas MTB and MTB-RIF/INH assays in samples from Germany and Sierra Leone [J]. J Clin Microbiol, 2021, 59 (5): e02983-20.

［20］ LUIS AR-B, IKURI Á M, MANUEL S D, et al. Characterization of genetic diversity and clonal complexes by whole genome sequencing of Mycobacterium tuberculosis isolates from Jalisco, Mexico [J]. Tuberculosis, 2021, 129: 102106.

［21］ KANCHAN A, MUBIN K, UMANG A, et al. Evaluation of CSF pyrosequencing to diagnose tuberculous meningitis: A retrospective diagnostic accuracy study [J]. Tuberculosis, 2021, 126: 102048.

［22］ FERDINAND A S, KELAHER M, LANE C R, et al. An implementation science approach to evaluating pathogen whole genome sequencing in public health [J]. Genome Med, 2021, 13 (1): 121.

［23］ KIM J, TRAN V T, OH S, et al. Clinical trial: Magnetoplasmonic ELISA for urine-based active tuberculosis detection and anti-tuberculosis therapy monitoring [J]. ACS Cent Sci, 2021, 7 (11): 1898-1907.

［24］ NKEREUWEM E, TOGUN T, GOMEZ M P, et al. Comparing accuracy of lipoarabinomannan urine tests for diagnosis of pulmonary tuberculosis in children from four African countries: a cross-sectional study [J]. Lancet Infect Dis, 2021, 21 (3): 376-384.

［25］ MUYOYETA M, KERKHOFF A D, CHILUKUTU L, et al. Diagnostic accuracy of a novel point-of-care urine lipoarabinomannan assay for the detection of tuberculosis among adult outpatients in Zambia: a prospective cross-sectional study [J]. Eur Respir J, 2021, 58 (5): 2003999.

［26］ ORIKRIZA P, SMITH J, SSEKYANZI B, et al. Tuberculosis diagnostic accuracy of stool Xpert MTB/RIF and urine AlereLAM in vulnerable children [J]. Eur Respir J, 2021, 59 (1): 2101116.

［27］ SUA L F, BOLANOS J E, MAYA J, et al. Detection of mycobacteria in paraffin-embedded Ziehl-Neelsen-Stained tissues using digital pathology [J]. Tuberculosis, 2021, 126: 102025.

［28］ MCLVOR A, GORDHAN B G, WAJA Z, et al. Supplementation of sputum cultures with culture filtrate to detect tuberculosis in a cross-sectional study of HIV-infected individuals [J]. Tuberculosis, 2021, 129: 102103.

［29］ RENU V, SUNITA P, NAN Z, et al. A rapid pharmacogenomic assay to detect NAT2 polymorphisms and guide isoniazid dosing for tuberculosis treatment [J]. Am J Respir Crit Care Med, 2021, 204 (11): 1317-1326.

［30］ MANN T N, WARWICK J, CHEGOU N N, et al. Biomarkers to predict fdg PET/CT activity after the standard duration of treatment for spinal tuberculosis: An exploratory study [J]. Tuberculosis, 2021, 129: 102107.

［31］ JAN H, SEBASTIAN M, MAJA R, et al. Prediction of anti-tuberculosis treatment duration based on a 22-gene transcriptomic model [J]. Eur Respir J, 2021, 58 (3): 2003492.

［32］ OLIVIER T, RAMAN V, AKUL S, et al. Blood transcriptomics reveal the evolution and resolution of the immune response in tuberculosis [J]. J Exp Med, 2021, 218 (10): e20210915.

［33］ SMIRNOVA T, USTINOVA V, ANDREEVSKAYA S, et al. Evaluation of a new assay for nontuberculous mycobacteria species identification in diagnostic material and cultures [J]. Tuberculosis, 2021, 130: 102124.

［34］ CATTAMANCHI A, REZA T F, NALUGWA T, et al. Multicomponent strategy with decentralized molecular testing for tuberculosis [J]. N Engl J Med, 2021, 385 (26): 2441-2450.

［35］ SONG R, CLICK E S, MCCARTHY K D, et al. Sensitive and feasible specimen collection and testing strategies for diagnosing tuberculosis in young children [J]. JAMA Pediatr, 2021, 175 (5): e206069.

［36］ HO C S, FENG P I, NARITA M, et al. Comparison of three tests for latent tuberculosis infection in high-risk people in the USA: an observational cohort study [J]. Lancet Infect Dis, 2022, 22 (1): 85-96.

治疗篇

结核病现状表明,迫切需要开发新的抗结核药物和短程、有效、安全、易耐受的治疗方案来提高结核病患者治疗成功率。新的抗结核药物和治疗方案正在如火如荼研发之中,并取得了重要进展,为早日终止结核病流行带来了希望。全口服、疗程短、药物不良反应最小化,以提高治疗成功率和患者依从性,降低失访率、治疗失败率和复发率,成了新药和新方案的研究方向。

第一章　抗结核新药和新方案的临床研究

　　一、德拉马尼在成年人和儿童中治疗耐药结核病的扩展性临床试验安全性和疗效评估:5 年更新版

　　尽管德拉马尼已在许多地区被批准用于治疗耐多药结核病(multidrug-resistant tuberculosis, MDR-TB),但在尚未注册的地区,可以通过 Otsuka 扩展性临床试验(compassionate use,CU)计划将其作为挽救性治疗的一部分,特别是对于那些治疗选择有限的患者。该研究将介绍全球 200 多名在 CU 计划下接受德拉马尼治疗的 MDR-TB 患者 24 周的中期治疗结果分析。

　　(1)目的:评估接受德拉马尼治疗的耐多药结核病患者为期 24 周的中期治疗疗效和安全性。

　　(2)方法:该研究针对在 2014 年至 2019 年间进行 CU 治疗的耐多药结核病患者队列,评估了 24 周的治疗方案疗效以及德拉马尼的安全性。体重 ≥ 35kg 的患者,100mg/ 次,2 次 /d;体重在 20~35kg 的患者,50mg/ 次,2 次 /d。

　　(3)结果:该项目最终纳入了 202 名将德拉马尼作为多药治疗方案中的一部分的患者,其中包含了 34 名年龄在 6~17 岁的儿童。在 202 名患者中,52% 来自南非,22% 来自俄罗斯,15% 来自印度。其中 33%(66/202)合并 HIV 感染,5%(11/202)合并丙型肝炎病毒(hepatitis C virus,HCV)感染,1%(3/202)合并乙型肝炎病毒(hepatitis B virus,HBV)感染。52%(106/202)的患者接受了德拉马尼与贝达喹啉的联合治疗,其中 40%(42/106)在贝达喹啉的治疗后进行了德拉马尼的治疗,59% 的患者在纳入研究时没有使用 2 种药物进行治疗。

　　在 202 名患者中有 172 名患者完成了 24 周的德拉马尼治疗,11 名患者没有继续进行治疗或失访,23 名患者死亡,其中 19 名患者在治疗 24 周前死亡,4 名患者在治疗 24 周后死亡。85%(147/172)的患者在德拉马尼治疗开始前痰培养为阳性,79%(116/147)的阳性患者在 24 周治疗后痰培养结果转为阴性。123 名广泛耐药结核病(extensive drug resistant tuberculosis,XDRTB)患者中,73%(90/123)的患者在接受德拉马尼治疗前培养阳性,77%(69/90)治疗 24 周培养阴性。73%(48/66)合并 HIV 感染患者中,92%(44/48)培养转阴。所有患者中有一名来自瑞士的 38 岁患者对德拉马尼产生了耐药性。在儿童患者中,有 25 名患者在纳入研究时痰培养阳性,随后完成了德拉马尼加优化背景方案(optimised background regimen,OBR)的治疗方案,其中 20 名患者在 24 周时培养为阴性结果。

在安全性评估中,不良事件(adverse event,AE)主要包括恶心、呕吐和 QT 间期延长。在 431 例报告的不良事件中,173 例(40%)被评定为严重不良事件(serious adverse event,SAE)。QT 间期异常或延长是最常见的严重不良事件(8/173);其余与德拉马尼相关的严重不良事件中,2%(4/202)与肝脏相关疾病有关,包括肝炎、肝性脑病、药物性肝损伤和肝毒性。在 23 例报告死亡的病例中,有 16 例(70%)患者因 MDR/XDR-TB 恶化导致死亡或可疑导致死亡。有 5 例患者分别因肝性脑病、肝硬化、左脚坏疽、抗利尿激素分泌异常综合征和持续性电解质失衡而死亡。在儿童中,31 名(91%)患者报告了 102 种 AE,其中 5 名(15%)患者报告了 21 种 SAE。

(4)结论:在难以治疗的耐药结核病例中,德拉马尼联合其他药物可以达到较高的培养阴性率,且具有良好的安全性。

二、肺结核的辅助宿主定向治疗:一项前瞻性、开放标签、Ⅱ期、随机对照试验

目前的结核病治疗使患者出现临床上显著的肺损伤,治愈后的全因死亡率增加。辅助宿主定向治疗可以保护肺部,提高长期生存率,缩短治疗时间;然而,很少有人经过临床测试。Gavin Churchyard 团队在 *Lancet Respir Med* 杂志发表了一项前瞻性、开放标签、Ⅱ期、随机对照试验研究,旨在评估 4 种宿主定向治疗结核病的安全性和初步疗效。

(1)目的:评估 4 种针对结核病的宿主定向治疗的安全性和初步疗效。

(2)方法:在南非的 3 个临床点招募了肺结核患者。入组标准:年龄 18~65 岁,HIV-1 阴性,利福平敏感的 *M. tb*(痰液 Xpert 周期阈值小于 20),胸部 X 线片显示中度晚期或远晚期疾病。通过使用以 10 为一组的数字和按地点分层,符合条件的患者被随机分配(1:1:1:1:1)接受 4 种口服宿主定向治疗中的一种加上标准结核病治疗或单独标准治疗(对照组)。宿主定向治疗方法为:CC-11050(200mg,2 次 /d,同时服用食物;第 1~112 天);依维莫司(0.5mg/天;第 1~112 天);金诺芬(3mg/d,7 剂,然后 6mg/d;第 1~112 天);麦角钙化醇(第 1 天 5mg,第 28 天和第 56 天 2.5mg)。所有受试者都接受了 180 天的口服利福布汀替代标准结核病治疗。在基线时进行肺活量测定和使用固体和液体培养基进行痰培养,并在整个治疗期间在指定的时间间隔再次进行检查,直至治疗后的 180 天。主要疗效终点为 210 天的安全性和耐受性。次要初步疗效终点是痰微生物学(第 56 天的培养和到第 180 天的稳定培养转化的风险比)和肺功能[第 1 秒用力呼气容积(forced expiratory volume in one second,FEV_1)和在第 56 天、第 180 天和第 540 天通过肺活量测定法测量的用力肺活量(forced vital capacity,FVC)]。在意向治疗人群中分析安全性,主要在符合方案的人群中进行了初步疗效分析。

(3)结果:2016 年 11 月 18 日至 2018 年 9 月 27 日,对 200 名患者进行筛查,随机分配到不同的治疗组(每组 40 名,1 名依维莫司组患者退组)。在治疗期间或治疗停止后 30 天内发生了 11 例由治疗引起的严重不良事件,其中 3 例可归因于宿主定向治疗。金诺芬治疗者发生危及生命的血小板减少;另一名金诺芬治疗者发生明显的腹腔内败血症导致死亡,被列为疑似意外严重不良反应。在接受麦角钙化醇治疗的患者中,脊柱结核是一种明显的矛盾反应。对照组中有 2 名患者出现危及生命的、可归因于治疗的肝损伤。在接受

CC-11050 或依维莫司治疗的患者中未发生由治疗引起的严重不良事件。对照组的平均
FEV_1 在基线时的预测水平为 61.7%（95% CI：56.3%~67.1%），第 180 天为 69.1%（95% CI：
62.3%~75.8%）。与对照组相比，接受 CC-11050 和依维莫司治疗的患者在第 180 天出现了
FEV_1 升高（与对照组的平均差异分别为 6.30%，95% CI：0.06%~12.54，P=0.048；6.56%，95%
CI：0.18%~12.95%，P=0.044），而接受金诺芬和麦角钙化醇治疗的患者则没有出现 FEV_1 的
升高。在 180 天的随访期间，这些治疗均未对 FVC 或研究过程中的痰培养状态测量产生
影响。

（4）结论：CC-11050 和依维莫司作为结核病的辅助疗法是安全且耐受性良好的，初步疗
效分析表明它们还可能促进 FEV_1 的恢复，这是肺功能的关键指标和全因死亡率的预测指
标。有必要对这些药物进行进一步研究。

三、贝达喹啉、德拉马尼或两药联用对于利福平耐药结核病患者 QT 间期的影响：一项开放标签随机对照 II 期临床试验

贝达喹啉（BDQ）和德拉马尼（DLM）是近 40 年来首次注册的抗结核新药。这两种药物
都可以引起 QT 间期延长（QTc interval prolongation），这种不良反应于服药开始数周后最为
明显。同时，这两种药物联用时的抗 *M. tb* 效能以及心脏安全性的证据尚未明确。

（1）目的：评价 BDQ、DLM 以及这两种药物联用对于接受多药物背景方案（multidrug
background therapy，MBT）治疗的耐多药或利福平耐药结核病（MDR/RR-TB）患者 QT 间期
在长达 6 个月的多药物方案疗程期间的影响。

（2）方法：ACTGA5343 是一项开放标签随机对照 II 期临床试验。接受多药物背景方
案的 MDR/RR-TB 成年人患者按照 1:1:1 的比例随机到 BDQ+MBT 组、DLM+MBT 组
或 BDQ+DLM+MBT 组（3 组方案疗程均为 24 周）。基线 QT 间期>450ms 的个体被排除。
HIV 阳性的参试者接受了基于度鲁特韦的抗逆转录病毒方案治疗。参试者抗结核方案均未
纳入氯法齐明。同时，用左氧氟沙星替代莫西沙星。参试者每 2 周进行三导联心电图检查
以及痰培养。主要研究终点是同基线比较的平均 QT 间期改变（平均长达 8~24 周）；8~24 周
末的痰培养累计阴转率被视作探索性研究终点。分析纳入了所有开始研究抗结核方案治疗
的参试者（改进的意向性分析 ITT 人群）的相关数据。

（3）结果：在 2016 年 8 月 26 日至 2018 年 7 月 13 日间，174 名接受基线筛查的患者中，
84 名被纳入（每组 28 名，HIV 阳性患者总数为 31 例）。2 名参试者未开始研究方案治疗（来
自 DLM+MBT 组以及 BDQ+DLM+MBT 组的各 1 名参试者撤回知情同意）不符合纳入标准。
同基线比平均 QT 间期改变分别为 BDQ+MBT 组 12.3ms（95% CI：7.8~16.7ms），DLM+MBT
组 8.6ms（95% CI：4.0~13.1ms），BDQ+DLM+MBT 组 20.7ms（95% CI：16.1~25.3ms）。在研究
期间未发生 3 或 4 级 QT 间期延长不良反应事件，也没有患者死亡。8 周末累计痰培养阴
转率分别为 BDQ+MBT 组 88%（21/24，95% CI：71%~97%），DLM+MBT 组 83%（20/24，95%
CI：65%~95%）以及 BDQ+DLM+MBT 组 95%（19/20，95% CI：79%~100%）。24 周末累计痰
培养阴转率分别为 BDQ+MBT 组 92%（95% CI：77%~99%），DLM+MBT 组 91%（95% CI：
76%~99%）以及 BDQ+DLM+MBT 组 95%（95% CI：79%~100%）。

（4）结论：对于 QT 间期，BDQ 同 DLM 联用有一定的影响，但不构成叠加效果。同时，两药联用的早期细菌学数据是令人欣喜的。本研究证据支持在基线 QT 间期正常的 MDR/RR-TB 患者联用 BDQ 和 DLM。

四、在耐多药结核病高负担国家贝达喹啉对治疗结果的影响

摩尔多瓦是耐多药结核病发病率最高的东欧国家之一（所有结核病病例中耐多药结核病总发病率约为 34%），鉴于新提出的基于贝达喹啉（Bdq）的耐多药结核病诊治指南，摩尔多瓦将向国内所有耐多药结核病患者提供 Bdq。在临床中使用 Bdq 治疗耐多药结核病患者的数据是一个备受关注的热点。本研究评估了接受 Bdq 治疗方案的耐多药结核病患者的治疗结果，并将其与不含 Bdq 的方案治疗耐多药结核病患者的治疗结果进行比较。

（1）目的：评估在耐多药结核病高负担国家贝达喹啉对治疗结果的影响。

（2）方法：根据摩尔多瓦电子结核数据库 SIMETB 中收集的数据进行了一项回顾性倾向评分匹配队列研究。文章分析了摩尔多瓦 2016—2018 年开始使用 Bdq 方案治疗耐多药结核病的第一批患者的治疗结果（Bdq 队列），并将其与同一环境和时期未使用 Bdq 治疗的耐多药结核病队列（非 Bdq 队列）进行比较。在研究队列中，应用 WHO 和 TBnet（欧洲结核病试验网络）的定义评估治疗 6 个月时的痰培养阴转率、痰培养阴转化时间和结核病最终治疗结果。通过应用倾向评分匹配算法，将年龄、性别、居住地、空洞病变、HIV 状态、痰涂片阳性率、氟喹诺酮耐药性、既往结核病史和使用的药物作为匹配变量，对产生的队列进行匹配。

（3）结果：在倾向评分匹配后，将 114 名患者分配到每组耐多药结核病队列。贝达喹啉队列患者的 6 个月痰培养转化率高于非贝达喹啉队列患者（66.7% vs. 40.3%，P<0.001）。根据 WHO 和 TBnet 定义评估，含贝达喹啉方案的患者治愈率较高（55.3% vs. 24.6%，P=0.001；43.5% vs. 19.6%，P=0.004），死亡率也较低（根据 WHO 定义：8.8% vs. 20.2%，P<0.001；根据 TBnet 定义：10.9% vs. 25.2%，P=0.01）。在既往耐多药结核病治疗失败的患者中，超过 40% 的患者通过含贝达喹啉的方案被治愈。

（4）结论：在耐多药结核病高负担国家，即使在极难治疗的患者中，与不使用 Bdq 的耐多药结核病治疗方案相比，以 Bdq 为基础的耐多药结核病治疗方案能够更快、更好地解决疾病。超过 40% 以前未能通过耐多药结核病治疗的患者在 Bdq 治疗方案下被治愈。应实施有效的抗生素管理措施，以防止可避免的抗结核新药耐药。

五、在听力损失早期，用利奈唑胺替代注射剂后，利福平耐药结核病治愈率高，并可预防严重的耳毒性

利福平耐药结核病（rifampicin resistant tuberculosis，RR-TB）是一个主要的公共卫生问题。对 RR-TB 患者来说短疗程治疗方案（short treatment regimen，STR）即"孟加拉国方案"，是一种高效的治疗方案，可以治愈 80% 以上的 RR-TB。然而，在强化期使用的二线注射药物引起的严重耳毒性是一个主要问题，发生率在 3.1%~22.6%。目前 WHO 鼓励使用全口服方案，但口服 STR 的疗效仍不确定。利奈唑胺是一种重要的口服结核病药物，利奈唑胺是否能在 STR 的强化阶段安全有效地替代二线注射剂？ Mahamadou Bassirou Souleymane 团

队发表在 *European Respiratory Journal* 的一项回顾性队列研究回答了这个问题。

（1）目的：评估在基线或治疗期间出现听力异常的患者使用利奈唑胺替代注射剂治疗，在听力损伤及治疗结局方面有无差异，是否可以使用利奈唑胺替代注射剂直到强化期结束。

（2）方法：本研究回顾性分析了 2016 年至 2019 年 6 月期间尼日尔开始使用 STR 的所有 RR-TB 患者在基线或治疗中使用利奈唑胺耳毒性发生情况、治疗结局及不良反应的发生情况。本研究入组的 200 名患者均为通过 Xpert MTB/RIF 确诊的 RR-TB 患者，其中 5 名患者存在使用利奈唑胺的禁忌证被排除。给予患者 9~11 月的 STR 治疗。治疗药物包括氯法齐明、乙胺丁醇、吡嗪酰胺、高剂量莫西沙星可伴有卡那霉素、丙硫异烟胺、高剂量异烟肼（10mg/kg），进行 4~6 个月强化治疗。通过患者听力检查结果（2016 年期间患者每 2 个月进行听力检查，2017 年以来每月进行听力检查）来评判利奈唑胺的使用。当患者出现中度的听力损伤，将卡那霉素替换为利奈唑胺（600mg/d）直至强化期结束。同时对使用利奈唑胺的患者进行血常规监测，当出现严重不良事件时，利奈唑胺暂时停止使用，并在不良事件得到纠正后以较低的剂量（300mg/d）继续使用。如果出现严重贫血，就进行输血。

本研究的数据由位于尼日尔首都尼亚美、马拉迪和津德尔的 3 个医疗机构提供。采用双变量 Cox 比例风险回归分析来确定使用卡那霉素或利奈唑胺与发生任何严重不良事件（≥3 级）之间的相关性。

（3）结果：195 名患者中，出现听力异常使用利奈唑胺替代卡那霉素治疗方案的患者为 16.9%（33/195）。33 名患者中，17 名患者开始治疗时使用利奈唑胺，16 名患者在治疗期间根据听力异常调整为利奈唑胺。在治疗期间调整为利奈唑胺的 16 名患者中，25%（4/16）使用利奈唑胺 1 个月，50%（8/16）使用 2 个月，18.8%（3/16）使用 3 个月，6.3%（1/16）使用 4 个月。2016 年，2 名患者尽管改用利奈唑胺，但仍出现了严重的耳毒性。2017 年以来，无患者出现严重听力丧失或完全性耳聋。在 18.2%（6/33）调整为利奈唑胺的患者中观察到严重的血液系统毒性，没有 1 例危及生命。利奈唑胺的使用与严重但可控的不良事件相关（*RR*=8.9，95% *CI*：2.5~31.5，*P*=0.001）。总共有 90.9%（30/33）的使用含利奈唑胺的 STR 的患者被治愈，无治疗失败或失访的患者。其中 3 人死亡，但不是由于不良事件。

（4）结论：在基线及治疗开始后每月规律进行听力监测并在发现听力异常后使用利奈唑胺似乎能有效防止严重的耳毒性，同时保持高治疗成功率，且发生的不良事件可管理。

［专家点评］

CC-11050 是一种 4 型磷酸二酯酶抑制剂，通过阻止环 AMP 的降解来减少促炎细胞因子的产生，包括肿瘤坏死因子。在小鼠和兔活动性肺结核的临床前模型中，与单独使用异烟肼相比，CC-11050 加异烟肼治疗减少了肺部病变的数量和大小，改善了肺部病理学，并在更大程度上减少了肺 *M. tb* 菌落形成单位计数。在本研究中，CC-11050 对稳定培养转化率没有影响可能反映了小样本量的局限性。

依维莫司是一种 mTOR 抑制剂，在高浓度时，mTOR 抑制剂促进巨噬细胞自噬，激活限制细胞内分枝杆菌生长的潜在机制。本试验中的依维莫司剂量（0.5mg/d）显示人类生物活性的最低剂量。

金诺芬显示出广谱抗菌和抗病毒活性，包括针对多种细胞内 *M. tb*、HIV 和严重急性呼吸综合征冠状病毒 2 等病原体,本研究中唯一的治疗失败发生在接受金诺芬治疗的患者上,这种风险和收益的不平衡可能会影响未来将金诺芬作为其他传染病的宿主定向治疗的考虑。

CC-11050 和依维莫司这两种宿主定向治疗的治疗方法在肺结核患者的治疗中显示出足够的安全性和耐受性。对初步疗效的分析表明这些疗法可能保留 FEV_1,这是肺功能的关键指标和长期全因死亡率的预测因子。CC-11050 和依维莫司在肺结核患者中的进一步研究是有必要的。需要更大规模、更长时间随访的研究来直接评估其对死亡率的影响。

研究还评估了摩尔多瓦耐多药结核病患者的治疗结果,该国是东欧耐多药结核病的高负担国家,接受 Bdq 作为其治疗方案的一部分,并将其与来自同一国家的未接受 Bdq 治疗的耐多药肺结核患者的治疗效果进行了比较。结果发现,与未使用 Bdq 治疗的患者相比,使用 Bdq 治疗方案的患者具有更快的痰培养阴转速度和更高的 6 个月痰培养阴转率,更高的治愈率和更低的死亡率。采用以前的耐多药结核病治疗方案治疗失败的患者在接受 Bdq 治疗方案时,治愈率较高。

第五篇研究是第一个对使用利奈唑胺替代卡那霉素治疗 RR-TB 疗效的研究。STR 治疗的总体治愈率高(82.6%),用利奈唑胺替代卡那霉素进行 STR 治疗也有类似的良好结果。严重不良事件的总发生率为 4.6%。虽然严重不良事件(任何类型)在使用含利奈唑胺的 STR 治疗的患者中明显更常见,但不良事件是可控的,没有患者因不良事件而死亡。在 33 名接受利奈唑胺治疗的患者中,最常见的不良事件是血液毒性、胃肠道毒性和周围神经病变。有 18.1% 的患者经历了严重的血液系统毒性。利奈唑胺的短期使用与既往研究中利奈唑胺长期使用的不良事件发生率和严重程度存在统计学差异。本研究中相对较少的患者接受含有利奈唑胺的 STR 及缺乏随机对照成为本研究的局限性,从开始接受利奈唑胺治疗,有接近 50% 的患者没有随访 6 或 12 个月。在基线和每月进行听力监测并在发现听力异常时使用利奈唑胺似乎能有效防止严重的耳毒性,同时保持高治疗成功率,且发生的不良事件可管理。但仍需要更大规模的队列研究证明利奈唑胺是否可以安全地替代 STR 中的二线注射剂。

点评专家:初乃惠

第二章 现有药物的临床研究

第一节 抗结核药物临床研究

一、吡嗪酰胺用于结核病治疗的优化研究

吡嗪酰胺是一种有效的抗 *M.tb* 灭菌剂,它对处在酸性环境中的半休眠菌、持留菌等顽固菌群具有独特的杀灭作用。吡嗪酰胺的加入使得敏感结核的治疗周期由 9 个月缩短到 6 个月,并使得该方案一直维持至今。优化吡嗪酰胺的给药方案(如延长疗程、加大剂量或配伍协同作用的药物)能否进一步缩短治疗周期尚未可知。2021 年,约翰·霍普金斯大学医学院 Kelly Dooley 教授团队发表一项最新研究,从药物代谢动力学 - 药效学(pharmacokinetic-pharmacodynamic,PK-PD)的角度探索了吡嗪酰胺的剂量与疗效和安全性之间的关系。

(1)目的:采用 PK-PD 模型评估吡嗪酰胺暴露剂量与疗效及肝毒性之间的关系。

(2)方法:本研究纳入了来自结核病试验联盟(Tuberculosis Trials Consortium,TBTC)的 2 项临床试验和泛非抗结核药评估联盟(Pan-African Consortium for the Evaluation of Antituberculosis Antibiotics,PanACEA)多臂多阶段结核试验(multi-arm multi-stage tuberculosis,MAMS-TB)参与者的药物代谢动力学(pharmacokinetic,PK)、药物安全性和疗效数据。在这 3 项试验中,所有参与者均接受了利福平(10~35mg/kg)、吡嗪酰胺(20~30mg/kg),以及其他 2 种抗结核药品的治疗,对吡嗪酰胺的 PK/PD 数据和 PK 毒性进行分析。

(3)结果:在 TBTC 研究中(77 例),更高的吡嗪酰胺峰浓度(maximum concentration,C_{max})与更短的培养阴转时间(time to culture conversion,TTCC)和更高的 2 个月培养阴转率相关($P<0.001$)。参数生存分析表明,不同地域人群的 PK-PD 关系不同:非洲以外患者的 PK-PD 关系与非洲患者相比显得更为陡峭。在 PanACEA MAMS-TB 研究中(363 例),TTCC 随吡嗪酰胺 C_{max} 的增加而降低,并且受利福平药 - 时曲线下面积(area under the curve,AUC)的影响($P<0.01$)。模型模拟结果显示,为了达到缩短治疗时间的目标,需要非常高剂量的吡嗪酰胺(>4 500mg)或者同时增加吡嗪酰胺和利福平的剂量。综合所有试验,肝毒性较为罕见(参与者肝功能测试为 3 级或以上者占 3.9%),且吡嗪酰胺 C_{max} 和肝功能结

果之间没有相关性。

（4）结论：吡嗪酰胺的抗菌作用随药物浓度的升高而增加。然而，单独优化吡嗪酰胺不足以使结核病的治疗时间缩短，需要同时增加利福平的剂量。

二、中国农村结核潜伏感染治疗 6 周方案的保护性疗效：随机对照试验的 5 年跟踪调查

全世界大概有 1/4 的人口感染 $M. tb$，其中有平均 5%~10% 的人在感染后 1~2 年发展为活动性结核病。预防性治疗可以降低潜伏感染发展为活动性结核病的风险，有效率在 60%~90% 之间。中国是结核病和结核潜伏感染（latent tuberculosis infection，LTBI）高负担国家，迫切需要适合中国人群的预防性治疗方案。2021 年中国医学科学院北京协和医学院病原生物学研究所高磊教授团队在 *European Respiratory journal* 上发表了一项关于中国农村地区结核潜伏感染人群预防性治疗的 5 年随访观察的随机对照临床研究。

（1）目的：扩大高危人群结核病的预防治疗是终结结核病战略的关键组成部分。迫切需要根据当地结核病流行情况和世界范围内可用的资源，开发合适的结核潜伏感染检测和治疗工具。

（2）方法：基于 2015 年以来在 50~70 岁农村结核潜伏感染居民中进行的一项开放标签的随机对照试验，在 5 年的随访调查中，进一步评估了利福喷丁加异烟肼 2 次 / 周的 6 周方案的保护效果。

（3）结果：共有 1 298 名接受治疗的参与者和 1 151 名未接受治疗的参与者（对照组）被纳入 5 年的保护性疗效分析中。在意向性分析中，对照组的发病率为 0.49/100 人年（95% CI：0.30/100 人年 ~0.67/100 人年），治疗组为 0.19/100 人年（95% CI：0.07/100 人年 ~ 0.32/100 人年），保护率为 61.22%。亚组分析显示，在基线 IFN-γ 水平处于最高四分位数（ ≥3.25IU/ml）的参与者中，意向性分析的保护率为 76.82%。多元逻辑回归分析表明，基线 BMI<18.5kg/m^2 和有肺部纤维化病变的参与者发生活动性疾病的风险增加，调整后的危险比（adjusted hazard ratio，aHR）分别为 3.64（95% CI：1.20~11.00）和 5.99（95% CI：2.20~16.27）。此外，基线 IFN-γ 水平较高的个体表现出结核病发生风险增加（aHR 为 2.27，95% CI：1.13~4.58）。

（4）结论：利福喷丁加异烟肼 2 次 / 周治疗结核潜伏感染的 6 周方案可能是中国人群控制结核病的可选工具。

三、结核性脑膜炎患者脑脊液细胞因子水平升高可预测对地塞米松的反应生存率

尽管接受了适当的抗生素治疗，但由于过度活跃的炎症，结核性脑膜炎仍有很高的死亡率。白三烯 A4 水解酶（leukotriene A4 hydrolase，LTA4H）的遗传变异可以改变炎症反应，携带炎症相关 *LTA4H* 突变的个体受益于与抗生素一起使用的皮质激素。细胞因子是炎症的关键介质，但 *LTA4H* 基因型与脑脊液细胞因子水平及患者预后是否相关，目前尚不明确。2021 年 3 月，英国剑桥大学分子免疫室的 Lalita Ramakrishnan 团队在 *Proceedings of the National Academy of Sciences of the United States of America* 杂志发表了最新的研究。

（1）目的：确定 *LTA4H* TT 基因型是否介导脑脊液（cerebrospinal fluid，CSF）细胞因子的增加，以及这些增加是否与地塞米松的反应性有关。

（2）方法：利用 Thuong 和 Tobin 这 2 个队列中结核性脑膜炎患者的脑脊液细胞因子及生存分析数据进行贝叶斯方法分析。采用修改后的英国医学研究委员会（British Medical Research Council，BMRC）结核性脑膜炎分级系统进行分组。采用 Taqman 检测法测定 *LTA4H* rs17525495 的基因型。

（3）结果

1）*LTA4H* TT 基因型与多种脑脊液细胞因子升高的关系：相比于 CC 型和 CT 型患者，TT 基因型患者所有测量的脑脊液细胞因子均显著增加，除了 IFN-γ 和 IL-4。因此，TT 纯合子与细胞因子浓度的全面增加有关。

2）*LTA4H* TT 基因型在更严重的疾病中对脑脊液细胞因子水平发挥补偿调节作用：非 TT 型患者的脑脊液细胞因子浓度也随疾病严重程度增加而增加，然而 TT 型患者脑脊液细胞因子升高程度并没有表现出与疾病严重程度相关，在同样疾病严重程度的患者中，所有级别的 TT 型患者脑脊液细胞因子浓度均高于非 TT 型，且轻症患者的升高幅度更加显著，表明 TT 型患者存在补偿机制限制了重症患者脑脊液细胞因子的升高。

3）*LTA4H* TT 依赖型和非依赖型细胞因子的增加都与地塞米松反应的存活率有关：对比 TT 幸存者和非 TT 幸存者发现，TT 幸存者的大多数细胞因子都明显高于非 TT 幸存者。CC 和 CT 幸存者的细胞因子也比非幸存者高，在所有 3 个疾病等级中都是如此。在缺乏地塞米松治疗组，TT 型患者比 CC 型和 CT 型患者生存率更低，CC 型和 CT 型患者之间无显著差异。在地塞米松治疗的患者中，TT 型患者生存率明显高于 CC 型患者生存率，CT 型患者的生存率介于两者之间，显著高于 CC 型患者，而不显著低于 TT 型患者。通过直接比较 3 种基因型在使用或不使用地塞米松情况下的生存率，发现 TT 型患者从地塞米松中获益最大，CT 型患者较小但仍显著，CC 型患者既没有获益也没有受害。

（4）结论：地塞米松将 TT 型患者较高的治疗前细胞因子水平降低到对生存最有利的水平，使其获益最多；而非 TT 型患者治疗前较低的细胞因子水平在地塞米松治疗后降低到次优水平，则并未从中明显受益；相反，治疗前脑脊液细胞因子浓度较高的非 TT 型患者与地塞米松治疗后较高的生存率有关。因此，需要根据治疗前脑脊液细胞因子的浓度来调整地塞米松治疗，同时寻找影响炎症环境的其他遗传位点。

四、广泛耐药结核病的循证定义

2006—2020 年，广泛耐药结核病（extensive drug resistant tuberculosis，XDRTB）被定义为耐多药结核病（multidrug-resistant tuberculosis，MDR-TB）对任何氟喹诺酮类药物（fluoroquinolone，FQ）和任何二线注射药物（second-line injectable drugs，SLID）耐药。2019 年 WHO 提出新的治疗建议降低了 SLID 的作用，所以上述定义可能已经失去了临床应用价值，目前仍缺乏更新定义的临床重要证据。本研究评估了对 FQ 和 SLID 耐药的 MDR-TB 患者的不良治疗结果与 WHO A 组药物的使用之间的相关性。

（1）目的：评估治疗方案中抗结核药物的使用与不利的治疗反应之间的关联，以提出

XDRTB 的最新定义,并探索"pre-XDRTB"的正式定义。

(2)方法:该研究使用了最新版本的 IPDMA 数据库来评估暴露于任何类型的较长方案的 MDR-TB 患者的治疗结果。这些数据包括来自 38 个国家和 52 项研究的 12 938 名患者的信息。根据纳入标准总共包括 11 666 人。研究纳入了经细菌学证实的 MDR-TB 和已知的 FQ 和 SLID 耐药结果的患者。收集患者治疗前的基线人口学数据和临床数据(例如性别,年龄,用药史:一线药物或者二线注射类药物,结核病的程度,HIV 感染情况),诊断信息(药物敏感试验),结核病治疗药物(药物的数量和持续时间,强化和持续期用药)及治疗结果。治疗失败、发生复发或患者死亡或失去随访,则总结为不利结果;治愈或完成治疗而未报告失败或复发,总结为有利结果。通过耐药模式(FQ、SLID)和 A 组药物使用(莫西沙星 / 左氧氟沙星、利奈唑胺、贝达喹啉)进行了 logistic 回归,以估计不利治疗结果(失败、复发、死亡、随访损失)的调整优势比(adjusted odds ratios,aOR)。

(3)结果:研究纳入了 11 666 例 MDR-TB 患者;4 653 例(39.9%)的患者治疗结果不佳。对 FQ 的耐药性增加了不利治疗结果的可能性(aOR 为 1.91,95% CI:1.63~2.23)。无论对 FQ 和 / 或 SLID 耐药,贝达喹啉和 / 或利奈唑胺均能改善治疗结果。在广泛耐药结核病患者中,与未接受 A 组药物的患者相比,不利结局的结果均较低,利奈唑胺发生不利结局的 aOR 为 0.37(95% CI:0.20~0.69),贝达喹啉 aOR 为 0.40(95% CI:0.21~0.77),两者均使用时发生不良结局的 aOR 为 0.21(95% CI:0.12~0.38)。

(4)结论:研究支持 XDRTB 的新定义,即在 MDR-TB 对 FQ 耐药的基础上对贝达奎林和 / 或利奈唑胺的额外耐药性。并将前 XDRTB 定义为 MDR-TB 加上对任何 FQ 的额外耐药性。

五、使用 50mg/kg 利福平时,可增加杀菌活性,但易不耐受

1971 年,美国食品药品监督管理局推荐了利福平的关键剂量 10mg/kg,此推荐剂量有助于降低成本及减少不良反应的发生。越来越多的数据表明,使用高剂量利福平对结核病治疗效果更好并缩短了结核病的治疗时间。迫切需要对增加利福平剂量进行评估,以确定最佳剂量的安全性、耐受性、药代动力学和早期杀菌活性(early bactericidal activity,EBA)。

(1)目的:本研究评估了增加利福平剂量后的安全性、耐受性、药代动力学以及 7 天和 14 天 EBA。

(2)方法:研究报告了 PanACEA HIGHRIF1 的队列结果,这是一项针对初治成年人(18~65 岁)涂阳结核病患者的剂量递增研究。在连续队列中,患者每天接受 1 次 40mg/kg 或 50mg/kg 利福平单药治疗(第 1~7 天),并在第 8~14 天补充标准剂量的异烟肼、吡嗪酰胺和乙胺丁醇。在患者服用利福平后第 0.5、1、1.5、2、3、4、6、8、12、24 小时,第 7 天和第 14 天采集血样,以获得完整的药代动力学曲线。在基线、1~7 天以及第 9 天、第 14 天评估 M. tb 培养情况。每天进行症状评估和体格检查,血液学检查,肾和肝功能测试,葡萄糖、尿酸和尿液分析,以及心电图检查。

(3)结果:在 40mg/kg 队列(n=15)中,13 名患者在单药治疗期间共经历了 36 次不良事件(adverse event,AE),导致 1 次治疗中断。在 50mg/kg 组(n=17)中,所有患者在单药治疗

期间均出现 AE,共 93 次,但并没有发生严重不良事件(serious adverse events,SAE),11 名患者退组或停止药物治疗。AE 大多是轻度 / 中度和可耐受,即胃肠道疾病、瘙痒、高胆红素血症和黄疸。与 40mg/kg 相比,50mg/kg 的利福平曲线下面积(area under curve,AUC$_{0~24h}$)增加,分别为 571mg/(L·h)[范围 320~995mg/(L·h)] 和 387mg/(L·h)[201~847mg/(L·h)],血浆峰值暴露量与药物剂量成比例增加。使用 50mg/kg 的利福平蛋白质未结合暴露量与使用较低剂量的利福平相当。胆红素浓度与利福平剂量成正相关(第 3 天 Spearman 相关系数为 0.670,$P<0.001$)。EBA 随剂量显著提升,50mg/kg 组最高;14 天 EBA 下降 -0.427logCFU/(ml·d)[95% CI:-0.500~-0.355logCFU/(ml·d)]。

(4)结论:虽然利福平剂量的增加与杀菌作用相关,但 50mg/kg 的剂量患者不能很好地耐受。40mg/kg 的利福平耐受性良好,因此选择在 Ⅱ$_C$ 期缩短治疗试验中进行评估。

六、4 个月利福喷丁加或不加莫西沙星方案治疗结核病

以利福喷丁为基础的方案具有有效的抗分枝杆菌活性,可以缩短药物敏感肺结核患者的病程。在包括利福平的其他抗结核病一线抗生素中加用莫西沙星在治疗早期可加速痰培养阴转,但是否可将疗程缩短至 4 个月并不明确。

(1)目的:探讨与标准的 6 个月方案相比,使用利福喷丁,加用或不加莫西沙星的治疗方案能否在 4 个月内治愈药物敏感肺结核患者。

(2)方法:此研究为涉及来自 13 个国家的新诊断肺结核患者的开放标签、Ⅲ期、随机对照试验,将参与者以 1:1:1 的比例随机分配到 3 种治疗方案:利福喷丁方案包括 8 周每天 1 次的利福喷丁、异烟肼、吡嗪酰胺和乙胺丁醇,然后是 9 周每天 1 次的利福喷丁和异烟肼;利福喷丁 - 莫西沙星方案包括 8 周每天 1 次的利福喷丁、异烟肼、吡嗪酰胺和莫西沙星,然后是 9 周每天 1 次的利福喷丁、异烟肼和莫西沙星,利福喷丁的剂量为 1 200mg/d,莫西沙星的剂量为 400mg/d;对照方案包括 8 周每天 1 次的利福平、异烟肼、吡嗪酰胺和乙胺丁醇,然后是 18 周每天 1 次的利福平和异烟肼。研究者比较了 3 种方案使用 6.6 个百分点的非劣效性边际。主要疗效结果是治疗 12 个月时无 $M. tb$ 检出。

(3)结果:在接受随机分组的 2 516 名参与者中,2 343 名 $M. tb$ 培养呈阳性,但对异烟肼、利福平或氟喹诺酮类药物不耐药(微生物学合格人群:对照组 768 人,利福喷丁 - 莫西沙星组 791 人,以及利福喷丁组 784 人),其中 194 人合并感染 HIV,1 703 人胸部 X 线出现空洞。共有 2 234 名参与者可以评估主要疗效结果(可评估人群:对照组 726 人,利福喷丁 - 莫西沙星组 756 人,利福喷丁组 752 人)。在符合微生物标准的人群和可评估人群中,利福喷丁 - 莫西沙星组疗效均不差于对照组(15.5% $vs.$ 14.6%,没有显著性差异,差异为 0.9 个百分点,95% CI:-2.6%~4.5%)(11.6% $vs.$ 9.6%,差异为 2.0 个百分点,95% CI:-1.1%~5.1%)。次要分析和敏感性分析也显示了非劣效性。在任一人群中,不含莫西沙星的利福喷丁组均显示治疗效果不劣于对照组(利福喷丁组 17.7% $vs.$ 对照组 14.6%,在符合微生物标准的人群中无显著性差异,差异为 3.1 个百分点,95% CI:-0.6%~6.6%;利福喷丁组 14.2% $vs.$ 对照组 9.6%,差异为 4.6 个百分点,95% CI:1.2%~7.7%)。在治疗期间,对照组中 19.3%、利福喷丁 - 莫西沙星组中 18.8% 和利福喷丁组中 14.3% 的参与者发生了 3 级或更高级别的不良事件。

（4）结论：含莫西沙星的 4 个月利福喷丁方案治疗结核病的疗效不劣于标准的 6 个月方案。

[专家点评]

尽管药物敏感结核病的治疗周期较前已经有了很大程度的缩短，但相较于普通感染，治疗周期仍旧过长，这会降低患者的依从性，不利于治愈。吡嗪酰胺的加入缩短了药物敏感结核病的治疗周期，能否通过加大剂量或延长使用时间进一步缩短治疗周期呢？模型结果表明，单独优化吡嗪酰胺的方案不足以缩短疗程，需同时增加利福平和吡嗪酰胺的剂量，而吡嗪酰胺的峰浓度与肝毒性之间不相关，似乎可以通过增加剂量来实现缩短疗程。但事实是否真的如此呢？我们知道，真正具备抗菌活性的是吡嗪酰胺的代谢物吡嗪酸，第一篇研究并未探索吡嗪酰胺代谢物与肝功能之间的关系。因此，后续的研究需要进一步明确吡嗪酰胺导致肝功能异常的真正因素，以便进一步优化吡嗪酰胺的剂量。同时，由于吡嗪酰胺发挥作用需要在酸性环境，在治疗后期，病灶周围中性粒细胞的减少使得吡嗪酰胺疗效大打折扣，因此，意图通过延长吡嗪酰胺使用周期而缩短疗程的策略似乎并不现实。

在目前缺乏有效抗结核疫苗的情况下，有效的预防性治疗是控制活动性结核病发病、终止结核病的有效策略。尽管研究表明基线 IFN-γ 水平与结核病进展之间呈正相关，但用该数值的高低来预测潜伏感染人群发生活动性结核病的风险尚未被广泛接受。第二篇研究也发现基线 IFN-γ 水平较高的潜伏感染人群从预防性治疗中获益更多，这为进一步揭示结核潜伏感染的发病机制和制订精确的干预策略提供了重要线索。目前 WHO 推荐的结核病预防性治疗的方案有 5 种，这些方案的治疗周期大部分在 3~6 个月，或者服药频次为每天 1 次，长期连续给药使得不良事件的发生风险升高，因此，WHO 鼓励各个国家根据本国的实际情况制订适合自己国家的结核病预防治疗方案。本研究推出的利福喷丁＋异烟肼 6 周（每周 2 次）的预防治疗方案，相较于 WHO 推荐的方案时间更短，耐受性更好，更符合中国国情。

结核性脑膜炎是致死、致残率最高的结核病发病形式。糖皮质激素用于辅助结核性脑膜炎的治疗可以降低其死亡率，但个体间差异及疾病不同严重程度对糖皮质激素的反应性不同造成了不同的治疗结局。*LTA4H* 基因多态性与患者对糖皮质激素的反应性相关，其中 TT 基因型患者从地塞米松的治疗中获益最大。*LTA4H* T 等位基因在亚洲人群中的比例高达 30%，因此，第三篇研究带给我们的启发是可以按照 *LTA4H* 基因型和治疗前脑脊液细胞因子水平对患者进行地塞米松的分层治疗，以期使得各种类型的结核性脑膜炎患者均获得较好的治疗结局。但 *LTA4H* TT 型特有的补偿机制抑制了重症患者脑脊液细胞因子的增加，需要进一步研究来阐明补偿机制如何发挥抑制效应，为后续的研究提供方向。此外，有研究通过对结核性肉芽肿进行空间分析发现，与非坏死性肉芽肿相比，坏死性肉芽肿中富含 *LTA4H* 和肿瘤坏死因子，这为我们后续开展研究揭示肉芽肿形成的机制以及开展地塞米松治疗不同类型肉芽肿疗效的临床研究提供了思路。

WHO 现在建议 SLID 仅在没有其他药物选择的情况下用于耐多药结核病治疗。第四篇研究结果在 2020 年 10 月的 WHO 专家听证会上公布，并为耐药性新分类的讨论做出了贡献。此研究使用大量数据分析发现了使用贝达喹啉和／或利奈唑胺可改善耐多药结核病患者的治疗结果。未使用贝达喹啉和利奈唑胺治疗的耐多药结核病患者,当存在 FQ 或 SLID 耐药("pre-XDRTB")时治疗结果是中等的,而当对任何 FQ 和 SLID(XDRTB)耐药时,治疗结果最差。此类研究结果支持将广泛耐药结核病的定义修订为"在耐多药结核病的基础上对任何 FQ 和贝达喹啉或利奈唑胺具有额外的耐药性",以及新引入的广泛耐药结核病前期定义为"具有额外耐药性的耐多药/复发性结核病"细菌对任何 FQ 产生耐药性。但目前贝达喹啉和利奈唑胺等关键药物的药敏试验在实践中受限,这限制了基于对这些药物耐药性的广泛耐药结核病定义的应用。期待在未来几年通过可操作的技术系统地监测和记录对利奈唑胺、贝达喹啉等药物的耐药性。系统地评估任何推荐药物的有效性和监测可能出现的耐药性仍至关重要,这也将有助于评估耐多药结核病"严格意义上的""广泛耐药结核病前"和广泛耐药结核病的新定义是否足以用于监测以及确定具体的治疗方案。

利福平是治疗结核病的最重要药物,此前对高剂量利福平的研究表明 35mg/kg 的大剂量利福平安全且耐受性良好,AUC_{0-24h} 与剂量成正比并且具有更大的早期杀菌活性。第五篇研究进一步优化利福平剂量及其给药策略,发现 40mg/kg 和 50mg/kg 的利福平 AUC_{0-24h} 持续增加和 EBA 延长。尽管给予每天 1 次 50mg/kg 的利福平与其他剂量相比可显著使 M. tb 的细菌负荷下降,但患者的耐受性较差,与 40mg/kg 相比,不良事件的频率和严重程度以及受试者的退出急剧增加。此篇研究推荐每天 40mg/kg 的利福平是最大耐受剂量,可明显增强杀菌效果。可选择此剂量作为 II_C 期临床试验中剂量进行疗效评估。针对患者在服用利福平后出现的胃肠道副作用,建议开始使用较低剂量的利福平进行治疗,让身体在胃肠道耐受性方面适应利福平,促进胆红素清除,在这个初始阶段之后,再引入更高剂量的利福平。此项研究支持更高剂量的利福平,其可改善临床结果、降低复发率、减少利福平耐药性的出现和缩短治疗时间。

以利福喷丁为基础的方案,具有有效的抗分枝杆菌活性,加用莫西沙星后,可以缩短药物敏感性肺结核患者的病程。加用莫西沙星的 4 个月利福喷丁方案治疗结核病的疗效不劣于标准的 6 个月敏感结核治疗方案。

点评专家:初乃惠

第二节　其他药物的结核相关研究进展

一、多西环素在肺结核患者宿主导向疗法中的作用

基质金属蛋白酶(matrix metalloproteinase,MMP)是结核病(TB)组织破坏的关键调节因子,可能是宿主导向疗法的靶标。本研究进行了一项 II 期双盲随机对照试验,调查了多西环素(一种获得许可的广谱 MMP 抑制剂)在肺结核患者中的疗效。

(1)目的:研究药物敏感性肺结核患者中,多西环素在宿主转录、结核菌负载和组织破坏表现,包括肺内空洞、MMP 浓度、组织金属蛋白酶抑制物(tissue inhibitor of metalloproteinase,TIMP)浓度和基质降解产物浓度中发挥的作用,同时评估多西环素在标准抗结核治疗方案

中作为辅助治疗的安全性。

（2）方法：该研究进行了一项双盲随机对照试验，在 2015—2017 年共纳入 30 例肺结核患者和 10 例健康受试者，30 例肺结核患者进行标准抗结核方案治疗的同时，按 1：1 比例随机分配到多西环素组和安慰剂组，多西环素组给药方式为多西环素 100mg，2 次 /d，每组给药均为 14 天，健康受试者给予 14 天多西环素治疗。肺结核患者在第 0 天和第 14 天时收集痰标本，并且在第 0、14、56 天时收集血样，健康受试者在第 0、14、56 天时收集血样。痰液进行菌落形成单位（colony forming unit，CFU）计数，血样进行流式细胞术分析、RNA 测序和转录物间共表达分析。观察的指标包括肺结核患者血浆和痰样本中 MMP 和组织金属蛋白酶抑制剂的变化、痰样本中胶原酶和弹性蛋白酶活性的变化、M. tb 诱导后分离出中性粒细胞和单核细胞 MMP 代谢物的变化、全血转录组学变化和痰样本中 M. tb CFU 的变化。

（3）结果：全血 RNA 测序结果表明，相较于安慰剂组，在结核病患者中多西环素加速修复失调的基因表达并趋向正常，快速下调 Ⅰ / Ⅱ 型干扰素反应和固有免疫反应基因表达，上调 B 细胞反应。多西环素停药后以上作用可持续 6 周，同时抑制血浆 MMP-1。多西环素能够显著减少痰液中的 MMP-1、8、9、12 和 13 的浓度，抑制 Ⅰ 型胶原蛋白和弹性纤维破坏，在没有改变痰液中分枝杆菌数量的情况下减小肺空洞体积，并且使用标准抗结核方案治疗的患者对多西环素有很好的耐受性。

（4）结论：该研究对结核病患者用于评估和证实多西环素辅助治疗优点的大样本研究有很好的提示意义，针对于 M. tb 相关的肺组织结构破坏和相关的失调炎性免疫反应，多西环素被证明可能是一个经济和广泛接受的宿主导向治疗药物。

二、基于人口学的使用钙通道阻滞剂与活动性肺结核发生风险关系的研究

结核病仍然是世界上死亡的主要原因之一，制订结核病的预防策略很有必要。M. tb 获取铁离子对其生长是必不可少的。然而，结核病患者通常会因为机体防止被 M. tb 等生物体利用铁离子而发生贫血。铁离子的缺乏可能降低 M. tb 的生存能力和复制能力，因此适用于预防结核潜伏感染再活动。已知 L 型电压门控钙通道为铁离子进入不同类型的细胞提供了替代途径，钙通道阻滞剂（calcium channel blocker，CCB）阻断的是 L 型电压门控 Ca^{2+} 通道，可降低铁的利用率。但是使用 CCB 是否能改变临床环境中活动性结核病的风险仍不清楚。

（1）目的：评估在正常人群中 CCB 的使用是否会减少活动性肺结核的发生；探索二氢吡啶类和非二氢吡啶类 CCB 是否对结核病作用产生变化。

（2）方法：在 1999 年 1 月至 2011 年 12 月期间进行了一项巢式病例对照研究。采用条件 logistic 回归和疾病风险评分调整法计算与 CCB 使用相关的活动性肺结核风险。分组分析研究了不同类型的 CCB 的效应以及在不同分组中的潜在效应修正。共检查了 8 164 例新发活动性肺结核病例和 816 400 名对照者。活动性肺结核患者纳入标准为至少 1 次门诊就诊或 1 次住院记录中存在国际疾病分类第九版（international classification of diseases，ninth revision，ICD-9）结核病临床修改编码，加上处方 >2 种抗结核药物（异烟肼、利福平、吡嗪酰胺、乙胺丁醇、链霉素、环丝氨酸、丙硫丁胺、阿米卡星或卡那霉素）超过 28 天。对照组被指定与病例相同的索引日期，以确保病例和匹配的对照组在索引日期之前具有相同的随访持

续时间。CCB 分为两类,二氢吡啶类 CCB 是指包括硝苯地平、伊拉地平、尼卡地平、非洛地平和氨氯地平在内的药物,非二氢吡啶类 CCB 包括维拉帕米或地尔硫䓬等药物。

(3)结果:疾病风险评分(disease risk score,DRS)调整后,使用 CCB 与活动性肺结核风险降低 32% 相关,相对危险度(relative risk,RR)为 0.68,95% CI:0.58~0.78。与不使用 CCB 相比,使用二氢吡啶 CCB 的结核病风险(RR=0.63,95% CI:0.53~0.79)低于使用非二氢吡啶 CCB(RR=0.73,95% CI:0.57~0.94)。相反,使用 β 受体阻滞剂(RR=0.99,95% CI:0.83~1.12)或袢利尿剂(RR=0.88,95 CI:0.62~1.26)与降低结核病风险无关。随着 CCB 使用时间增加,活动性肺结核的发生率下降,CCB 轻度到中度再到重度使用会使活动性肺结核的发病风险下降(趋势 P<0.000 1)。CCB 对结核病有保护作用(DRS 调整的 RR=0.66 或 0.9)。在分组分析中,心力衰竭或脑血管疾病患者中与 CCB 使用相关的结核病风险相似。

(4)结论:长期使用二氢吡啶类 CCB 可降低患结核病的风险。二氢吡啶类 CCB 比非二氢吡啶类 CCB、β 受体阻滞剂和袢利尿剂具有更强的保护作用,可能是高血压合并结核病患者的首选治疗方法。

[专家点评]

部分非传统抗结核药物有可能在抗结核治疗过程中扮演辅助治疗的角色。肺结核患者治疗中多西环素辅助治疗疗效还没有被评估,使用 CCB 是否能改变临床环境中活动性结核病的风险仍不清楚。以上研究证明了多西环素可能是一个经济和广泛接受的宿主导向治疗药物,以及长期使用二氢吡啶类 CCB 可降低患结核病的风险。

点评专家:初乃惠

第三章 治疗管理和随访

一、用14天PET/CT成像监测接受治疗的结核病患者的药物组合活性

加速确定临床有效的候选药物,需要有更好的方法来确定最佳的药物组合,以推进漫长的、资源密集型的临床试验。在结核病药物开发中,研究人员试图定量监测结核病患者痰中的细菌载量,将其作为药物活性的早期指标,并分流哪些方案应该进入昂贵的Ⅲ期试验,这种方法称为早期杀菌活性(early bactericidal activity,EBA)研究。但是通过痰菌清除速度来判断药物的杀菌活性的方法只能反映气道的疾病,而无法反映实质结节、淋巴结以及其他肺结核特有的肺部病变的病理变化。2021年2月,美国国立卫生研究院过敏和传染病研究所临床免疫学和微生物学实验室结核病研究组的Clifton E教授团队开展了一项关于使用PET/CT成像技术监测抗结核药物单独和组合杀菌活性的研究。

(1)目的:通过PET/CT评价不同药物和药物组合的早期杀菌活性。

(2)方法:在这项临床研究中,160名结核病患者接受了异烟肼(isoniazid,H)、吡嗪酰胺(pyrazinamide,Z)或利福平(rifampicin,R)、乙胺丁醇(ethambutol,E)(一线化疗方案的组成部分)和莫西沙星(moxifloxacin,M)的单独、联合治疗。除了标准的痰菌计数外,参与者在14天的药物治疗开始和结束时进行了2-脱氧-2-氟代脱氧葡萄糖-d-葡萄糖正电子发射断层显像/计算机断层扫描($[^{18}F]$-FDG-PET/CT)检查。分为8个组:4个单药治疗组(H、R、Z和M),2个双药组合组(HZ、RZ),2个四药组合组(HRZE、MRZE)。

(3)结果:基线时,各研究组在年龄、性别、体重指数、痰菌载量和PET/CT病变严重性上没有差异。根据EBA和报阳时间(time to positivity,TTP)结果,总体来看MRZE组的早期杀菌活性最好,Z组最差;而单药组中,M早期杀菌活性最好,R次之;RZ、HRZE、HZ和M组之间没有差别,H和R组没有差别。$[^{18}F]$-FDG-PET/CT扫描结果,单药治疗中,R是最有效的,M次之,所有含R的组均显示出病变体积减小和炎症的大幅减少;H和Z联合使用时有协同作用,但对病灶体积和炎症面积影响较小,效果与R、HRZE相似。Z的活性仅限于肺部病变部位,在药物治疗的前2周有最高的FDG摄取。

(4)结论:$[^{18}F]$-FDG-PET/CT成像可用于在Ⅲ期试验前评估潜在的新结核病药物方案中单一药物和药物组合的活性。

二、在中国东部进行的一项关于新诊断结核病患者的血糖变化和治疗结局的前瞻性研究

一些动物实验和临床试验研究表明,在结核病患者中,结核特异性胰岛素抵抗和应激性高血糖可能是导致血糖测量波动的原因。与血糖检测结果一直正常的患者比较,结核病患者在抗结核治疗时有一过性高血糖或者血糖浓度的多次波动等特征。不稳定的血糖结果随时间的推移,对于单个个体的影响是不明确的,并且结核病患者不一致的血糖检测结果是否会增加抗结核治疗疗效差的风险同样是不明确的。

(1)目的:明确从诊断结核病到治疗后的时间段血糖变化走势,评估血糖走势和结核病治疗结局之间的关系,确定从结核病初诊到治疗后期间的不同血糖变化,并评估血糖变化与结核病治疗结果之间的关系。

(2)方法:该研究纳入了 2018 年 3 月至 2019 年 3 月江苏省新诊断为初治敏感结核病的患者 500 名,并且在初诊结核病治疗期间第 3、6 个月,进行至少 3 次空腹血糖(fasting plasma glucose,FPG)检测,并且在治疗后的第 2、4 个月进行额外的 FPG 检测。结核病使用 WHO 标准进行确诊,糖尿病的诊断标准为在研究期间 FPG 试验结果维持在 7.0mmol/L 以上 4 次或更多次。根据 5 次 FPG 测试的结果,将患者分为以下 5 组,正常血糖检测结果组、一过性高血糖组、不稳定血糖组、糖尿病组和无糖尿病的持续高血糖组。

(3)结果:结核病初诊到治疗后这段时间有明确的血糖变化,包括 42% 的患者保持正常的血糖检测结果,24% 的患者有一过性高血糖,12% 的患者血糖不稳定,16% 的患者有糖尿病和 6% 的患者非糖尿病性持续高血糖。结核病治疗失败与血糖变化不同明显相关。与血糖正常变化的受试者进行比较,有一过性高血糖的患者更容易治疗失败[调整优势比(aOR)为 4.20,95% CI:1.57~11.25,P=0.004]或者血糖不稳定(aOR 为 5.98,95% CI:2.00~17.87,P=0.001),糖尿病合并结核患者同样有较高的治疗失败风险(aOR 为 6.56,95% CI:2.22~19.35,P=0.001),大部分患者在不同的时间点使用 FPG>7.0mmol/L 的标准被过度诊断为糖尿病,并且和抗结核治疗后相比,糖尿病的误诊在结核病初诊、治疗中发生频率最高,FPG>7.0mmol/L 的预测值为 19%。

(4)结论:该研究在没有糖尿病的结核病患者中发现了一些新的血糖变化,包括随访期间发现 12% 的患者血糖不稳定变化和 24% 的患者有一过性高血糖。在抗结核治疗全程和治疗后有一过性高血糖和血糖不稳定的结核病患者容易抗结核失败。无论是否有糖尿病,血糖变化可能是患者对于抗结核治疗反应的一个重要的标志。

三、耐多药结核病的端粒数目与线粒体 DNA 拷贝数的研究

端粒长度和线粒体 DNA 拷贝数可以作为衰老的标志。端粒位于染色体末端,可以防止其融合和降解,但会受到氧化应激等损伤。有研究表明,白细胞的端粒长度与成年人的发病率和死亡率有关。线粒体通过氧化磷酸化产生机体的大部分能量,同时产生自由基等物质。活性氧累积后损伤线粒体 DNA,影响呼吸链活性,从而导致细胞衰老、信号改变与线粒体功能的下降。

（1）目的：验证 MDR-TB 与外周血细胞的端粒缩短和线粒体 DNA 数量改变有关。

（2）方法：纳入 51 名 MDR-TB 患者以及将 57 名健康人作为对照,对照组按照平均年龄、最小年龄、最大年龄和性别比例进行匹配。采集两组患者的外周血 DNA。端粒长度和线粒体 DNA 拷贝数通过实时 PCR 定量。评估可能影响端粒长度与线粒体 DNA 拷贝数的因素：是否有 MDR-TB、性别、年龄、吸烟史、体重指数、饮酒史、基础疾病、是否结核病复发和疾病类型（如肺结核、肺外结核或两者均有）。

（3）结果：端粒长度和线粒体 DNA 拷贝数与参与者的年龄无关；与健康者相比,MDR-TB 患者的端粒长度明显下降,线粒体 DNA 的拷贝数明显增加（$P<0.05$）；与对照组男性相比,男性 MDR-TB 患者的端粒长度明显下降,线粒体 DNA 拷贝数增加；在 MDR-TB 患者中,男性的线粒体 DNA 拷贝数明显高于女性。

导致端粒缩短的最重要因素是 MDR-TB（$P=0.002$）。在 MDR-TB 组,体重正常患者的端粒长度明显高于体重不足、肥胖或超重的患者,但是,仅在体重正常的患者和体重不足的患者之间有统计学差异（$P=0.012$）。对照组未观察到体重指数与端粒长度和线粒体 DNA 拷贝数的差异。线粒体 DNA 拷贝数的主要影响因素是 MDR-TB 类型（$P=0.019$）和性别（$P<0.000\ 1$）。与女性相比,男性的线粒体 DNA 拷贝数明显增加（$P<0.000\ 1$）。在疾病类型方面,肺外 MDR-TB 患者的线粒体 DNA 拷贝数更高（$P=0.036$）。

（4）结论：MDR-TB 患者的端粒长度更短,线粒体 DNA 拷贝数更高,说明 MDR-TB 与免疫衰老有关。

四、接受免疫检查点抑制剂治疗的癌症患者的结核病风险：一项全国性的观察性研究

抑制免疫检查点通路已被证明可有效治疗晚期实体肿瘤。引入免疫检查点抑制剂（immune checkpoint inhibitor,ICI）以来,使用这些药物治疗各种类型的癌症的情况有所增加,因此越来越需要更好地了解不良事件,例如与免疫相关的不良事件。最近,几项研究报告了 ICI 治疗期间或之后患者发生结核病的情况。但迄今为止的证据有限。因此,Seongman Bae 教授团队使用韩国国民健康保险索赔数据评估了暴露于 ICI 的癌症患者的结核病风险。

（1）目的：使用韩国国民健康保险索赔数据,评估暴露于 ICI 的癌症患者的结核病的发病风险。

（2）方法：确定了 2017 年 8 月至 2019 年 6 月期间具有非小细胞肺癌、尿路上皮癌或黑色素瘤诊断代码的患者,计算 ICI 暴露组和非暴露组的结核病发病率和标准化发病率（standardized incidence ratio,SIR）,使用多变量 Cox 回归模型评估根据 ICI 暴露的结核病风险。

（3）结果：在研究期间,确定了 141 550 名癌症患者和 916 例新发结核病病例。在暴露于 ICI 的 5 037 名患者中,有 20 名在 ICI 开始后中位 2.2 个月被诊断为结核病。ICI 暴露组的结核病粗发病率为 675.8/10 万（95% CI：412.8/10 万 ~1 043.8/10 万）,非暴露组为 599.1/10 万（95% CI：560.5/10 万 ~639.6/10 万）。ICI 暴露组的结核病 SIR 为 8.1（95% CI：8.0~8.2）。在调整了潜在的混杂因素后,ICI 治疗与结核病风险增加没有显著相关性（HR：0.73,95% CI：

0.47~1.14)。

(4)结论:虽然暴露于 ICI 的癌症患者的结核病发病率是普通人群的 8 倍,但癌症患者发生结核病的风险并没有因 ICI 暴露而显著不同。

五、HIV 感染者的年度结核病预防治疗:一项随机试验

结核病预防性治疗可降低 HIV 感染者罹患结核病的风险。在结核病传播风险较高的环境中,保护的持久性可能有限,特别是当患者没有接受抗逆转录病毒治疗时。长期异烟肼预防性治疗仅在预防性治疗期间提供保护。利福喷丁 + 异烟肼(每周)3 个月的短期结核病预防性治疗,毒性更小,治疗完成率更高,疗效与 6 个月或持续异烟肼预防治疗相似。

(1)目的:比较服用异烟肼 + 利福喷丁(每周)3 个月与服用异烟肼(每天)6 个月的治疗完成率,以及连续 2 年每年服用 3 个月利福喷丁 + 异烟肼与(仅服用)1 次的效果。

(2)方法:该项目是一项平行、开放标签、随机试验。研究对象为正在接受抗逆转录病毒治疗、年龄 ≥ 2 岁、没有活动性肺结核的 HIV 感染者。研究对象来自南非、埃塞俄比亚和莫桑比克这 3 个国家。受试者被随机分配至以下 3 组:利福喷丁 + 异烟肼(每周)3 个月,仅 1 次或连续 2 年每年 1 次,或每日单用异烟肼 6 个月。在每个研究年度的第 0~3 个月和第 12 个月对参与者进行结核病症状筛查,以及在第 12 个月和第 24 个月开展胸部 X 线和痰培养检查。通过药片计数评估治疗完成情况。评估 24 个月的结核病发病情况。

(3)结果:在 2016 年 11 月至 2017 年 11 月期间,4 994 名 HIV 感染者被纳入研究;4 593 人被筛查,4 027 人被随机分配,13 名参与者被排除。最终数据分析中包括了 4 014 人(中位年龄 41 岁,69.5% 为女性,所有患者均接受抗逆转录病毒治疗)。利福喷丁 + 异烟肼联用组(n=3 610)第一年的治疗完成率为 90.4%,而单用异烟肼组(n=404)为 50.5%(RR=1.78,95% CI:1.61~1.95)。两次(n=1 808)或一次(n=1 802)服用利福喷丁 + 异烟肼方案的受试者结核病发病情况相似(RR=0.96,95% CI:0.61~1.50)。

(4)结论:利福喷丁 + 异烟肼治疗 3 个月的完成率高于单用异烟肼治疗 6 个月的完成率。在结核病传播风险较高的环境中,第二轮预防性治疗并没有给接受抗逆转录病毒治疗的患者带来额外的好处。

[专家点评]

尽管痰菌载量随治疗时间的变化速度提供了药物活性的信息,但并不能反映不同药物及组合对病灶恢复情况的作用以及药物之间的相互作用,例如,感染初期,中性粒细胞的大量存在提供了吡嗪酰胺发挥作用需要的酸性环境,但随着治疗的进行,中性粒细胞被清除后无法维持酸性环境而导致吡嗪酰胺无法发挥作用,解释吡嗪酰胺仅用于强化期的原因,这是无法通过计算痰菌清除速率获得的。而 PET/CT 能够根据不同肺部病变类型影像学数据比较单一和组合药物活性,使得不同药物对不同结核病灶的异质反应被量化和区分开,与单独的痰菌计数相比,当该方法与痰菌计数结合时,与已建立的临床结果更相关。同时,通过单药和药物组合对病灶的反应可以判断组合中不同药物的相互作用,有助于设计合理的药物治疗方案,缩短研发周期。

糖尿病患者合并结核的风险要高于未患糖尿病的患者,此外,在确诊肺结核的糖尿病患

者中,治疗失败和死亡的概率是未患糖尿病的结核病患者的多倍。通过评估血糖走势和结核病治疗结局之间的关系,发现无论是否患有糖尿病,血糖变化可能是患者对于抗结核治疗反应好坏的一个重要标志。

M. tb 感染可以引起免疫细胞衰老和线粒体功能障碍。发生 MDR-TB 时,MDR-TB 患者的端粒长度更短,线粒体 DNA 拷贝数更高,说明 MDR-TB 与免疫衰老有关。身体处于氧化应激反应与炎症反应均加剧的状态,而氧化应激反应与炎症反应的加重可能和免疫衰老有关系。

包括免疫衰老在内的衰老表型是由炎症和抗炎机制之间的不平衡引起的,这种不平衡可能导致被定义为“炎症”状态,这是由生命过程中发生的慢性抗原刺激和涉及产生氧自由基和有毒产物的氧化应激反应所致。各种外部因素,包括反复感染和长期接触抗原,都可以调节免疫衰老。端粒和线粒体 DNA 均参与衰老过程,这些细胞成分之间的联系表明在人类衰老过程中存在共同的分子机制和复杂的端粒 - 线粒体相互作用。在线粒体功能障碍的情况下,可以观察到氧化和活性氧诱导的损伤、端粒长度缩短加快、细胞周期停滞和过早衰老。慢性应激是由感染、肿瘤或其他来源导致的线粒体 DNA 损伤,累积的线粒体 DNA 损伤可能导致线粒体功能障碍,损害信号通路,增加活性氧的产生,并驱动各种人类疾病的发病机制,包括与衰老相关的疾病。线粒体 DNA 拷贝数不是损伤的精确指标,但它可以体现线粒体酶的活性和能量生成,从而证明线粒体的功能。每个细胞线粒体 DNA 拷贝数的增加均与衰老组织中的氧化应激升高有关。有人认为,衰老组织细胞中线粒体 DNA 拷贝数的增加是反馈反应的结果,该反应补偿了携带受损呼吸链或突变线粒体 DNA 的缺陷线粒体。然而,值得一提的是,线粒体 DNA 拷贝数在不同细胞类型之间往往存在显著差异,外周血中的线粒体 DNA 水平可能会因血细胞组成的差异而发生严重偏差:线粒体 DNA 水平与血小板计数呈正相关,与白细胞计数呈负相关。在结核病患者中,观察到白细胞和血小板计数的平均值显著升高,表明一种特定细胞类型的影响可能降低。需要进一步研究以阐明耐多药结核病患者线粒体 DNA 拷贝数增加的确切原因。

在以上研究中,接受 ICI 治疗的癌症患者的结核病发病率是普通人群的 8 倍。然而,ICI暴露与否在癌症患者之间没有观察到显著差异。这些发现表明,无论接受何种治疗,接受化疗的癌症患者都有患上结核病的风险。需要进一步的研究来评估在接受全身化疗的癌症患者中检测和治疗结核潜伏感染的成本效益。

在大多数高负担国家,结核病预防性治疗的应用和推广一直很差,需要采取替代战略,以最大限度地保护高传播环境中 HIV 感染者免受结核病感染。在第五篇研究中,利福喷丁 +异烟肼治疗 3 个月的完成率高于单用异烟肼治疗 6 个月的完成率,且两组预防效果相似,该研究有助于未来为 HIV 感染者的年度结核病预防治疗提供建议。

点评专家:初乃惠

参考文献

［1］ GHOSH S, BREITSCHEIDEL L, LAZAREVIC N, et al. Compassionate use of delamanid in adults and children for drug-resistant tuberculosis: 5-year update [J]. Eur Respir J, 2021, 57 (5): 2002483.

［2］ WALLIS R S, GININDZA S, BEATTIE T, et al. Adjunctive host-directed therapies for pulmonary tuberculosis: a prospective, open-label, phase 2, randomised controlled trial [J]. Lancet Respir Med, 2021, 9 (8): 897-908.

［3］ DOOLEY K E, ROSENKRANZ S L, CONRADIE F, et al. QT effects of bedaquiline, delamanid, or both in patients with rifampicin-resistant tuberculosis: a phase 2, open-label, randomised, controlled trial [J]. Lancet Infect Dis, 2021, 21 (7): 975-983.

［4］ CHESOV D, HEYCKENDORF J, ALEXANDRU S, et al. Impact of bedaquiline on treatment outcomes of multidrug-resistant tuberculosis in a high-burden country [J]. Eur Respir J, 2021, 57 (6): 2002544.

［5］ SOULEYMANE M B, PIUBELLO A, LAWAN I M, et al. High rifampicin-resistant TB cure rates and prevention of severe ototoxicity after replacing the injectable by linezolid in early stage of hearing loss [J]. Eur Respir J, 2021, 57 (1): 2002250.

［6］ ZHANG N, SAVIC R M, BOEREE M J, et al. Optimising pyrazinamide for the treatment of tuberculosis [J]. Eur Respir J, 2021, 58 (1): 2002013.

［7］ XIN H, CAO X, ZHANG H, et al. Protective efficacy of 6-week regimen for latent tuberculosis infection treatment in rural China: 5-year follow-up of a randomised controlled trial [J]. Eur Respir J, 2022, 60 (1): 2102359.

［8］ WHITWORTH L J, TROLL R, PAGAN A J, et al. Elevated cerebrospinal fluid cytokine levels in tuberculous meningitis predict survival in response to dexamethasone [J]. Proc Natl Acad Sci USA, 2021, 118 (10): e2024852118.

［9］ ROELENS M, BATTISTA MIGLIORI G, ROZANOVA L, et al. Evidence-based definition for extensively drug-resistant tuberculosis [J]. Am J Respir Crit Care Med, 2021, 204 (6): 713-722.

［10］ TE BRAKE L H M, DE JAGER V, NARUNSKY K, et al. Increased bactericidal activity but dose-limiting intolerability at 50 mg·kg^{-1} rifampicin [J]. Eur Respir J, 2021, 58 (1): 2000955.

［11］ MIOW Q H, VALLEJO A F, WANG Y, et al. Doxycycline host-directed therapy in human pulmonary tuberculosis [J]. J Clin Invest, 2021, 131 (15): e141895.

［12］ LEE C C, LEE M G, HSU W T, et al. Use of calcium channel blockers and risk of active tuberculosis disease: A population-based analysis [J]. Hypertension, 2021, 77 (2): 328-337.

［13］ XIE Y L, DE JAGER V R, CHEN R Y, et al. Fourteen-day PET/CT imaging to monitor drug combination activity in treated individuals with tuberculosis [J]. Sci Transl Med, 2021, 13 (579): d7618.

［14］ LIU Q, YOU N, PAN H, et al. Glycemic trajectories and treatment outcomes of patients with newly diagnosed tuberculosis: A prospective study in Eastern China [J]. Am J Respir Crit Care Med, 2021, 204 (3): 347-356.

［15］ BAE S, KIM Y J, KIM M J, et al. Risk of tuberculosis in patients with cancer treated with immune check-point inhibitors: a nationwide observational study [J]. J Immunother Cancer, 2021, 9 (9): e002960.

［16］ CHURCHYARD G, CARDENAS V, CHIHOTA V, et al. Annual tuberculosis preventive therapy for persons with HIV infection: A randomized trial [J]. Ann Intern Med, 2021, 174 (10): 1367-1376.

［17］ TOBIN D M, ROCA F J, OH S F, et al. Host genotype-specific therapies can optimize the inflammatory response to mycobacterial infections [J]. Cell, 2012, 148 (3): 434-446.

［18］ MARAKALALA M J, RAJU R M, SHARMA K, et al. Inflammatory signaling in human tuberculosis granulomas is spatially organized [J]. Nat Med, 2016, 22 (5): 531-538.

［19］ DORMAN S E, NAHID P, KURBJATOVA E V, et al. Four-month rifapentine regimens with or without moxifloxacin for tuberculosis [J]. N Engl J Med, 2021, 384 (18): 1705-1718.

预防篇

结核病的预防措施主要包括三个方面：①预防接种：新生儿及时接种卡介苗（Bacille Calmette-Guérin，BCG）为最基本、特异性的预防措施；②早期发现及治疗：对结核病患者尤其是潜伏感染者应早期发现，对后者进行预防性治疗，阻止发展为活动性结核病，降低发病率；同时开发潜伏感染的分子标识和鉴别方法；③通过预防和控制感染预防 *M. tb* 的传播，其中包括控制与 *M. tb* 相关的环境因素，以采取相应干预措施。本篇将从疫苗的研发、结核潜伏感染和预防性治疗、感染传播控制、新型冠状病毒与感染性疾病四方面介绍重磅研究进展。

第一章　疫苗的研发

疫苗预防接种是控制传染病最为经济有效的手段。但目前仍缺乏确实有效、保护效果持久的结核病疫苗。BCG是目前全球唯一获得认证的结核病疫苗，但其免疫保护效果不尽如人意。在结核病新疫苗的研究中，研究者们对新疫苗的研制总体策略已基本达成共识，即重点研制替代BCG的初次免疫用疫苗、BCG接种后的加强免疫用疫苗和潜伏感染人群预防用疫苗，从而针对不同感染背景与免疫状态的人群实施精准免疫，构建全人群的结核病免疫预防体系。目前研发中的结核病疫苗包括全菌体疫苗和亚单位疫苗两大类，亚单位疫苗又可进一步分为佐剂蛋白疫苗及重组病毒载体疫苗；按使用目的又可分为预防性疫苗和治疗性疫苗。目前在疫苗的开发上各国科学家进行了大量的研究。本章选取了8篇重磅研究论文，分两节，从BCG接种效果的评价和新型疫苗研究两个方面对疫苗研发方面的研究进展进行介绍。

第一节　卡介苗接种效果的评价

BCG用于结核病的预防已有近100年的历史。20世纪60~70年代，世界各国科学家对其保护效果进行了多项研究，其保护效果在30%~75%。目前，被公认的是BCG对儿童粟粒型结核和结核性脑膜炎具有保护效果，但是对BCG引起的体液免疫反应了解有限。还有研究表明BCG接种可预防新生儿期非结核性传染病，BCG接种对其他疾病是有益的。因此，Edward B Irvine等对BCG静脉注射后的IgM反应进行了研究，Sarah Prentice团队对BCG在新生儿中的非特异性影响进行了研究，Judith R Glynn等对BCG再接种的效果进行了评估。

一、BCG静脉注射后的IgM反应与预防恒河猴结核分枝杆菌感染有关

由于对 *M. tb* 感染免疫的决定因素缺乏了解，开发有效的结核病疫苗受到影响。使用BCG进行的静脉内疫苗接种可为恒河猴提供几乎完全的抗结核病保护，但它引发的抗体反应仍未完全确定。

（1）目的：研究了解恒河猴静脉注射 BCG 后诱导的抗原特异性体液免疫反应。

（2）方法：其中一个研究在美国国立卫生研究院疫苗研究中心进行，共有 48 只 BCG 免疫的恒河猴被纳入研究：10 只接受标准剂量皮内注射 BCG 疫苗，8 只接受高剂量皮内注射 BCG 疫苗，10 只接受静脉注射 BCG 疫苗，10 只接受气溶胶 BCG 疫苗接种和 10 只接受气溶胶和标准剂量的皮内注射 BCG 疫苗组合。BCG 疫苗接种后 24 周，每只猴子接受 10 个 CFU 的 *M. tb* Erdman 攻击，研究终点为 *M. tb* 攻击后 12 周。在本研究中，*M. tb* 负荷值代表原始研究中尸检时测量的总胸部 CFU。分别于接种前、接种 BCG 后第 8 周、攻击时间（接种 BCG 后第 24 周）和第 28 周（攻击 *M. tb* 后 4 周）采集和分析血浆。分别于疫苗接种前、BCG 疫苗接种后第 4 周和 BCG 疫苗接种后第 12/16 周采集和分析支气管肺泡灌洗（bronchoalveolar lavage，BAL）样本。

杜兰国家灵长类动物研究中心进行的研究收集了来自减毒 *M. tb* 疫苗接种队列的恒河猴血浆样本，分析了来自 9 只恒河猴的血浆样本。4 只猴子进行了气溶胶 BCG 疫苗接种，5 只猴子接受 *M. tb*-Δ sigH-CDC1551 的减毒 *M. tb* 菌株气溶胶疫苗接种。接种疫苗 8 周后，每只猴子接受目标剂量为 1 000 CFU 的 *M. tb* CDC1551 攻击。分别于接种疫苗前、接种疫苗后第 7 周和尸检（第 15 周）时采集和分析血浆。

（3）结果：静脉注射 BCG 驱动高且持久的血浆抗体滴度。在第 8 和第 24 周，静脉注射疫苗组中 PPD、LAM、PstS1 和 Apa IgG1 抗体的滴度均显著高于标准剂量皮下注射组。

静脉注射 BCG 在肺部引发强烈的抗体反应。在第 4 周，静脉注射 BCG 组的所有蛋白在 BAL 样本中显示出强烈的 IgG1、IgA 和 IgM 反应，显著高于标准剂量皮内注射组引发的反应。在第 16 周，在静脉注射组中的 LAM 的 IgG1、PstS1 IgG1、Apa IgG1、LAM IgA、LAM IgM 和 PstS1 IgM 比标准剂量皮内注射组有显著增高，虽然其中一些反应是短暂的。

静脉内 BCG 诱导抗体介导的固有免疫激活。与标准剂量皮内注射组相比，静脉注射组在第 8 周时血浆中 PPD、PstS1 和 Apa 等蛋白的 FcγR2A 结合和 FcγR3A 结合抗体水平显著升高。在第 8 周，静脉注射组的血浆 LAM 特异性抗体诱导最有效的抗体依赖性中性粒细胞吞噬作用（ADNP），其显著高于在标准剂量皮内注射组。第 4 周，静脉注射组 BAL 液中的 LAM 特异性 FcγR2A 结合抗体显著高于标准剂量皮内注射组。

IgM 滴度与 *M. tb* 负荷负相关。第 8 周的 LAM、PstS1 和 Apa 特异性 IgM 滴度，以及第 24 周的 LAM 和 PstS1 特异性 IgM 滴度与肺中 *M. tb* 负荷显著负相关。用 BAL 检测显示，18 种抗体特征与肺中 *M. tb* 负荷显著负相关。

基于抗体谱观察到受保护猴子和易感猴子可以明显区分开，说明抗体谱可区分疫苗诱导的保护。

IgM 在 *M. tb*-Δ sigH 疫苗接种后富集。与气溶胶 BCG 组相比，IgM 反应在 *M. tb*-Δ sigH 接种的猴子中富集。气溶胶接种 *M. tb*-Δ sigH 组比气溶胶 BCG 组引起更高的 LAM 特异性 IgM 滴度，以及 Apa 特异性和 HspX 特异性 IgM 增加。

（4）结论：这些数据突出了 IgM 反应是预防结核病的标志物和功能性中介。

二、卡介苗对乌干达新生儿异源传染病的非特异性影响：一项研究者盲法随机对照试验

动物模型、人体挑战模型、观察性研究和几项随机对照试验都提出了 BCG 接种预防新生儿期非结核性传染病的可能性。查阅 2016 年的免疫学和临床证据，WHO 战略咨询专家组认为：BCG 诱导的非特异性有益作用可能存在，但其性质、幅度、时间和临床重要性尚不清楚。

（1）目的：探讨 BCG 是否对健康乌干达新生儿的异源传染病产生非特异性保护，以及该保护是否由固有免疫的改变介导。

（2）方法：本研究是一项在乌干达恩德培的一家医院进行的研究者盲法、随机对照试验。出生时身体状况不佳的婴儿（即那些因需要医疗干预而无法从产房直接出院的婴儿），患有严重先天性畸形的婴儿，母亲感染 HIV 的婴儿，患有已知或疑似结核病或无法采集脐带血样本的家庭被排除。不论胎龄或出生体重，任何其他直接从产房出院的婴儿都有资格纳入。参与者在出生时被招募并按 1∶1 随机分配，在出生当天或 6 周龄时接种标准剂量 BCG 1331（BCG-丹麦）。采用盲法对研究人员和临床医生分组分配，父母没有采用盲法。对参与者使用两种不同的策略进行血样采集并进行临床随访直至 10 周龄，主要临床结果是医生诊断的非结核性传染病发病率。主要免疫结果是 TNF、IL-6 和 IL-1β 启动子区域的组蛋白三甲基化，异源刺激后体外产生的 TNF、IL-6、IL-1β、IL-10 和 FN-γ，转铁蛋白的饱和度和铁调素水平。

（3）结果：在 2014 年 9 月 25 日至 2015 年 7 月 31 日期间，560 名参与者被招募并随机分配在出生时（n=280）或 6 周龄（n=280）时进行 BCG 接种。12 名出生时接种 BCG 的参与者和 11 名在 6 周龄时接种 BCG 的参与者在随机化后不久他们的父母从研究中退出，分析时排除。在延迟接种组的婴儿接受 BCG 疫苗接种之前的最初 6 周内，出生时接种组婴儿的医生诊断的非结核性传染病发病率低于延迟接种组（出生接种组 98 例 *vs.* 延迟接种组 129 例；HR=0.71，95% CI：0.53~0.95，P=0.023）。在延迟接种组（即在 6~10 周的随访期间）接种 BCG 后，各组之间非结核性传染病的发病率没有显著性差异（88 例 *vs.* 76 例；HR=1.10，95% CI：0.87~1.40，P=0.62）。出生时的 BCG 接种抑制了出生后 6 周内外周血单核细胞中 TNF 启动子处组蛋白三甲基化的增加。出生时接种 BCG 组与延迟 BCG 接种组相比，H3K4me3 几何平均增加倍数在 TNF 启动子处降低 3.1 倍（P=0.018），在 IL-6 启动子处降低 2.5 倍（P=0.20），在 IL-1β 启动子处降低 3.1 倍（P=0.082）；H3K9me3 几何平均增加倍数在 TNF 启动子处低 8.9 倍（P=0.004 6），在 IL-6 启动子处低 1.2 倍（P=0.75），IL-1β 启动子（P=0.068）低 4.6 倍。经异源刺激后，未检测到 BCG 会对 TNF、IL-6、IL-1β、IL-10 和 IFN-γ 的体外产生有作用，对转铁蛋白饱和度和铁调素浓度也无明显影响（几何平均比率在 0.68 和 1.68；对于所有比较，$P \geq 0.038$）。

（4）结论：BCG 疫苗接种除了具有结核病特异性作用外，还可以预防新生儿期的非结核性传染病。在高死亡率环境中，优先考虑在出生当天接种 BCG 可能会通过降低全因感染的发病率和死亡率而对公共卫生产生显著益处。

三、BCG 再接种对婴儿期以后全因死亡率的影响：马拉维一项基于人群、双盲、随机安慰剂对照试验的 30 年随访

预防或减轻 COVID-19 严重程度的 BCG 疫苗接种试验正在成年人中进行，其中一些人以前曾接种过疫苗，但 BCG 有益的、非特异性影响的证据主要来自第一次 BCG 疫苗接种后婴儿和幼儿死亡率的数据，以及体外和动物研究。在常规计划中接受或未接受 BCG 疫苗接种的人可能具有不同的社会经济背景和寻求健康的行为，因此死亡风险也不同，观察数据的结果可能会产生关于 BCG 疫苗接种的非特异性影响的假设，需要通过随机试验来证实。

（1）目的：在马拉维进行的一项大型 BCG 再次接种试验后评估全因死亡率。

（2）方法：Karonga 预防试验是一项在马拉维北部 Karonga 区进行的基于人群、双盲的随机对照试验，在 1986 年 1 月至 1989 年 11 月期间招募了 121 427 名参与者。其中，5 757 人不符合条件，5 835 人拒绝参与，因此未在试验中接种疫苗。所有参与者都接受了 BCG 瘢痕检查，作为之前接种 BCG 的证据。没有 BCG 瘢痕的个体被随机分配单独接受 BCG 疫苗接种或与灭活的麻风杆菌一起接种。有 BCG 瘢痕的参与者被随机分配接受单独的 BCG 疫苗接种、安慰剂或 BCG 和灭活的麻风杆菌接种。因为没有 BCG 瘢痕阴性的参与者接受安慰剂，所以这里报告的数据仅限于接受 BCG 疫苗接种或安慰剂的瘢痕阳性个体。

该试验比较了 BCG（葛兰素）与安慰剂对结核病和麻风病的预防效果。46 889 名 3 个月至 75 岁的个体被随机分配接受 BCG 再接种（$n=23\,528$）或安慰剂（$n=23\,361$）。研究报告了 1991—1994 年该地区北部地区积极随访期间以及 2002—2018 年南部地区人口监测随访期间记录的疫苗接种后死亡率。接受 BCG（$n=3\,746$）或安慰剂（$n=3\,643$）的 7 389 人居住在北部随访区，接受 BCG（$n=2\,798$）或安慰剂（$n=2\,818$）的个体居住在南部地区。对于那些没有被发现的人，记录了死亡或离开该地区的年份。研究使用生存分析来估计全因死亡率。

（3）结果：北部地区 3 709 名（99.0%）BCG 接受者和 3 612 名（99.1%）安慰剂接受者，以及南部地区 2 449 名（87.5%）BCG 接受者和 2 413 名（85.6%）安慰剂接受者接受了随访调查。BCG 组和安慰剂组在任一区域、总体或按年龄组或性别的死亡率没有差异。在北部地区，BCG 组每 19 694 人年有 129 人死亡（每 1 000 人年有风险死亡 6.6 人，95% CI：5.5~7.8），而每 19 694 人年有 133 人死亡。安慰剂组有 19 111 人年的风险（每 1 000 人年的风险中有 7.0 人死亡，95% CI：5.9~8.2；$HR=0.94$，95% CI：0.74~1.20；$P=0.62$）。在南部地区，BCG 组每 38 399 人年有 241 人死亡（每 1 000 人年有 6.3 人死亡，95% CI：5.5~7.1），而每 38 399 人年有 230 人死亡。安慰剂组有 38 676 人年的风险（每 1 000 人年的风险中有 5.9 人死亡，95% CI：5.2~6.8；$HR=1.06$，95% CI：0.88~1.27；$P=0.54$）。

（4）结论：研究几乎没有发现 BCG 重新接种对全因死亡率有任何有益影响的证据。婴儿期以外非传染性原因导致的死亡比例很高，以及大多数死亡在 BCG 后的较长时间间隔，可能会掩盖这种益处。

［专家点评］

BCG 作为目前全球唯一通过认证的结核病疫苗，在世界各地被广泛使用，主要在新生儿中进行预防接种。由于对 $M.\,tb$ 感染免疫的决定因素缺乏了解，结核病疫苗的开发受到了

影响。有研究表明 CD4$^+$ T 细胞在控制 *M. tb* 感染中发挥重要作用,但对体液免疫发挥相关作用的研究有限。Edward B Irvineu 团队研究了恒河猴静脉注射 BCG 后诱导的抗原特异性体液免疫反应。结果表明:静脉注射 BCG 比皮内接种 BCG 会产生更强的抗体反应,疫苗诱导的 IgM 反应可能有助于疫苗诱导的 *M. tb* 保护,这说明 IgM 反应是预防结核病的标志物和功能性中介。BCG 诱导的非特异性有益作用可能存在,但其性质、幅度、时间和临床重要性尚不清楚。在乌干达进行了 BCG 对新生儿异源传染病的非特异性影响的研究,结果表明:BCG 疫苗接种除了具有结核病特异性作用外,还可以预防新生儿期的非结核性传染病。在马维拉进行的 BCG 再接种对婴儿期以后全因死亡率的影响研究却得到了相反的结果:几乎没有发现 BCG 重新接种对全因死亡率有任何有益影响的证据。这 3 篇文章都为我们提供了有益的启示,BCG 的作用是细胞免疫和体液免疫综合作用的结果,我们在研制新疫苗的时候要兼顾考虑。BCG 的接种不仅仅对结核有预防作用,对其他疾病也可能存在非特性的有益作用。

点评专家:万康林

第二节　新型疫苗研究

在结核病新疫苗研究中,研究者们将重点放在"研制替代 BCG 的初次免疫用疫苗、BCG 接种后加强免疫用疫苗与潜伏感染人群预防干预用疫苗"这一总体策略上。目前已有多款新疫苗进入了临床评估。依据 WHO 2021 年结核病报告,全球进入临床试验的候选疫苗共有 14 种。除此之外,其他疫苗及佐剂的研究也在进行中。

目前,全球的结核病疫情日益严峻,疫苗研究主要存在以下几方面问题:①不同地区 BCG 的特异性差异。② MDR-TB 的出现使疫情控制困难,疫情下降缓慢或有所回升。③ *M. tb* 与 HIV 的合并感染;目前没有十分适用于 HIV$^+$ 患者的疫苗,BCG 也同样不能用于 HIV$^+$ 患者。HIV 感染使 BCG 失控增长和传播,导致 BCG 感染病例出现,因此 HIV$^+$ 儿童不能接种 BCG。④ *M. tb* 与寄生虫感染;寄生虫感染使患者 Th 细胞向 Th2 极分化,对抗寄生虫;而 Th2 细胞将下调 Th1 细胞,从而降低对结核病的保护。⑤疫苗的人群特异性问题。⑥疫苗的评测需要更优良的模型,研究发现很多实验的免疫结果与实际使用效果不符。

一、H56:IC31 疫苗接种和环氧合酶 2 抑制剂辅助治疗结核病患者的 Ⅰ/Ⅱ 期随机试验

目前,关于环氧合酶抑制剂治疗对实验性 *M. tb* 感染的影响存在相互矛盾的临床前证据:静脉注射后细菌负荷减少和肺部病变有限,而低剂量气溶胶感染后细菌负荷增加和细胞免疫受损。H56:IC31 在小鼠和非人灵长类动物(NHP)模型中的已证实功效,使 H56:IC31 成为治疗性疫苗接种试验中高度相关的候选者。此外,H56:IC31 在 *M. tb* 感染和未感染的个体中都是安全的和具有免疫原性的。尽管如此,在持续结核病期间,患者的安全性和免疫原性仍是未知的。

（1）目的：采用随机非盲法Ⅰ/Ⅱ期临床试验，在肺和肺外结核患者中使用H56：IC31候选疫苗和环氧合酶-2抑制剂治疗（依托考昔）进行辅助疫苗接种，对其安全性和免疫原性进行评估。

（2）方法：从2015年11月到2019年1月，在2个研究地点共评估了222名患者的资格。所有入选的参与者（n=51）均被随机分配。安全性分析集（SAS）包括47名患者，直至失去随访或研究结束，包括13名患者分配接受依托考昔治疗140天，12名患者在第84天和第140天接受H56：IC31疫苗接种，10名患者接受在第84天和第140天接种依托考昔和H56：IC31疫苗，12名对照组患者仅接受结核病治疗的标准护理。

第一个结果是在接受至少1剂依托考昔和/或1剂H56：IC31（定义为SAS）的患者中单独或联合使用依托考昔和H56：IC31的安全性和耐受性。研究通过比较3个时间段内所有研究组的不良事件发生率来评估安全性和耐受性，从第0天到第84天，评估依托考昔的安全性（在此时间间隔内2组接受了辅助依托考昔，2组仅接受了标准结核治疗）；从第85天到第154天，评估依托考昔和H56：IC31单独或联合使用的安全性和耐受性，比较了所有4个研究组；从第155天到第238天，评估比较所有4个研究组的长期和迟发效应的安全性和耐受性（在此时间间隔内对任何组都没有干预）。

第二个结果是 *M. tb* 特异性细胞和体液免疫反应。收集在0天、第84天、第98天、第140天、第154天和第238天的血样，进行免疫检测，采用免疫方法包括：荧光IFN-γ/IL-2免疫斑点（fluorospot）测定、全血细胞内细胞因子染色（WB-ICS）流式细胞术测定和血清中抗H56 IgG的ELISA定量。在第14天和第84天进行采样分析依托考昔浓度。

（3）结果：依托考昔组报告了3起严重不良事件：2个荨麻疹和1个可能的疾病进展，没有严重的不良事件与疫苗有关。H56：IC31诱导通过荧光点和流式细胞术分析的抗原特异性T细胞的强烈扩增，以及更高比例的血清转化。依托考昔降低H56：IC31诱导的T细胞反应。

（4）结论：此研究展示了H56：IC31疫苗接种在结核病患者中安全且具有免疫原性的临床数据，支持进一步研究H56：IC31作为宿主导向治疗策略。尽管依托考昔似乎是安全的，但本次的数据不支持使用辅助性环氧合酶-2抑制剂进行治疗。

二、合成蛋白结合疫苗为小鼠提供抗结核分枝杆菌的保护

结核病是世界范围内单一传染性病原体导致死亡的主要原因之一，但迄今为止开发的疫苗效果有限并存在安全问题。蛋白质疫苗是一种安全的选择，但通常需要强大的佐剂。疫苗的佐剂成分既可以作为与蛋白质的混合物添加，也可以与抗原结合以产生自佐剂疫苗。产生自佐剂疫苗的主要困难是水溶性蛋白质与疏水性佐剂分子的融合。

（1）目的：建立一种合成自佐剂蛋白疫苗的制备方法，并展示其在 *M. tb* 疫苗中的应用。

（2）方法：研究设计了2种疫苗构建体，由与TLR2靶向佐剂Pam2Cys-SK4或Pam3Cys-SK4融合的全长ESAT6蛋白组成（疫苗1和2）。采用6~8周雌性C57BL/6小鼠，共分为4组：1.3μg Pam2Cys-SK4-三甘醇酸酯用于仅佐剂对照，10μg合成ESAT62-95用于仅蛋白质对照，12.33μg Pam2Cys-ESAT6（相当于10μg蛋白质，1.3μg Pam2Cys），12.46μg Pam3Cys-

ESAT6(相当于 10μg 蛋白质,1.5μg Pam3Cys)。小鼠被免疫 3 次,间隔 2 周。对于免疫原性研究,在最后一次疫苗接种后 1 周收集支气管肺泡灌洗液、肺、脾和血清。对于保护研究,同样给小鼠接种疫苗,在最后一次免疫后 2 周,通过尾静脉穿刺无菌收集外周血到含有肝素(20U/ml)的 PBS 中。在最后一次疫苗接种后 6 周,对小鼠进行 *M. tb* 气溶胶攻击。

使用 Lymphoprep 通过梯度密度分离外周血单个核细胞(PBMC)。通过抗原回忆、细胞内免疫染色(ICS)和流式细胞术确定 ESAT6 特异性 T 细胞反应。ESAT6 特异性抗体滴度通过间接 ELISA 测定。

(3)结果:自佐剂 ESAT6 疫苗激活 TLR2。疫苗 1 和 2 均显示出强烈的 TLR2 活化,与相同摩尔当量的 Pam2Cys-SK4- 三甘醇酸酯相当(并且高于 Pam3Cys-SK4- 三甘醇酸酯对照)。单独合成的 ESAT6 蛋白不会激活 TLR2,添加 ESAT6 蛋白也不会抑制任一激动剂对 TLR2 的激活。

黏膜免疫接种诱导循环和局部 ESAT6 特异性 Th17 和抗体反应。靶向 TLR2 的自佐剂疫苗 1 和 2 通过鼻内(i.n.)滴注递送至小鼠的肺黏膜。小鼠每隔 2 周接受 3 次疫苗接种,然后离体刺激来自肺或脾的白细胞,以通过 ICS 和流式细胞术鉴定产生细胞因子的 ESAT6 特异性 CD4+ T 细胞。与 Pam2CysSK4- 三甘醇酸酯或仅 ESAT6 蛋白疫苗相比,接受自佐剂疫苗 1 和 2 组的肺定位和循环 ESAT6 特异性 IL-17A 和 TNF-α 产生细胞显著增加,与 Th17 型反应一致。在接受自佐剂疫苗 1 或 2 的小鼠血清中也发现了抗 ESAT6 IgG 和 IgA 的显著增加。在支气管肺泡灌洗液(BALF)中也是这样,表明在呼吸道黏膜中存在高水平的 *M. tb* 特异性抗体。在进展为 *M. tb* 攻击实验之前对小鼠 PBMC 反应的评估显示出显著的循环 Th17 型反应。

使用 TLR2 靶向 ESAT6 进行黏膜免疫接种可提供针对 *M. tb* 的保护。与未接种疫苗或仅用佐剂免疫的对照小鼠相比,用疫苗 1 或 2 进行黏膜免疫接种可显著减少肺部 *M. tb*。

(4)结论:这些基于蛋白质的自佐剂疫苗有助于快速测试候选疫苗,包括呼吸道病原体,如 *M. tb* 和新出现的大流行病原体,或有非感染性疫苗适应证。TLR2 靶向和肺部免疫的结合是一种有效疫苗策略。

三、辅助治疗性疫苗 ID93+GLA-SE 在已完成结核病治疗的成年人中的安全性和免疫原性:一项随机、双盲、安慰剂对照、Ⅱa 期试验

预防复发性结核病的治疗性疫苗将是开发较短治疗方案的重大进展。

(1)目的:评估 ID93+GLA-SE 疫苗在不同剂量和注射方案下对先前接受过治疗的结核病患者的安全性和免疫原性。

(2)方法:这项随机、双盲、安慰剂对照的Ⅱa 期试验在南非开普敦附近的 3 个临床地点进行。患者在接受 4 个月的结核病治疗后在当地诊所招募,并在提供书面知情同意后进行资格筛选。参与者年龄在 18~60 岁之间,接种过 BCG,未感染 HIV,并被诊断患有药物敏感性肺结核。符合条件者在过去 28 天内完成了肺结核的标准治疗。参与者在完成标准治疗后入组,并在 3 个队列中依次随机分配接受疫苗或安慰剂:第 0 天和第 56 天肌内注射 2μg ID93+2μg GLA-SE(队列 1);第 0 天和第 56 天 10μg ID93+2μg GLA-SE(队列 2);第

0 天和第 56 天 2μg ID93+5μg GLA-SE,第 28 天接种安慰剂(队列 3);第 0、28 和 56 天 2μg ID93+5μg GLA-SE(队列 3);或在第 0 天和第 56 天给予安慰剂(队列 1 和队列 2),队列 3 的安慰剂组在第 28 天接受注射。队列 1 和队列 2 中 ID93+GLA-SE 和盐水安慰剂的随机化比例为 3:1,在队列 3 中,(2×)ID93+GLA-SE、(3×)ID93+GLA-SE 和安慰剂的比例为 3:3:1。主要结果是安全性和免疫原性(疫苗 - 特异性抗体反应和 T 细胞反应)。对于安全性结果,每次注射后观察参与者 30 分钟,观察注射部位反应和全身不良事件直至第 84 天,并在最后一次注射后监测严重不良事件和特别关注的不良事件 6 个月。通过血清 ELISA 测量疫苗特异性抗体反应,并使用细胞内细胞因子染色和流式细胞术在冷冻保存的外周血单核细胞样本中测量疫苗抗原刺激后的 T 细胞反应。

(3)结果:在 2015 年 6 月 17 日至 2016 年 5 月 30 日期间,研究评估了 177 名患者的入选情况。61 名符合条件的患者被随机分配接受:第 0 天和第 56 天的生理盐水安慰剂(n=5)或(2×)2μg ID93+2μg GLA-SE(n=15)(队列 1);第 0 天和第 56 天生理盐水安慰剂(n=2)或(2×)10μg ID93+2μg GLA-SE(n=5)(队列 2);第 0、28 和 56 天生理盐水安慰剂(n=5),或第 0 天和第 56 天 2μg ID93+5μg GLA-SE 和第 28 天安慰剂注射(n=15),或第 0、28 和 56 天(3×)2μg ID93+5μg GLA-SE(n=14)(队列 3)。ID93+GLA-SE 诱导了强大而持久的抗体反应和对疫苗抗原的特异性、多功能 CD4 T 细胞反应。2 次注射 2μg ID93+5μg GLA-SE 剂量诱导抗原特异性 IgG 和 CD4 T 细胞反应显著高于安慰剂,并持续 6 个月。在所有剂量组合接种疫苗后报告了轻度至中度注射部位疼痛,并且在 2 剂或 3 剂中给予 2μg ID93+5μg GLA-SE 的患者出现硬结和红斑。1 名参与者在注射部位出现 3 级红斑和硬结。未观察到与疫苗相关的严重不良事件。

(4)结论:ID93+GLA-SE 疫苗接种对所有测试方案都是安全且具有免疫原性的。这些数据支持在治疗性疫苗接种策略中进一步评估 ID93+GLA-SE,以改善结核病治疗结果。

四、使用引起卡介苗免疫的豚鼠模型评估含有分枝杆菌 DNA 结合蛋白 1 和 CpG 寡脱氧核苷酸 G9.1 的结核加强疫苗

结核病在青少年和老年人中发病率的增加是一个严重的问题。控制结核病的策略之一是利用 BCG 对儿童结核病的卓越效果。因此,此研究的目标是为在儿童早期接受 BCG 疫苗的成年人开发一种加强疫苗。

(1)目的:为在儿童早期接种 BCG 疫苗的成年人开发一种新的结核病疫苗。

(2)方法:本研究设计了如下两步系统:①步骤一:使用皮肤迟发型超敏反应(DTH)筛选针对分枝杆菌抗原的候选疫苗。②步骤二:测试 *M. tb* 气溶胶对感染的保护作用。在步骤一中提高针对分枝杆菌抗原的 DTH 水平的候选疫苗在步骤二中被验证可防止 *M. tb* 气溶胶感染。

豚鼠皮内注射 100μl 盐水或含有 10^3、10^5CFU 的 BCG-Tokyo、BCG-Ⅰ 或 BCG-Ⅱ 的生理盐水。8 周后,评估 PPD 的 DTH、细胞因子的 mRNA 表达水平、IFN-γ/TNF-α 的产生和细胞增殖。在另一个实验中,皮内施用 BCG-Ⅰ(10^3 CFU)或盐水。8 周后,给予 BCG-Ⅰ 处理的豚鼠生理盐水,生理盐水处理的豚鼠服用 MDP1(100μg)± G9.1(100μg)或生理盐水,每 3 周

3 次。再过 3 周后,对 DTH 进行评估。在用 100μl 生理盐水或含有 10^3CFU 的 BCG-Ⅱ 或 BCG-Ⅰ 的生理盐水进行皮内启动 8 周后,以 0、5、20 或 100μg MDP1 或 0、20μg Ag85B 的浓度皮内给予加强剂量(溶解在 100μl 盐水中),加或不加 0、5、20 或 100μg G9.1,每 2 个月 2 次或每 2 个月 3 次。在感染实验中,在 100μl 盐水中的 100μg MDP1 ± 100μg G9.1 皮内加强剂量以 3 周的间隔给药 3 次。

C57BL/6 和 BALB/c 小鼠在第 0、14、21 和 28 天在轻度乙醚麻醉下用 20μl 含有 5μg MDP1 ± 20μg G9.1 的盐水进行鼻内免疫。在第 35 天允许小鼠从尾静脉放血。测量 MDP1 特异性抗体 IgG2c 或 IgG2a 的血清滴度。

杀死免疫的豚鼠,取出脾脏,评估细胞增殖和分析 mRNA 表达水平。

最后一次免疫后 3 周,对豚鼠用 5ml(10^5CFU/ml) M. tb H37Rv 进行气溶胶攻击。5 周后,在无菌条件下取出脾脏和肺,通过将肺的右下叶和部分脾脏均质化制备单细胞悬液。培养均质化的样品并测量 CFU 数量。

(3)结果:施用 10^5 个 CFU 在 BCG-Ⅰ 和 BCG-Ⅱ 之间诱导 DTH 水平相当。当剂量减少到 10^3CFU 时,BCG-Ⅱ 诱导低水平的 DTH,BCG-Ⅰ 与其亲本菌株 BCG-Tokyo 之间没有差异。

当研究比较在 PPD 存在下培养的脾细胞时,与 BCG-Ⅰ 诱导的免疫相比,在具有 BCG-Ⅱ 诱导免疫的豚鼠中检测到这些细胞因子的 mRNA 水平约 ≤50%。与 BCG-Ⅰ 培养相比,BCG-Ⅱ 培养的相应蛋白 IFN-γ 和 TNF-α 的产生以及反映 IL-2 蛋白功能的细胞增殖均较低;这表明 BCG-Ⅱ 产生的免疫力比 BCG-Ⅰ 弱。

MDP1 与 G9.1 结合可有效诱导人体 Th1 免疫,这在保护 M. tb 感染中起重要作用。

G9.1 的共同给药不会增加硬结,并在第二次加强后导致硬结减少。MDP1 诱导的硬结程度随着重复加强而增加,并且在与 G9.1 联合给药时在每次加强时增强,表明 MDP1 单独和与 G9.1 联合可诱导和增强豚鼠中 BCG-Ⅱ 引发的针对 MDP1 的 DTH。

用 MDP1+G9.1 加强获得的 CFU 数量显著低于用盐水和 BCG-Ⅱ 引发的 CFU 数量。此外,BCG-Ⅰ 治疗后 CFU 数量与 BCG-Ⅱ 没有差异。

(4)结论:MDP1 和 G9.1 的组合可能会增强以前免疫过的成年人对结核病的保护性免疫,因此值得努力加速其进一步发展以转化为临床。

五、生产可用于结核病疫苗接种的可分泌抗原蛋白的无抗生素抗性基因的无脲酶缺陷型重组卡介苗

BCG 是唯一实用的结核病疫苗。然而,BCG 并不能完全预防成年人肺结核。因此,BCG 疫苗的改进是必要的。研究者以前生产重组(r)BCG(BCG-PEST)以更好地控制结核病。BCG-PEST 是通过将 PEST- 热激蛋白(HSP)70- 主要膜蛋白(MMP)Ⅱ -PEST 融合基因引入脲酶缺陷型 rBCG,利用抗生素抗性基因选择 rBCG 而开发的。HSP70-MMPⅡ 融合蛋白具有高度免疫原性,并添加了 PEST 序列以增强融合蛋白的加工。虽然 BCG-PEST 有效抑制 M. tb 的肺内生长,但具有抗生素抗性基因的 BCG 不适合人类使用。因此,研究生产了无抗生素抗性基因的 rBCG。

(1)目的:研发并评估了 BCG-LeuPH 表达的融合抗原的免疫原性,还检测了 BCG-

LeuPH 对 MTB 的疫苗效果。

（2）方法：通过使用分枝杆菌噬菌体重组酶系统插入潮霉素抗性盒（hyg），从耻垢分枝杆菌亚株 mc^{2}155、BCG-Tokyo 和脲酶缺陷型 BCG 产生 leuD 突变体，分别称为 SMEG-leuD（来自 mc^{2}155）、BCG-leuD（来自 BCG-Tokyo）和 BCG-ΔUT-ΔleuD（来自 BCG-UT-11）。

将表达 PEST-HSP70-MMPⅡ-PEST 融合蛋白的 pMV-PEST-OriM'-leuD 转化的 BCG-ΔUT-ΔleuD 菌株命名为 BCG-LeuPH，对照组为 BCG-261HL（pMV-261-OriM'-leuD 引入 BCG-leuD）。

从健康的 PPD 阳性个体获得外周血。分离外周血单个核细胞（PBMC）在液氮中冷冻保存直至使用。从冷冻保存的 PBMC 中获得的 T 细胞的存活率超过 90%，并且在单核细胞（树突状细胞和巨噬细胞的前体）和 T 细胞中均未诱导功能性选择。单核细胞在培养的第 4 天，未成熟的 DC 以指定的感染复数（MOI）感染 rBCG，并且在培养的第 6 天，用于进一步分析表面抗原和混合淋巴细胞测定。培养单核细胞第 5 天，巨噬细胞以指定的 MOI 用 rBCG 感染，并且在培养的第 7 天，被用于进一步分析表面抗原和混合淋巴细胞测定。

对以下细胞因子的水平进行测定：由 CD4$^+$ 和 CD8$^+$ T 细胞产生的 IFN-γ，以及由 rBCG 刺激 24 或 48 小时的 DC 或巨噬细胞产生的 IL-12p70、TNF-α、IL-1β 和 GM-CSF。

每组 3 只 5 周龄 C57BL/6J 小鼠皮下接种 0.1ml PBS 或含有 1×10^{3}CFU rBCGs 的 PBS。将动物饲养在特定的无病原体条件下，并提供无菌食物和水。接种后 6 周，取出脾脏，用指定浓度的 rMMP-Ⅱ、rHSP70（HyTest）或 H37Rv 衍生的细胞溶质或膜蛋白刺激脾细胞，刺激后 3～4 天收集单个培养物上清液，并测量 IFN-γ。为观察 BCG 对 MTB 感染的影响，每组 5 只 C57BL/6 小鼠接种 BCG-LeuPH 或 BCG-261HL 4 周，并通过气溶胶感染 H37Rv 菌株。4 周后，通过 PBS 中的机械破坏评估肺中的细菌负荷，并通过菌落测定进行计数。

（3）结果：当 DC 被小剂量 BCG-261HL 或 BCG-LeuPH 感染时，BCG-261HL 单独上调 CD86 Ag 的表达，然而，BCG-LeuPH 有效上调所有 MHC Ⅰ类、Ⅱ类，CD86 和 CD83 Ag 的表达。BCG-261HL 和 BCG-LeuPH 均通过刺激 DC 诱导 IL-12p70、TNFα 和 IL-1β 的产生，而 BCG-LeuPH 在 MOI 为 0.5 和 1.0 时更强烈地诱导这些细胞因子的产生。与 BCG-261HL 相比，BCG-LeuPH 比 BCG-261HL 更强烈地激活初始 CD4$^+$ T 细胞并诱导更多的 IFN-γ 产生。

BCG-LeuPH 可激活 CD4 和 CD8 亚群的人类初始 T 细胞，并有效抑制小鼠中气溶胶攻击的 MTB。

（4）结论：leuD 可以替代抗生素抗性基因，用于选择人用 rBCG 候选疫苗。

[专家点评]

WHO "遏制结核病策略" 行动目标是，与 2015 年的水平相比，2035 年结核病死亡人数下降 95%，结核病发病率降低 90%，同时确保无家庭因结核病出现灾难性的巨额费用开支，达到一个无结核病流行的世界。要达到这一目标，除政府重视、全民动员，强化改进和实施更为有效的结核病综合防治措施外，更大程度上依赖于新的保护效果更佳的结核疫苗的出现。

在本节中对两种疫苗——H56：IC31 和辅助治疗性疫苗 ID93+GLA-SE 进行了效果评估，结果表明，这两个疫苗都具有安全性且具有免疫原性，可进一步评估及应用于相关人群。

第二篇文章描述了一种合成自佐剂蛋白疫苗的新方法,展示了其在 *M. tb* 疫苗中的应用,并可以用于研发预防其他病原体疫苗的研究中。此外,还介绍了另外两种疫苗:含有分枝杆菌DNA 结合蛋白 1 和 CpG 寡脱氧核苷酸 G9.1 的结核加强疫苗及可分泌抗原蛋白的无抗生素抗性基因的无脲酶缺陷型重组 BCG,在动物中的免疫效果,为我们研制疫苗提供了新的思路和方法。

未来将有越来越多的结核病候选疫苗进入临床试验阶段,疫苗的测试需要更多的经费和更大的平台。对于未来结核病疫苗的发展方向,应该:①研制安全性和保护力强于 BCG 的疫苗以代替 BCG;②采用初始免疫和增强免疫相结合的策略,如改良 BCG 和亚单位疫苗共用;③研发可针对所有年龄人群的多阶段亚单位疫苗,特别是加强对休眠抗体的研究;④未来的疫苗应考虑利用 BCG 非特异性免疫的潜在作用。

点评专家:万康林

第二章　结核潜伏感染和预防性治疗

结核潜伏感染是 *M. tb* 有效感染的状态之一。结核潜伏感染（latent tuberculosis infection，LTBI）是对 *M. tb* 抗原刺激产生持续免疫反应，没有结核病的迹象或症状，但又有患活动性结核病的风险。WHO 推荐对 HIV 感染者、菌阳患者家庭密切接触者以及其他高危人群（如接受抗肿瘤坏死因子治疗或透析、准备器官移植或造血干细胞移植，或患硅沉着病的结核潜伏感染者）进行预防性治疗。但是患者无身体上的不适、结核潜伏感染者发病不具确定性（多项系统综述和荟萃分析显示其一生中的发病概率为 5%~10%）、服用抗结核药物可能有毒副作用、潜伏感染诊断方法可信度及伦理学问题等因素影响了临床医生和公卫医生及潜伏感染者进行预防性治疗的决定。如何找到最应该进行预防性治疗的潜伏感染者和选择合适的方案进行预防性治疗？各国科学家在这一领域进行了诸多探索。本章选取 7 篇文章，分 2 节，从结核潜伏感染及感染筛查、预防性治疗评估两方面对近两年的重磅研究进展进行介绍。

第一节　结核潜伏感染及感染筛查

对结核潜伏感染者的筛查是预防结核病的有效手段，在特定人群进行 *M. tb* 潜伏感染主动筛查，提前采取预防性治疗等干预措施，对减少结核病后续发病和传播具有重要意义。本节对在瑞典和美国的 2 个筛查及潜伏感染者中的血液转录组学特征进行了介绍。

一、2015—2018 年瑞典斯德哥尔摩寻求庇护者结核潜伏感染筛查和治疗策略的评估——多步骤护理的记录关联研究

在许多结核病发病率低（<10/10 万）的国家，很大一部分病例源于高发病率国家（≥100/10 万）的移民的结核潜伏感染（LTBI）再激活，这些移民在抵达移民国家前已被感染。因此，对移民进行 LTBI 筛查和管理是降低这些国家结核病发病率的重要干预措施。瑞典约 90% 的活动性肺结核病例是在外国出生的，主要是由于 LTBI 再激活。

（1）目的：本研究的目的是通过确定筛查覆盖率、筛查结果、转诊至专科护理的比率、治

疗开始、治疗完成来评估寻求庇护者的 LTBI 筛查的情况,并确定筛查和治疗每个步骤完成的决定因素。

(2)方法:通过从瑞典移民局和医疗记录中提取数据的记录链接,为 2015—2018 年斯德哥尔摩地区建立了一个由 14 173 人参加的健康检查的回顾性队列(共有 29 676 人,没有关于出生国家信息的人数为 14 106,没有经过确认的健康检查的人数为 1 397,排除以后即为研究参与者)。通过整个队列的自动数据提取来确定筛查结果、转诊到专家护理和治疗开始。通过手动数据提取对 2016—2017 年期间转诊到专科护理的所有人的子样本进行了分析,包括治疗完成在内的详细步骤。

(3)结果:γ 干扰素释放试验(IGRA)筛查的 6 个最常见的出生国家是阿富汗(1 680,31%)、蒙古(621,11%)、厄立特里亚(388,7%)、索马里(296,5%)、格鲁吉亚(248,5%)和埃塞俄比亚(175,3%)。与其他年龄组相比,13~19 岁年龄组的 IGRA 覆盖率更高。在 IGRA 测试覆盖率方面没有发现性别的显著性差异。

在 5 470 名接受 IGRA 筛查的患者中,1 364 名(25%)为阳性,其中 358 名(26%)开始了 LTBI 治疗。来自埃塞俄比亚和索马里的人的 IGRA 检测阳性率最高,分别为 50% 和 47%。IGRA 阳性的趋势随着年龄的增加和原籍国的结核病发病率的增加而增加。在 IGRA 阳性患者中,604 人(44%)被转诊至专科护理。在所有被转诊的 604 人中,514 人(84%)访问了专科诊所。358/514(70%)的患者接受专科门诊治疗,<20 岁年龄组(260/278,94%)的比例高于 20 岁及以上年龄组(98/236,42%)。较低的年龄是主要的转诊预测因子。

在 2016—2017 年转诊到专科护理的 443 名患者的子样本中,386 人(87%)被邀请接受专科护理,其中 366 人(95%)参加。在 232 名 ≥20 岁的转诊者中,73 人(31%)有流行病学或生物学风险因素记录。在推荐接受 LTBI 治疗的 251 名患者(69%)中,244 名(97%)开始了此类治疗,其中 221 名(91%)完成了治疗。对于<20 岁的人,91% 的患者(176/194)被推荐治疗,而 20 岁及以上的人则为 44%(75/172)。多变量回归分析显示,年龄<35 岁和女性是接受治疗的重要预测因素。61%(14/23)的患者因不良事件未完成治疗,因此开始治疗的患者中有 6%(14/244)的患者因不良事件而中断。

(4)结论:依赖于患者多步骤护理的低损耗表明自愿接受的方法效果很好。低 LTBI 治疗水平是由于目前当地保守的治疗政策导致的,这意味着尽管着绝大多数人接受了 IGRA 测试,但没有意愿治疗 LTBI。

二、测评美国私人保险结核病患者的医疗保健延迟:一项观察性队列研究

据估计,美国到 2030 年结核病发病率仍高于 WHO 国家终结结核病战略中每 10 万人 1.3 例的目标。即使临床高度怀疑,结核病的诊断也具有挑战性,因为结核病的临床表现差异很大,而且微生物学确认所需的时间也很长。随着结核病发病率下降,低发病率环境中的医疗保健提供者对此疾病的熟悉程度越来越低。美国先前关于结核病护理延迟的 2 项研究仅调查了一个州或卫生中心,而且都是在 10 多年前进行的。因此,有必要在国家层面评估当前结核病医疗延迟情况,并为此制定标准,为消除结核病提供信息。

(1)目的:估计 2008 年至 2016 年间美国国家层面的结核病诊断和治疗延误情况。

（2）方法：在这项回顾性观察性队列研究中，研究重新利用了 Aetna（美国康涅狄格州）提供的私人保险索赔数据，以衡量 2008—2016 年美国结核病诊断的医疗保健延迟情况。根据国际疾病分类第九版（ICD-9）和国际疾病分类第十版（ICD-10）诊断代码，活动性肺结核通过诊断代码和抗结核治疗处方被确定；使用国际疾病分类（ICD）代码确定了结核病治疗后的呼吸系统并发症。医疗保健延迟被定义为第一次因结核病症状就诊和开始抗结核治疗之间的持续时间。研究使用多变量回归分析评估了延迟是否随时间以及患者和系统变量而变化。研究估计了治疗开始后的家庭结核病传播和呼吸系统并发症。

（3）结果：2008—2016 年，18 962 414 名成员被纳入医疗索赔数据库并拥有药房保险，3 389 人记录了一个或多个与结核病对应的 ICD-9 或 ICD-10 诊断代码。研究确认了 738 例活动性肺结核病例（发病率为 1.45/10 万人年），医疗延迟中位数为 24 天（IQR：10~45 天）。多变量回归分析表明，较长的医疗延迟与年龄较大（每 10 年增加 8.4%，95% CI：4.0%~13.1%，$P < 0.008\,6$）和非 HIV 免疫抑制（19.2%，95% CI：15.1%~60.0%，$P = 0.043\,2$）有关。与出现 1 种症状相比，出现 3 种或更多症状与更短的医疗延迟相关（-22.5%，95% CI：-39.1%~-2.0%，$P = 0.041\,5$）；进行胸部成像（CT 或 X 线片）（-24.9%，95% CI：-37.9%~-8.9%，$P < 0.009\,8$）、结核核酸扩增试验（-19.2%，95% CI：-32.7%~-3.1%，$P = 0.024\,1$），由结核病专家提供护理（-17.2%，95% CI：-33.1%~-22.3%，$P < 0.008\,7$）等也能使医疗延迟的时间缩短。在控制了患者症状之后，更长的延迟与呼吸系统并发症的发生率增加以及家属继发性结核病的发生率增加有关。

在使用的数据集中，2008—2017 年参加医疗保险且大部分处方药覆盖的 9 771 446 人中，研究者根据 ICD 代码和处方数据确定了 2 088 名活动性肺结核患者。患者中位年龄为 72 岁（IQR：66~80 岁），48% 为女性。所有患者的医疗保健延迟中位数为 35 天（IQR：16~64 天）。

（4）结论：在美国，使用私人保险的结核病患者的医疗保健延迟天数的中位数超过了 WHO 建议的 21 天（3 周）水平。结果表明，需要对医疗保健提供者开展关于结核病诊断的实践教育，包括使用分子检测和保持对结核病的高度警惕等。

三、对有发展为活动性疾病风险的结核潜伏感染者进行治疗中的血液转录组特征

尽管只有一小部分 LTBI 会发展为活动性结核病（ATB），但对 LTBI 个体进行化学预防治疗是控制病原体传播的有效策略。在化学预防性治疗中，LTBI 中的免疫反应对于促进治疗监测很重要。全血转录组学越来越多地用于结核病研究领域，以识别感染和疾病的诊断和机械免疫特征，突出了结核病的异质谱。全血基因特征最近显示出预测 LTBI 进展为 ATB 的潜力。

（1）目的：证实与大多数未进展的 LTBI 个体相比，有发生 ATB 风险的 LTBI 个体在免疫学上与 ATB 个体更相似，因此在治疗后将显示出与经治疗的 ATB 个体相似的血液转录组变化。

（2）方法：这是一项针对接受抗结核治疗的 LTBI 者或 ATB 患者的纵向研究，在治疗前后采集血样。参与者在英国伯明翰、牛津或卡特里克的 3 个临床中心之一注册。研究共招募了 69 名 LTBI 者和 17 名 ATB 患者参加这项研究。所有参与者（LTBIpre 和 ATBpre 队列）在治疗前采集血样，69 名 LTBI 者中的 42 名和 17 名 ATB 患者中的 8 名（LTBIpost 和

ATBpost 队列)在抗结核治疗后采集血样。还从在同一地点招募的 11 名 *M. tb* 未感染个体获得了血液样本。将 LTBI 队列分为 2 组,并检查被认为在治疗前发生 ATB 风险升高的个体(LTBI- 风险组)是否与其他个体不同(LTBI- 其他组)。对于 ATB 队列,29% 的参与者经微生物学证实存在 *M. tb*。对于每个血液样本,使用微阵列评估 RNA 含量的基因表达。还从 7 名结核阴性者、15 名 ATB 患者和 64 名 LTBI 者治疗前采集的血液样本中获得了全血细胞计数。

(3)结果:结核阴性队列的女性和男性比例大致相同(55% 为女性),而 LTBI 和 ATB 队列的女性比例均较低(分别为 38% 和 18%)。与 LTBI(10%)或 ATB(12%)相比,结核阴性队列主要由欧洲人(55%)组成。

评估了 3 个队列中 Zak16 特征(16 个基因组成)治疗前的表达:LTBI 前、ATB 前和结核阴性。Zak16 特征可以区分 ATB 前和 LTBI 前(AUC 为 0.86,$P<0.000\ 1$),以及 ATB 前和结核阴性(AUC 为 0.87,$P=0.001$),但不能区分 LTBI 前和结核阴性(AUC 为 0.56,$P=0.51$)。

与 LTBI 相比,ATB 前与增加的单核细胞计数和单核细胞与淋巴细胞的比率(M/L 比率)有关。与结核阴性和 LTBI 队列相比,ATB 中的单核细胞计数和 M/L 比率增加,而淋巴细胞计数减少。

在 ATB 治疗后上调的基因与 NK 细胞中最高的累积表达水平相关,并且在 TCR 激活后的酪氨酸激酶活性途径显著富集。在 ATB 治疗后下调的基因与经典和非经典单核细胞密切相关,并在几种细胞因子信号通路显著富集,包括 IFN-γ、IL-5 和 IL-12。

研究发现 LTBI- 风险组和 LTBI- 其他组与 2 个不同的转录组治疗特征相关,LTBI- 风险组特征类似于接受治疗的 ATB 患者的特征。值得注意的是,LTBI- 风险组和 ATB 治疗特征之间的重叠基因与进展为 ATB 和干扰素(IFN)信号转导的风险相关,并且在 LTBI- 风险组而不是 LTBI- 其他组的治疗中选择性下调。

(4)结论:LTBI 治疗后的转录组重编程是异质的,可用于将 LTBI 风险个体与整个 LTBI 队列区分开来。

[**专家点评**]

进行 LTBI 筛查和管理是降低结核病发病率的重要干预措施。目前,还没有直接鉴定 *M. tb* 感染的"金标准"检测方法,行业内 2 种公认的 LTBI 检测方法是结核菌素皮肤试验(tuberculin skin test,TST)和 γ 干扰素释放试验。我国 LTBI 负担较重,防治形势严峻,要实现 2035 年终止结核病的目标,需要多措并举,既要主动抓肺结核患者的发现和治疗管理,也要系统性地抓 LTBI 筛查和预防性治疗管理。

在对瑞典斯德哥尔摩寻求庇护者的相关研究中发现,当地保守的治疗政策导致了低 LTBI 治疗水平,这意味着尽管绝大多数人接受了 IGRA 测试,但却无意愿接受 LTBI 治疗。在对美国私人保险者中结核病患者的医疗保健延迟天数的测评中,私人保险结核病患者的医疗保健延迟中位数超过了 WHO 建议的水平,说明需要对医疗保健提供者进行关于结核病诊断的实践教育,包括使用分子检测和保持对结核病的高度警惕。第三篇文章介绍了 LTBI 风险个体的转录组的特征,可应用于 LTBI 者的监测,以便尽快采取干预措施,降低发病率。

点评专家:万康林

第二节 预防性治疗评估

有效地诊断和治疗 LTBI 是有效预防和控制结核病流行的重要措施,这一措施也被称为结核病的预防性治疗。结核病预防性治疗是指对已经感染了 *M. tb* 但是没有明显证据显示患有 ATB 者的一种预防性化学治疗,以防止其发展成 ATB。WHO 已将预防性治疗从对重点易感人群的保护手段上升为结核病防控的手段。

一、印度藏族儿童和青少年在结核病筛查和预防性治疗后发展为活动性结核病的风险:影响评估

印度的藏族儿童和青少年是易受结核病感染的人群,由人口、社会经济、生物医学和政治风险因素导致结核病,其结核病发病率(853/10 万人年)和感染率(19%)极高。由于迫切需要减轻这一弱势人群的结核病负担,并实现全球终止结核病的目标,本研究在"零结核儿童"项目中的 7 所学校开展了全面的病例发现和结核病预防治疗(TPT)计划。

(1)目的:衡量结核病感染和疾病负担,并调查在学校接受和未接受 TPT 的儿童和成年人患结核病的风险。

(2)方法:在印度喜马偕尔邦的 7 所寄宿学校,1 个流动检测小组每年使用症状标准、射线照相术、分子诊断技术和结核菌素皮肤试验对儿童和工作人员进行结核病筛查。

结核病感染(TBI)的儿童和工作人员均接受了 TPT,即 3 个月的异烟肼和利福平(3HR)治疗,如果有副作用,则使用 4 个月的利福平(4R)治疗。仅与 MDR-TB 病例有过接触的参与者没有接受 TPT,但根据 WHO 指南接受了监测。

参与者从项目注册之日起进行随访,并在以下时间中最早的时间进行检查:①首次出现活动性结核病;②毕业或退学;③ 2019 年 12 月 31 日。风险比使用 Cox 比例风险回归模型计算,95% 置信区间使用 Huber-White 方差估计。人时计算为一个人从加入项目到检查的总随访时间(以年为单位)。发展为活动性结核病的人不再为计算发病率或 Cox 回归贡献人时。

(3)结果:2017 年 4 月至 2019 年 12 月期间,6 582 名学校儿童(中位年龄 14 岁,IQR:11~16 岁)和 807 名工作人员(中位年龄 40 岁,IQR:33~48 岁)参与了研究。51% 的学生和58% 的教职员工是女性。学校儿童随访超过 13 161 人年(中位随访 2.3 年)和工作人员随访 1 800 人年(中位随访 2.5 年),学校儿童发生 69 例结核病,4 名工作人员感染结核病,年发病率分别为 524/10 万人年(95% *CI*:414/10 万人年~663/10 万人年)和 256/10 万人年(95% *CI*:96/10 万人年~683/10 万人年)。在被诊断患有 TBI 的 1 412 名学校儿童中,1 192 人接受了 TPT。与未接受 TPT 的学校儿童相比,接受 TPT 的学校儿童患结核病的风险降低了 79%(aHR=0.21,95% *CI*:0.07~0.69,P=0.010)。研究表明,近期接触者的保护更大(aHR=0.07,95% *CI*:0.01~0.42,P=0.004)。最近接触的患病率为 28%(1 843/6 582)。使用了 2 种不同的TPT 方案(3HR 和 4R),两者都明显有效。接受 TPT 的工作人员没有患上结核病。总体而

言,2017—2019 年,结核病发病率下降了 87%,从 837/10 万人年(95% CI:604/10 万人年 ~ 1 129/10 万人年)降至 110/10 万人年(95% CI:36/10 万人年 ~255/10 万人年)($P<0.001$),TBI 患病率从 19%(95% CI:18%~20%)下降 42% 至 11%(95% CI:10%~12%,$P<0.001$)。研究的局限性是结核病发病率可能会受到研究期间长期趋势的影响。

(4)结论:在这项研究中,在实施全校结核病筛查和预防性治疗计划后,儿童和青少年的结核病和 TBI 负担显著降低。TPT 的好处对于最近的结核病接触者尤为显著。这一举措可作为其他受结核病影响社区的儿童和青少年结核病检测和预防的模式。

二、儿童结核病预防:南非的一项前瞻性社区研究

终结结核病战略要求到 2030 年将结核病死亡率降低 90%,结核病发病率降低 80%。结核病仍然是 5 岁以下儿童死亡的前 10 位原因之一。如果不对儿童进行额外的预防工作,这些目标就不可能实现。结核病预防治疗可降低儿童的结核病风险。然而,结核病预防治疗在居住在高结核病负担环境中的儿童中的有效性尚不清楚。

(1)目的:在南非开普敦的一项前瞻性观察性社区的队列研究中,评估在结核病和 HIV 高流行环境中常规结核病预防治疗在 15 岁及以下的儿童中的有效性。

(2)方法:2007 年 12 月至 2012 年 6 月期间,在南非西开普省开普敦进行了一项前瞻性、以社区为基础的家庭接触诊断研究。

在监护人知情同意和儿童同意后,参与者从 3 个社区招募,这些社区常规为所有新生儿接种 BCG;2012 年疫苗接种率超过 90%。在公共社区结核病诊所发现病例后 3 个月内,招募了与患有肺结核或肺外结核的成年人住在同一家庭的儿童。

在入学时,儿童同时完成了 TST 和 γ 干扰素释放试验(IGRA),由于预算限制,一部分大于 5 岁的儿童没有完成 T-Spot.TB 检测。基线 TST 和 IGRA 为阴性的儿童被认为没有 $M. tb$ 特异性免疫反应($M. tb$-sir)的证据,而基线 TST 或 IGRA 为阳性的儿童被认为具有阳性 $M. tb$-sir。

采用标准病例定义经微生物确认和临床诊断来确定结核病,儿童在基线、入组后 3、6、15 和 27 个月完成结核病评估。

所有 HIV 感染状态未知或阴性的儿童均进行 HIV-1/2 快速检测,然后用 ELISA(18 个月及以上儿童)或 DNA PCR(小于 18 个月的儿童)进行确定。

使用 Pearson 卡方检验和 Wilcoxon 秩和检验对进行和未开始异烟肼预防性治疗(isoniazid preventive therapy,IPT)的儿童进行比较。

(3)结果:在 966 名儿童[中位(四分位间距)年龄 5.07 岁(2.52~8.72 岁)]中,676 名(70%)报告在过去 3 个月内接触过成年人结核病患者,326 名符合条件的儿童中有 240 名(74%)接受了异烟肼预防性治疗程序指导下的治疗。在 966 名(10%)的儿童中,有 100 名儿童被诊断为结核病患病(n=73)和发病(n=27)。与未进行异烟肼预防性治疗的儿童相比,开始异烟肼预防性治疗的儿童发生结核病的可能性降低了 82%(调整后的 OR=0.18,95% CI:0.06~0.52,P=0.001 4)。如果儿童年龄小于 5 岁、感染 HIV、$M. tb$ 特异性免疫反应阳性或近期接触过结核病患者,则发生结核病的风险会增加。结核病发病风险与性别或 BCG 疫苗接

种状态无关。与所有年龄段的儿童(NNT=82)相比,感染 HIV 的儿童(NNT=15)和小于 5 岁的儿童(NNT=19)需要治疗的人数(NNT)最低。

(4)结论:结核病预防性治疗可显著降低 5 岁以下儿童或感染 HIV 的儿童患结核病的风险,尤其是那些近期接触过结核病患者或在没有疾病的情况下有 *M. tb* 特异性免疫反应阳性的儿童。

三、生物标志物指导的结核病预防治疗(CORTIS):一项随机对照试验

高度特异性的结核病风险相关性(COR)的生物标志物靶向预防策略与有效的短期结核病预防治疗(TPT)相结合,可能通过在结核病传播前预防来影响流行。研究者之前通过全血 RNA 测序开发了一个 16 基因转录组特征(Zak16 特征),用于识别患结核病的高风险个体,已在结核患者家庭接触者的独立纵向队列研究中应用。后将结核病转录组特征减少到 11 个具有同等性能的基因(RISK11),以便在 96 孔 PCR 格式中进行测试。Zak16 和 RISK11 在通过 RNA 测序、微阵列或微流控 RT-qPCR 测量的病例对照研究中对流行的活动性结核病的非痰筛查测试表现良好。由于病例对照研究可能高估了其性能特征,因此需要在未选择的人群中进行检测。

(1)目的:评估结核病转录组特征(RISK11)的性能和其引导的预防性治疗的效果。

(2)方法:在南非 5 个地理位置不同的社区招募了 18~59 岁的成年志愿者。从 HIV 阴性、既往(筛查前<3 年)无结核病或筛查时无合并症的合格志愿者中采集全血通过定量 RT-qPCR 进行 RISK11 检测。RISK11 阳性参与者被随机分组(1:2,每组 15 人),一组为每周 1 次、直接观察、非盲法的异烟肼和利福喷丁治疗 12 周(即 RISK11 阳性和 3HP 阳性),另一组为不治疗组(即 RISK11 阳性和 3HP 阴性)。一部分符合条件的 RISK11 阴性志愿者被随机分配到不治疗组(即 RISK11 阴性和 3HP 阴性)。在基线时所有参与者均进行了结核病检测。此后,在 15 个月的主动监测期间,在未治疗的 RISK11 阳性组与 RISK11 阴性组中检测了结核病的预后,以及 3HP 治疗组与未治疗的 RISK11 阳性组的治疗效果。主要终点是微生物学证实的肺结核。主要结局指标是 RISK11 阳性与 RISK11 阴性参与者的结核病相对危险度(RR),以及治疗效果。

(3)结果:筛选了 20 207 名志愿者,纳入了 2 923 名参与者,包括 1 139 名 RISK11 阳性参与者和 1 784 名 RISK11 阴性参与者,其中 RISK11 阳性参与者被随机分配到 3HP(*n*=375)或无 3HP(*n*=764)。在 15 个月的时间里,RISK11 阳性(3HP 阴性)参与者和 RISK11 阴性参与者中流行或新发结核病的累积发病率为 0.066(95% *CI*:0.049~0.084)和 0.018(95% *CI*:0.011~0.025)(*RR*=3.69,95% *CI*:2.25~6.05)。RISK11 阳性参与者和 RISK11 阴性参与者的结核病患病率分别为 1 139 人中的 47 人(4.1%)和 1 784 人的 14 人(0.78%)(诊断 *RR*=5.13,95% *CI*:2.93~9.43)。在 15 个月内,RISK11 阳性(3HP 阴性)参与者每 100 人年结核病发病率为 2.09(95% *CI*:0.97~3.19),而 RISK11 阴性参与者为 0.80(95% *CI*:0.30~1.30)(累积发病率 2.6,95% *CI*:1.2~5.9)。与 3HP 相关的严重不良事件包括 1 起因癫痫发作住院(意外异烟肼过量)和 1 起原因不明的死亡(可能与时间有关)。在 3HP 治疗的 RISK11 阳性参与者中,每 100 人年结核病发病率为 1.94(95% *CI*:0.35~3.50),未经治疗的 RISK11 阳性参与者为

2.09（95% CI:0.97~3.19）（疗效 7.0%,95% CI:-145%~65%）。

（4）结论:RISK11 特征区分了患有普遍结核病或进展为新发结核病的个体和保持健康的个体,但在排除基线疾病后,对特征阳性个体进行 3HP 治疗并没有减少 15 个月内向结核病的进展。

四、异烟肼 - 利福喷丁（3HP）在 HIV 感染者中预防结核病的完成情况:一项混合 3 型有效性随机试验的中期分析

扩大用于预防结核病的较短方案,例如每周服用一次异烟肼 - 利福喷丁持续 3 个月（3HP）,是实现 WHO 终止结核病战略目标的关键优先事项。然而,在撒哈拉以南非洲常规 HIV 护理的背景下,HIV 感染者接受和完成 3HP 的数据很少。

（1）目的:对在乌干达接受常规 HIV/AIDS 护理者实施 3 种 3HP 实施策略,并对其进行中期分析。

（2）方法:3HP 选项试验是一项务实的、平行的 3 类有效性实施随机试验。本研究比较了 3HP 的 3 种优化策略——促进直接观察治疗（DOT）、促进自我管理治疗（SAT）或使用 DOT 和 SAT 之间的知情选择共同决策援助——为在乌干达坎帕拉的一家大型城市艾滋病诊所接受护理的人提供帮助。由于 3HP 给药策略的性质,参与者和医疗保健提供者了解优化策略的分配方案。研究人员筛选 HIV 感染者的资格,获得符合条件的参与者的知情同意,进行基线人口统计和临床调查,并进行随机化。参与者随后被转移到常规医疗保健提供处,后者实施与 3HP 咨询、不良事件监测、剂量和依从性监测以及随访相关的所有活动。

研究对 2020 年 7 月 13 日至 2021 年 4 月 30 日期间入组并退出 3HP 治疗期的参与者进行了中期分析。

（3）结果:主要结果是接受并完成 3HP 治疗的比例,该中期分析在试验组中汇总。研究使用贝叶斯推理分析来估计至少一种 3HP 交付策略下该比例将超过 80% 的后验概率,这是试验的一个共同主要假设。从 2020 年 7 月到 2021 年 4 月,在 Mulago ISS 诊所接受护理的 1 133 名 HIV 感染者接受筛查,其中 226 名（20%）有 3HP 的禁忌证。在基于 3HP 的结核病预防治疗的目标人群中的其余 907 名 HIV 感染者中,有 223 名（25%）因试验特定原因被排除在外。到 2021 年 4 月,已有 684 名参与者入组,479 人（70%）已退出治疗期。在这 479 名参与者中,309 名（65%）为女性,平均年龄为 41.9 岁［标准差（s):9.2 岁],抗逆转录病毒治疗（ART）的平均时间为 7.8 年（s=4.3 年）。

总共有 445 人（92.9%,95% CI:90.2%~94.9%）接受并完成了 3HP 治疗,并在 16 周内完成了 12 剂中的至少 11 剂。完成治疗的平均随访时间为 78.4 天（s=3.5 天）,范围为 72~109 天。达到主要结果的参与者中最长的治疗中断时间为 28 天。接受和完成 ART 的参与者的性别、年龄或时间没有差异。共有 34 名（7.1%）参与者未完成 3HP 治疗,其中 8 名（1.7%）患者因记录在案的不良事件而停止治疗。

在 3 种 3HP 给药策略中的至少一种下,治疗接受和完成超过 80% 的概率大于 99%。研究的主要局限性是该试验在单一地点进行,并且中期分析侧重于汇总结果数据,以保持调查人员对特定给药策略结果的盲法。

（4）结论：3HP 在乌干达被 HIV 感染者广泛接受，并且在规划环境中实现了非常高的治疗完成率。3HP 可以在高负担国家有效地扩大结核病预防治疗。

[**专家点评**]

在缺乏有效抗结核疫苗的现状下，预防性治疗无疑是预防结核病发病、降低发病率的重要手段。LTBI 诊断方法虽然敏感，但是不能诊断出未来转化为 ATB 者。在发病目标不明确的人群中使用抗结核药进行预防干预，其安全性问题至关重要。因此，国外研究者们从不同的角度开展了一些卓有成效的研究。

前两项研究都是对儿童的预防性治疗进行评估，结果均表明结核病预防性治疗可显著降低儿童患结核病的风险。第三项研究是评估结核病转录组特征（RISK11）的性能和其引导的预防性治疗的效果，结果表明：RISK11 特征区分了患有普遍结核病或进展为新发结核病的个体和保持健康的个体。最后一项研究是对艾滋病患者的结核病预防性治疗，3HP 在乌干达被 HIV 感染者广泛接受，并且在规划环境中实现了非常高的治疗完成率。3HP 可以在高负担国家有效地扩大结核病预防治疗。这几项研究都证实了结核预防性治疗的必要性和有效性，并且还提供了一种在生物标志物指导下进行预防治疗的方法。

在实际工作中，无论使用哪一种预防性治疗方案，准确地排除活动性结核病都是首要任务，尤其对于 HIV 阳性患者，常规的结核病诊断措施都不能很有效地诊断结核病，因此就需要结合患者的症状、体征以及有效的影像学检测来综合考虑进行诊断。耐药结核病的预防性治疗相对来说比较复杂，如果已知传染源的耐药情况，可以根据其耐药的情况个体化选择预防性治疗方案。目前除了异烟肼单药治疗方案外，对于其他可能选择的结核病预防性治疗方案还存在很多知识空白需要继续探索，需要更多的流行病学研究和临床试验来填补这些空白。

点评专家：万康林

第三章 感染传播控制

2019 年 WHO 发布了最新的《结核病感染预防与控制指南》，该指南主要强调医疗卫生机构及其他 *M. tb* 传播高风险场所的感染预防与控制，包括管理控制措施、环境控制措施和呼吸保护三方面的建议，希望通过减少空气中的传染性飞沫核、减少易感人群对于传染性气溶胶的暴露降低 *M. tb* 传播风险。我国《中国结核病预防控制工作技术规范（2020 年版）》对上面三项建议也做了相关规定。不同于以上指南和手册，本章主要从学术研究的角度探索引起 *M. tb* 传播、感染的影响因素和机制，以促进 *M. tb* 的感染传播控制工作。

第一节　结核病与环境

结核病的传播与环境相关，环境因素是结核病传播的重要风险因素。本节对空气污染和结核感染易感性，及青藏高原独特的地理环境对结核进化的影响进行了介绍。

一、越南城市儿童的室内空气污染和肺结核感染易感性

M. tb 在全球近 1/4 的人口中引起结核潜伏感染（LTBI），每年在 1 000 万人中引起活动性结核病。2019 年确诊的活动性结核病病例中近 50% 来自亚洲国家，而越南是全球 30 个结核病高负担国家之一。环境因素可能是结核病传播的重要风险因素，目前尚不清楚东南亚城市室内空气污染是否正在加剧结核病的流行。

（1）目的：确定结核潜伏感染与东南亚常见城市室内空气污染源（二手烟、室内摩托车排放物和烹饪）的关联。

（2）方法：研究对从正在进行的与活动性结核病患者一起生活的儿童（家庭接触者）的前瞻性队列研究中收集的基线数据进行了横断面分析。研究招募了 2017 年 7 月至 2019 年 12 月在越南河内 5 个区经微生物学证实为活动性肺结核患者的儿童家庭接触者，测试了儿童的结核潜伏感染，并通过问卷和个人气溶胶采样评估了包括二手烟、室内摩托车排放物和烹饪等空气污染暴露。卡方检验和 *t* 检验用于描述 LTBI 状态的基线特征。为了评估家庭对 LTBI 结果的聚类程度，使用方差分析来计算组内相关系数。研究使用广义估计方程检验

了假设,即室内空气污染源与 LTBI 增加有关。

(3)结果:研究从越南河内 5 个区的医院招募了 73 名结核病患者和 112 名儿童家庭接触者,其中 1 个家庭从研究中退出,72 名结核病患者及 109 名儿童家庭接触者完成了调查。每个家庭只有 1 名活动性结核病患者,没有家庭同时存在多个活动性结核病病例。病例主要是男性(61%)。在诊断时有胸部 X 线片结果的 67 例病例中,有 18 例(27%)被诊断为空洞性结核病。已知 66 个病例的抗酸杆菌(AFB)涂片分级:阴性($n=4$),少量($n=9$),1+($n=31$),2+($n=13$),3+($n=9$)。没有女性病例吸烟,而 30 名(68%)男性病例是活跃的吸烟者。27 人抽人造烟,7 人抽水烟,4 人两者都吸,没有人报告吸过雪茄、自制卷烟、电子烟或大麻。病例年龄范围为 15~83 岁(中位年龄为 41 岁),儿童家庭接触者年龄范围为 9 个月 ~15 岁(中位年龄为 6.2 岁)。

在调查的 3 种室内空气污染源(二手烟、摩托车排放物和液化石油气烹饪排放物)中,二手烟与家庭接触者中 LTBI 增加最密切相关。在基线访问时,58 名(53%)家庭接触者被诊断出结核潜伏感染。每增加 1 名吸烟的家庭成员,儿童 LTBI 的概率就会增加 2.56 倍(95% CI:1.27~5.16)。接触室内吸烟者的儿童和接触家庭吸烟者的 5 岁儿童发生结核潜伏感染的概率最高。住宅楼层每高于街道水平一层,结核潜伏感染的概率降低 36%(调整后的优势比为 0.64,95% CI:0.42~0.96)。与用电相比,停在儿童房内的摩托车用和用液化石油气做饭会增加结核潜伏感染的概率,而厨房通风会降低这种影响,但这些发现没有统计学意义。

(4)结论:常见的城市室内空气污染源与活动性结核病患者的儿童家庭接触者的结核潜伏感染概率增加有关。

二、结核分枝杆菌在青藏高原的局部适应

在结核病的全球传播过程中,$M. tb$ 遇到了不同的地理环境和宿主种群。尽管局部适应似乎是描述长期宿主 - 病原体相互作用的合理模型,但缺乏该模型的遗传证据。人类迁移导致种族混杂并扰乱了细菌种群结构,从而掩盖了可能从特定区域的选择压力中进化而来的推定遗传决定因素。

(1)目的:分析从藏族人群中采样的数百种 $M. tb$ 菌株的基因组,以提供 $M. tb$ 可以通过进化来适应当地人口和环境的遗传证据。

(2)方法:在 2006 年、2009 年和 2010 年,中国疾病预防控制中心在西藏不同城市地区共收集到 643 株 $M. tb$ 菌株,本研究采用十六烷基三甲基溴化铵 - 溶菌酶法对其中 576 株 $M. tb$ 菌株进行了 DNA 提取并进行了全基因组的测序分析。来自中国其他省份的 1 159 株 $M. tb$ 分离株的全基因组测序数据从国家生物技术信息中心(NCBI)Bioprojects SRA065095、PRJNA268900、PRJNA559678 和 PRJNA522942 下载。研究者从已发表的研究中选择了 38 株 L2 菌株来代表 L2 的主要系统发育结构。这 38 株菌株与 72 株西藏菌株(西藏 1~12 个进化枝中的每一个进化枝的 4~12 株菌株)一起用于系统发育重建。

(3)结果:在连续引入一些祖先菌株后,西藏 $M. tb$ 种群表现为局部多样化,同时与中国低海拔平原地区的 $M. tb$ 种群是严格分别进化的;西藏进化枝与平原进化枝相比,多样化更多地发生在近期。91%(514/576)的菌株属于家系 2(L2),而只有 6.3%(36/576)属于家系 4,

2.8%(16/576)属于家系 3。在 L2 菌株中,67.7%(355/524)属于古代北京亚系(L2.2),而现代北京菌株亚系(L2.3)是少数(32.3%,169/524)。在对 *M. tb* 感染人群进行基因分型的 30 个中国省份中,西藏的 L2.2 菌株流行率最高。目前的人口结构和估计的过去人口动态表明,在中国大部分地区和全球其他地区显示优势的现代北京亚系菌株(L.2.2)在西藏没有显示出进化优势。

与平原地区的菌株相比,西藏菌株的突变显示出更高比例的 A>G/T>C 转换(27.6%,95% *CI*:17.0%~28.1% *vs.* 21.8%,95% *CI*:21.3%~22.3%)(*P*<0.000 1)。此外,去除具有阳性选择证据的基因后,西藏菌株中 A>G/T>C 突变的比率仍然高于平原地区。

耐药相关基因(如 *katG*、*rpoB*、*rpoC*、*pncA* 和 *embB*),药物耐受相关基因[*Rv1129c*(*prpR*)和 *glpK*],*phoR*、*whiB6*、*dnaA* 等在西藏和平原地区的菌株中均表现阳性选择。9 个基因在西藏菌株中可能处于正选择状态,而在平原分离株中可能处于负选择状态。其中,具有最强选择压力的基因 *sseA* 受到终止突变或插入缺失突变(insertion-delete mutation)的影响,将会消除其编码的硫醇氧化还原酶活性。此外,编码 DNA 修复酶的基因(*dnaE2*,*recB* 和 *mfd*)也显示出阳性选择的证据。

西藏菌株的 T 细胞表位显示出比平原菌株更高的多样性,但更多是在引入该地区的原始祖先菌株中存在多样性。

(4)结论:西藏结核病发病率相对较高是由与平原地区不同的结核病人群造成的。特定基因的高频率突变表明,青藏高原的地区压力选择了适应这种环境的 *M. tb* 菌株。

[专家点评]

环境因素可能是结核病传播的重要风险因素。例如,在一些观察性研究中,室内空气污染与结核潜伏感染和活动性结核病有关,而其他研究在控制社会经济变量后未能发现具有统计学意义的关联。此外,这些研究集中在室内固体燃料燃烧,因此不能推广到已经过渡到更清洁的烹饪和取暖燃料(如液化石油气和电力)的中低收入国家城市人口。Robert J Blount 团队在越南对结核潜伏感染与常见城市室内空气污染源(二手烟、室内摩托车排放物和烹饪)的关系进行了研究,表明常见的城市室内空气污染源与活动性结核病患者的儿童家庭接触者的结核潜伏感染概率增加有关。这提示我们可以通过戒烟、控制摩托车排放和主动厨房通风来减少结核潜伏感染发展成为结核病。

M. tb 的进化有可能受到地理环境的影响,高谦团队对此进行了研究,发现青藏高原的地区压力选择了适应其环境的 *M. tb* 菌株。这为 *M. tb* 的遗传进化及传播控制提供了新的思路。

点评专家:万康林

第二节　传播控制预测

通过基因组测序及模型可以对结核病的发病情况进行预测,从而可以采取相关措施进行防控。本节中两篇文章是通过基因组测序进行结核病的传播预测和监测的研究,一篇是将一个模型应用于结核病暴发的研究。

一、隔离是适应性代偿耐多药结核分枝杆菌的生态驱动因素

耐多药结核病(MDR-TB)导致的死亡占每年因抗生素耐药而死亡的 1/3。赋予耐药性的突变经常会导致细菌的适应性成本增加。对实验进化的 *M. tb* 实验室菌株以及一组利福平耐药临床菌株进行基因组分析,揭示了 RNA 聚合酶中存在代偿性突变。然而,这些代偿性突变是否会影响 *M. tb* 在人群中的传播适应性仍有待确定。已有研究评估了人群代偿性突变对耐多药结核病传染性的影响,但结果不一致。此外,这些先前的研究依赖于小数据集,并没有控制混杂因素。

(1)目的:进一步确定代偿性突变是否会影响 *M. tb* 在人群中的传播适应性。

(2)方法:研究使用了来自格鲁吉亚的 1 613 个 MDR-TB 全基因组序列的全国集合,这些序列在 2011—2016 年间被分离。该数据集代表了该时间框架内格鲁吉亚隔离的所有培养确诊的耐多药结核病病例的 70%。在分析的 1 613 株菌株中,699 株(43%)为 pre-XDR,605 株(38%)为 MDR,309 株(19%)为 XDR。

研究首先通过筛选已知耐药标记的存在来预测测序 *M. tb* 菌株的耐药谱。为了鉴定推定的代偿性突变,研究筛选了 RNA 聚合酶基因 *rpoA*、*rpoB* 和 *rpoC* 中是否存在非同义突变。在过滤系统发育标记后,确定了总共 71 个不同的碱基替换。

接下来使用全基因组序列根据 2 个给定菌株之间的遗传距离来识别传播簇,以确定 MDR *M. tb* 菌株是在患者中从头进化还是源于传播。

为了测试代偿性突变是否与佐治亚州 MDR *M. tb* 的传播有关,研究对 1 263 株具有完整流行病学记录的子集进行了多变量泊松回归分析。

(3)结果:佐治亚州耐药结核病的流行是由对许多药物具有耐药性的菌株驱动的,其中大多数菌株甚至比常规耐多药菌株更具耐药性。

研究鉴定了 22 株在转录抑制因子 Rv0678/mmpR 的启动子区域或编码序列中发生突变的菌株。Rv0678/mmpR 的突变与贝达喹啉 / 氯法齐明的交叉耐药性有关。

大多数代偿性突变在数据集中进化了 1~5 次,并且仅在有限数量的菌株中共享。然而,许多菌株共有几个突变,并且多次独立进化,这表明对含有这些突变的耐多药结核病菌株具有很强的选择性。

研究确定了 212 个传播簇,其中值大小为 2 个菌株,63%(*n*=1 018)的菌株被聚集在一起。集群中的高比例菌株表明格鲁吉亚经常传播耐多药结核病,即 63% 的耐多药结核病是由于患者之间的传播。

RNA 聚合酶的代偿性突变与每位患者产生的继发病例数相关。代偿性突变和患者隔离与传播独立相关。此外,代偿性突变在来自被隔离个体的分离株中过多,这些突变也经常溢出到非隔离人群中。因此,格鲁吉亚高达 31% 的耐多药结核病与隔离直接或间接相关。

(4)结论:格鲁吉亚国家的大多数耐多药结核病病例是由于高耐药的 *M. tb* 菌株的持续传播;*M. tb* 的 RNA 聚合酶中的代偿性突变有助于 MDR-TB 菌株在人群中的传播;耐多药结核病与隔离之间存在密切关联。

二、结核分枝杆菌暴发中的多重合并谱系

Kingman 聚合及其发展通常被认为是过去几十年群体遗传学最重要的进步之一。基于聚结理论的人口统计学推断已被用于重建几个物种的种群动态和进化历史,包括 *M. tb*。Kingman 聚合的一个关键假设是不同个体的后代数量变化不大,违反这一假设可能会导致模型错误指定进而导致严重偏差。预计 *M. tb* 的个体谱系在繁殖成功率方面差异很大,因为:① *M. tb* 由于宿主免疫系统和抗生素治疗的压力而可能处于不断的选择中;② *M. tb* 在从一个宿主传播到另一个宿主时会遇到重复的人口瓶颈;③与平均水平(超级传播者)相比,一些宿主的传播速率要高得多。

(1)目的:研究使用近似贝叶斯计算方法来测试多重合并聚结体(MMC)是一类允许谱系间繁殖成功率有较大差异的模型,测试其是否更适合研究 *M. tb* 种群。

(2)方法:研究者检索了有关 *M. tb* 暴发或当地人群的 WGS 研究的文献。研究选择了本地数据集,以尽可能避免可能影响分析的地理人口结构和抽样偏差。研究确定了 11 个数据集:8 次暴发和 3 个地理范围受限的进化枝。采用生物信息学方法,进行模型选择和参数估计。为了评估最佳拟合模型是否可以重现观察到的数据,研究进行了后验预测检查。

(3)结果:对于大多数数据集,ABC 方法总体上具有良好的区分能力,袋外(OOB)错误率(误分类概率)从 4% 到 16.4% 不等。唯一的例外是 Eldholm 2016 数据集(OOB 错误率 32.2%),这是遗传多样性最低的数据集。在具有标准后代分布(KM 和 KMþexp)的模型下生成的数据被错误分类为多重合并的概率很低(1.1%~7%),唯一的例外是 Eldholm 2016 数据集(18%)。

研究发现 BETA 是 11 个数据集中 7 个的最佳拟合模型,KMþexp 是 3 个数据集的最佳模型,Dirac 是 1 个数据集的最佳模型。对于除 1 个数据集以外的所有数据集(Eldholm 2016),所选模型的后验概率高于 80%,因此比所有其他模型加起来的概率高出 4 倍以上。

结构化种群与规模缩小(时间向前)的种群具有相似的谱系,许多谱系合并接近谱系的尖端。研究发现 BETA 是最佳拟合模型,表明对该数据集的结果不太可能是人口下降造成的伪影。

不考虑串行抽样确实会使模型选择的结果偏向于 MMC 模型。然而,这不太可能影响适合大增长率的数据集(6/8)。此外,研究将串行采样最小化为 1 年的 9 个子集中的 7 个导致 MMC 作为最佳拟合模型。

研究发现 23 个数据集(包括子集)中有 22 个导致 MMC(有或没有增长)作为最佳拟合模型。对于 11 个数据集,研究发现最佳拟合模型是指数增长的 MMC,这表明这些群体的规模确实在增长。

仅偏斜的后代分布就会使 BSP 的结果产生偏差,从而导致对复杂种群动态的推断,这完全是由于违反了后代分布的假设。

(4)结论:应该重新评估分析 *M. tb* 暴发的无效模型,并且需要重新审视过去基于 Kingman 聚合的研究结果。

三、2017—2019 年在欧洲使用基于全基因组测序的方法进行结核分枝杆菌监测：ECDC 试点研究

耐多药（MDR）和广泛耐药（XDR）结核病是全球结核病控制的主要威胁。欧盟/欧洲经济区的耐多药结核病总体患病率较低（占所有报告结核病病例的 3.7%），但在立陶宛（17.1%）和爱沙尼亚（24.6%）等国家，耐多药结核病的比例仍然很高。最近，全基因组测序（WGS）已成为结核分枝杆菌复合群（MTBC）菌株分类、追踪感染源和传播的"金标准"。WGS 还可用于对分离菌株的抗菌药物敏感性谱进行基因型预测，具有足够的准确性，以指导适当的治疗。

（1）目的：评估所有欧盟/欧洲经济区国家对基于 WGS 的耐多药结核病监测方法的系统使用，确定主要的跨境菌群，并提供与在欧盟/欧洲经济区流行的 RR/MDR-MTBC 菌株的谱系和耐药谱相关的遗传特征。

（2）方法：在 2017 年 1 月至 2019 年之间，从欧盟/欧洲经济区国家收集了 RR/MDR-TB 患者的 WGS 和流行病学数据。使用标准化方法进行基于 WGS 的遗传相关性分析，包括核心基因组多位点序列分型（cgMLST）和基于单核苷酸多态性（SNP）的所有 WGS 数据的距离计算，这些数据满足最低质量标准，以确保数据可比性。

（3）结果：共有 28 个国家参与了这项研究，该研究包括来自 2 172 名患者的 2 218 株 MTBC 分离株，分离自 28 个参与的欧盟/欧洲经济区成员国中的 25 个（89%）。2018 年该地区报告的所有耐多药结核病病例的覆盖率为 76.7%。只有立陶宛和意大利的覆盖率<70%。

在 RR/MDR-MTBC 菌株中，最具代表性的谱系是谱系 4（欧洲，$n=1\,404$，65.3%）和谱系 2.2.1（北京，$n=636$，29.7%），其次是谱系 3（德里 -CAS，$n=63$，2.9%）和谱系 1〔东非印第安人（EAI），$n=32$，1.5%〕。仅检测到属于谱系 2.1（东亚非北京）的 2 株（0.1%）和 1 株（0.05%）谱系 5（西非 1）。

WGS 揭示了 2 151 个（97.0%）分离株中预测对利福平耐药的突变，其中，1 962 株（91.2%）对异烟肼也有耐药性（即耐多药结核病病例）。在 RR/MDR-TB 病例中，预计 581 株（27%）分离株对氟喹诺酮类药物耐药，331 株（15.4%）分离株对任何二线注射剂（即 XDR-TB）也有耐药性。共有 26 个（1.2%）RR/MDR-MTBC 分离株携带预测对贝达喹啉耐药的突变。

基于≤5 个等位基因差异，将 1 145 个（51.6%）分离株分为 307 个簇，大小从 2 个到 36 个不等，包括 244 个国家簇和 63 个跨境簇。63 个跨境簇包括 449 个分离株，大小从 2 个到 36 个不等，地理分布范围从 2 个到 8 个国家。

基于≤5SNP 距离，对 MTBC 分离株群进行聚类，聚集病例总数减少到 1 017，跨境簇中的分离株数量减少到 316，跨境簇总数为 56。跨境簇包括来自 2~6 个国家的 2~30 个耐药分离株，表明西部和东部欧盟国家/地区的 RR/MDR-TB 传输模式不同。

（4）结论：基于 WGS 的监测系统是可行的，可有效阐明欧盟/欧洲经济区国家的国内和跨境 RR/MDR-TB 传播的动态。建立欧盟/欧洲经济区集中的基于 WGS 的结核病监测

系统将需要加强 WGS 监测的国家集成系统,并制订明确的程序以促进跨境簇调查的国际合作。

[专家点评]

结核病的预防控制也需要借助一些分子生物学的技术手段实现,比如对耐药菌株的测序、全基因组测序和使用相关模型,起到监测预警和预测的作用,从而采取相关措施实现对结核病的预防控制。

第一项和第三项研究均是对 *M. tb* 的菌株进行了全基因组的测序,在此基础上进行了分析。其中,第一项研究是在格鲁吉亚开展的,发现大多数耐多药结核病病例是由于高耐药的 *M. tb* 菌株的持续传播,*M. tb* 的 RNA 聚合酶中的补偿性突变有助于耐多药结核病菌株在人群中的传播,耐多药结核病与隔离之间存在密切关联。第三项研究是对整个欧洲国家耐药结核病进行监测评估。这两项研究都说明了生物信息学在结核病耐药监测和控制传播中发挥重要作用。

第二项研究是对结核病暴发研究的模型进行了改进,提出了更好的结核病暴发预测的模型。

点评专家:万康林

第三节　预防控制成本效益分析

联合国可持续发展目标(sustainable development goals,SDG)的结核病目标要求到 2030 年将结核病死亡人数比 2015 年减少 90%;在 2018 年联合国大会结核病问题高级别会议上,国际社会承诺到 2022 年向至少 3 000 万人提供结核病预防治疗的目标。

一、结核病死亡率对 120 个国家的经济影响以及未能实现可持续发展目标结核病目标的成本:一项全收入分析

联合国可持续发展目标的结核病目标要求到 2030 年结核病死亡人数比 2015 年减少 90%。COVID-19 对全球结核病项目产生了极大的影响,常规服务被中断,患者就医被限制,并被限制接受相关护理和基本的诊断产品。《2020 年全球结核病报告》指出,2015—2019 年,结核病死亡人数累计减少 14%,远低于实现 2030 年死亡率目标所需的 35%。因此,了解未达到此目标的全部成本和后果非常重要。

(1)目的:为评估到 2045 年才能实现控制结核病目标的经济影响,此研究对 2020—2050 年期间 120 个国家的全部收入损失进行了评估,包括由 COVID-19 相关的结核病服务中断导致的过多死亡。

(2)方法:研究者使用了联合国人口司世界人口前景数据库中 120 个国家(占 2019 年全球结核病死亡人数的 99.41%)的生命表和人口预测数据,估计了从 2020—2050 年每年每个年龄的年度死亡率风险变化。然后通过计算人口水平的死亡率风险变化并将其乘以每个国家和年份的统计生命年值,将这种风险变化转换为全收入风险。作为比较,研究者假设当前

的结核病发病率在整个分析期间继续下降。研究者计算了在 2030 年和 2045 年实现可持续发展目标的情景下，出生时和 35 岁时每人的全部收入损失和平均预期寿命损失。研究者将不作为的成本定义为这两种情景之间的收入损失和结核病死亡率。

（3）结果：2018 年，120 个国家因各种形式的结核病导致 140 万结核病死亡（95% *UI*：120 万 ~170 万），对应的经济损失为 5 801 亿美元（95% *UI*：4 819 亿 ~6 952 亿美元）。在耐多药结核病负担最重的 30 个国家中，2018 年有 120 万人死于结核病（95% *UI*：90 万 ~140 万），造成 4 765 亿美元（95% *UI*：3 997 亿 ~5 668 亿美元）的经济损失。2020—2050 年，根据目前每年减少 2% 的结核病死亡人数，估计将发生 3 180 万结核病死亡（95% *UI*：2 520 万 ~3 950 万），对应的经济损失为 17.5 万亿美元（95% *UI*：14.9 万亿 ~20.4 万亿美元）。如果在 2030 年实现可持续发展目标的结核病死亡率目标，可以避免 2 380 万结核病死亡（95% *UI*：1 890 万 ~2 950 万）和 13.1 万亿美元（95% *UI*：11.2 万亿 ~15.3 万亿美元）的经济损失。如果在 2045 年实现目标，可以避免 1 810 万例结核病死亡（95% *UI*：1 430 万 ~22 400 万）和 10.2 万亿美元（95% *UI*：8.7 万亿 ~11.8 万亿美元）。因此，到 2045 年（与 2030 年相比）不实现可持续发展目标结核病死亡率目标的不作为成本为 570 万结核病死亡（95% *UI*：510 万 ~810 万）和 3.0 万亿美元（95% *UI*：2.5 万亿 ~ 3.5 万亿美元）的经济损失。与 COVID-19 相关的中断使这一成本增加了 2 903 亿美元（95% *UI*：2 602 亿 ~57 01 亿美元）。

（4）结论：到 2030 年未能实现可持续发展目标的结核病死亡率目标将导致严重的经济损失和健康损失。延迟的影响将在撒哈拉以南非洲最大。受影响的国家、捐助国和私营部门应加倍努力为结核病项目和研究提供资金，因为此类战略的经济红利可能非常可观。

二、卫生系统干预对结核潜伏感染管理（ACT4）的有效性和成本效益：一项整群随机试验

在 2018 年联合国大会结核病问题高级别会议上，国际社会承诺到 2022 年向至少 3 000 万人提供结核病预防治疗，其中包括 400 万 5 岁以下儿童和 2 000 万其他家庭接触者。为达到这一目标，将需要大力加强健康系统。

（1）目的：评估卫生系统干预措施的有效性和成本效益，以加强对确诊结核病例家庭接触者的结核潜伏感染（LTBI）的管理。

（2）方法：ACT4 是一项整群随机、开放标签试验。涉及加拿大低结核病发病率环境中的 4 个卫生机构（卡尔加里、埃德蒙顿、蒙特利尔和温哥华市），以及 4 个结核病发病率中到高的国家（贝宁、加纳、印度尼西亚和越南）的 20 个卫生机构。参与机构随机分配到三阶段干预组（LTBI 计划评估、当地决策和加强活动）或对照组（标准 LTBI 护理）。如果结核菌素和异烟肼不是常规可用的，则将其提供给干预组和对照组。随机化按国家分层，并加以限制，以确保按干预措施和国家划分的结核病患者的平衡。主要结果是在为期 20 个月的研究的前 6 个月或最后 6 个月记录的病例诊断后 4 个月内在每个卫生机构开始结核病预防治疗的家庭接触者人数。为了便于解释，这个数字被标准化为每 100 名新诊断的结核病患者的家庭接触者人数。对治疗的意向进行分析。无法对协调中心和地点的工作人员采用盲法；然而，分析数据的人对干预组或对照组的分配不了解。干预的经济分析与试验同时进行。

（3）结果：该研究于 2016 年 8 月 1 日至 2019 年 3 月 31 日期间完成。在 12 个对照组的 1 400 名家庭接触者中，共发现 1 043 结核病指示病例；而在 12 个干预组中，开展了结核病预防治疗 2 776 名家庭接触者，观察到了 1 027 名结核病指示病例。

在研究的前 6 个月，在干预组符合条件的家庭接触者中开始结核病预防治疗的粗略总体比例为 0.21，对照组为 0.41。干预组开展强化项目活动后，结核病预防治疗的比例提高到 0.35，而对照组减少到 0.28。总体而言，在干预组的研究阶段之间，每 100 名结核病患者开始结核病预防性治疗的家庭接触人数有所增加（调整率差异 60，95% CI：4~116），而对照组没有显示出统计学上的显著变化（调整率差异 –12，95% CI：–33~10）。在每 100 名结核病患者接受与干预相关的结核病预防治疗的接触人数方面，干预组和对照组之间的比率差异为 72（95% CI：10~134）。在所有 5 个国家的 12 个干预组实施活动的总成本估计为 445 765 加元，由于初始和在职培训所需的人员时间，加强阶段是最昂贵的。在干预组的加强阶段确定的所有增加的家庭接触者的 LTBI 相关临床护理额外费用为 71 656 美元。干预的总成本，加上每次增加的家庭接触者开始治疗的 LTBI 临床护理费用估计为 1 348 加元（范围为 724~9 708）。

（4）结论：标准化评估、地方决策和加强卫生系统活动的实施可以为扩大结核病预防提供机制，特别是在低收入和中等收入国家。

[专家点评]

成本分析有利于正确认识、掌握和运用成本变动的规律，实现降低结核病控制成本，还可为制订结核病控制计划、采取相关措施提供重要依据，确定结核病控制努力的方向。第一项研究对 120 个国家 2020—2050 年期间全部收入损失进行了评估，表明到 2030 年未能实现可持续发展目标的结核病死亡率目标将导致严重的经济和健康损失。第二项研究对高收入地区和低收入地区进行了比较，说明标准化评估、地方决策和加强卫生系统活动的必要性，特别是在低收入和中等收入国家。这两项研究都说明了我们需要加大结核病的预防控制措施，否则将会造成不必要的损失。

点评专家：万康林

第四节　结核病与其他疾病合并感染

结核病可能与其他疾病合并感染，比如结核病合并 HIV 感染，感染结核病的牛可能合并蠕虫感染。结核病患者混合感染其他病原体时将使得结核病防治工作变得非常复杂，并加快了疾病的进程和传播。

一、对蠕虫的天然抗性会加剧牛结核病的严重程度，与蠕虫合并感染无关

共感染期间出现的病原体相互作用会加剧疾病的严重程度，例如针对一种病原体的免疫反应会对另一种病原体的防御产生负面影响。由宿主和病原体之间的历史进化相互作用形成的宿主对病原体的免疫反应，也可能以对其他病原体产生影响的方式改变宿主免疫防御。在这种情况下，即使在没有并发感染的情况下，两种病原体之间也可能出现负面相互作

用。人类和动物种群中广泛的蠕虫抗药性以及蠕虫和结核病的广泛地理重合,蠕虫-结核病相互作用可能代表一个说明性案例,进化出对一种病原体(蠕虫)的抗性变化有助于对另一种病原体(结核病)产生不同的反应。

(1)目的:证实宿主对蠕虫的抗性会改变其对结核病的反应的假设。

(2)方法:研究者于2008年6月至2012年8月期间在南非克鲁格国家公园南部捕获雌性非洲水牛(*S.caffer*)。2008年,这些动物被直升机捕获,配备无线电项圈,然后每年2次通过车辆重新捕获。动物是从不同位置的2个牛群中捕获的,即鳄鱼桥(CB)群和相邻的下萨比(LS)群。研究跟踪了209个在研究开始时为牛结核病(BTB)阴性的独特个体,并且在初始捕获时可获得有关蠕虫感染的数据。

在活体动物中,研究使用捕获时收集的粪便样本监测强线虫感染状态。直接从固定动物的直肠收集粪便,储存于野外的冰上,并在当天处理。使用免疫组织化学测量IgA的产生。从组织样本中提取DNA,并PCR扩增BL4位点进行基因分型,该位点位于γ干扰素(IFN-γ)基因上游3cM。使用全血γ干扰素测定法(BOVIGAM)检测水牛的BTB。通过对杀死的动物进行大体和组织病理学检查确定BTB的感染状况。

使用线性混合模型(LMM)(高斯)和广义LMM(二进制)方法估计了粪便虫卵计数(fecal egg count,FEC)和蠕虫表型的可重复性。使用Wilcoxon秩和检验测试了蠕虫抗性表型(高FEC与低FEC)和胃肠道免疫反应之间的关联。将抗性状态(高FEC与低FEC)和首次捕获年龄作为协变量添加到多变量比例风险模型中以检测驱虫治疗对BTB感染风险的影响。使用一般和广义线性模型(GLM)检查了蠕虫抗性表型(高FEC与低FEC)和驱虫治疗对BTB疾病进展的综合影响。

(3)结果:在野生哺乳动物中,对蠕虫的自然抗性会影响BTB的严重程度,而与活跃的蠕虫感染无关。研究发现抗虫个体比非抗虫个体更有可能死于BTB,并且它们的疾病进展更快。驱虫治疗缓和但没有消除抗性效应,抗性和治疗的影响是相反的和相加的,未经治疗的抗性个体的死亡率最高。此外,抗性和驱虫治疗对BTB病理学具有非重叠效应。耐药性的影响表现在肺部(BTB感染的主要部位),而治疗的效果几乎完全表现在淋巴结(传播性疾病的部位),这表明耐药性和活动性蠕虫感染通过不同的机制影响BTB进展。

(4)结论:蠕虫对BTB结果的负面影响是由于同时发生的蠕虫感染和基于基因的宿主对蠕虫反应的差异结果。

二、结核病诊所患者的HIV筛查——基于人群的HIV影响评估调查结果,马拉维、赞比亚和津巴布韦,2015—2016年

WHO和国家指南建议所有患者在结核病诊所进行HIV检测和咨询。

(1)目的:对马拉维、赞比亚和津巴布韦2015—2016年基于人群的HIV影响评估(PHIA)调查数据进行了分析,以评估在调查中HIV检测结果呈阳性的人在结核病诊所进行的HIV筛查的情况。

(2)方法:PHIA调查是具有全国代表性、横断面、以家庭为基础的两阶段整群抽样调查,旨在衡量HIV项目的影响。在PHIA调查期间,年龄≥15岁的知情同意者被问及是否曾去过结核病诊所、在结核病诊所就诊期间接受 HIV 检测情况(即已检测、因为知道自己的 HIV 阳性状态而未检测,或未检测也不知道自己的 HIV 状况),以及临床医生的结核病诊断通知。根据访谈数据将参与者分类为疑似或确诊的结核病病例。访谈结束后,参与者在家庭中使用 HIV 快速检测法进行 HIV 检测(随后采用基于实验室的 Geenius HIV-1/2 确认检测)。在实验室中进行病毒载量测试和 ART 检测。

(3)结果:PHIA 调查的参与者人数为马拉维 19 652 人,赞比亚 21 280 人,津巴布韦 22 490 人。其中,在曾去过结核病诊所的被调查者中,马拉维 42.9%、赞比亚 30.7% 和津巴布韦 28.5% 的就诊者,在结核病诊所就诊期间没有接受 HIV 筛查,也不知道自己的 HIV 状况;另外,马拉维 9.1%、赞比亚 8.4% 的和津巴布韦 9.4% 的没有在结核病诊所接受 HIV 检测,因为他们已经知道自己是 HIV 阳性者。

在 PHIA 调查期间接受 HIV 检测结果呈阳性并报告曾去过结核病诊所的参与者中,47.7%(马拉维)~64.4%(津巴布韦)的人报告称在结核病诊所接受了 HIV 检测。在 PHIA 调查期间接受 HIV 检测,结果呈阳性且在之前的结核病诊所就诊时未接受 HIV 检测的参与者中,29.4%(马拉维)、21.9%(赞比亚)和 16.2%(津巴布韦)的人报告,不知道自己在结核病诊所就诊时的 HIV 感染状况。

在 PHIA 调查期间接受 HIV 检测,结果呈阳性、报告未接受 HIV 检测且在结核病诊所就诊时不知道自身 HIV 感染状况的参与者中,10.6%(马拉维)、20.4%(赞比亚)和 18.5%(津巴布韦)的人不知道他们在 PHIA 调查之前的 HIV 阳性状态。在所有 3 个国家中,确诊结核病(马拉维,87.1%;赞比亚,76.1%;津巴布韦,72.9%)和疑似结核病(马拉维,77.3%;赞比亚,74.0%;津巴布韦,72.7%)的结核病门诊就诊者的病毒载量抑制率较高,高于从未去过结核病诊所的人(马拉维,60.2%;赞比亚,49.6%;津巴布韦,50.8%)。

在马拉维和津巴布韦,确诊为结核病的门诊就诊者(分别为 98.7% 和 95.3%)对 HIV 阳性状态的认识显著高于疑似结核病患者(分别为 89.0% 和 91.1%)($P<0.001$ 和 $P=0.01$)。同样,在马拉维和津巴布韦,确诊为结核病的结核病门诊就诊者(分别为 97.0% 和 90.8%)的抗病毒治疗使用率显著高于疑似结核病患者(分别为 83.8% 和 3.9%)($P<0.001$ 和 $P=0.01$)。在赞比亚,结核病诊断对 HIV 阳性状态或 ART 使用没有显著差异。

(4)结论:结核病诊所的 HIV 筛查与 HIV 阳性患者的临床结果改善(对 HIV 阳性状态的认识、ART 使用和病毒载量抑制)之间存在关联。在结核病诊所对所有患者进行 HIV 筛查有助于识别 HIV 阳性者并及时进行护理。

[专家点评]

结核病与其他疾病的混合感染也是结核病预防控制的一方面。由于大多数宿主通常一次感染一种以上的病原体,因此了解同时感染(或共感染)期间病原体相互作用的后果对于有效的疾病管理和控制至关重要。Vanessa O Ezenwa 团队对蠕虫和结核病的共感染进行了研究,发现在野生哺乳动物中,对蠕虫的自然抗性会影响牛结核病(BTB)的严重程度,而与活跃的蠕虫感染无关。Nikhil Kothegal 等对马拉维等非洲国家结核病诊所进行 HIV 筛查的情况进行了评估,说明在结核病诊所对所有患者进行 HIV 筛查的必要性。

点评专家:万康林

第四章　新型冠状病毒与感染性疾病

自 2019 年底，新型冠状病毒（severe acute respiratory syndrome coronavirus 2，SARS-CoV-2）开始在全球肆虐，已经波及全球所有的国家和地区，对社会经济和人类健康带来灾难性影响。由于同属于呼吸道传染病，结核病诊疗机构和医务工作者，奋战在抗击新型冠状病毒感染（coronavirus disease 2019，COVID-19）的第一线。COVID-19 大流行对医疗机构的冲击，也不可避免地影响了各国结核病防控工作的正常开展，给结核病疫情控制带来巨大挑战。

一、南非 HIV 和结核病高流行环境中 COVID-19 相关住院死亡率危险因素的队列研究

新冠疫情给全球公共卫生安全、社会稳定及经济发展带来巨大损失。荟萃分析显示，COVID-19 患者的住院死亡率高达 15%~24%，并且具有显著的地区和时间异质性。据报道，COVID-19 相关死亡率与老龄、男性和潜在的并发症相关，在大队列和荟萃分析中，种族或民族和贫困也是 COVID-19 患者死亡的危险因素。因此，基于 COVID-19 死亡风险增加的高危人群特征对干预措施进行优先排序尤为重要，特别是在资源有限的低、中等收入国家。2021 年 9 月，南非的 Waasila Jassat 团队在 *Lancet HIV* 上发表了一项关于在 HIV 和结核病高流行的低中收入国家——南非 COVID-19 患者住院死亡率相关因素的回顾性大队列研究。

（1）目的：COVID-19、非传染性疾病以及 HIV 和结核病等慢性传染病之间的相互作用尚不清楚，尤其是在非洲的低、中等收入国家。该研究旨在利用南非具有全国代表性的医院监测系统分析与 COVID-19 患者住院死亡率相关的因素。

（2）方法：2020 年 3 月 5 日至 2021 年 3 月 27 日，该研究利用国家 COVID-19 入院情况的 DATCOV 监测系统数据库纳入实验室确诊的感染 SARS-CoV-2 的患者。患者的基本信息包括年龄、性别、种族或民族以及合并症（高血压、糖尿病、慢性心脏病、慢性肺病和哮喘、慢性肾病、过去 5 年的恶性肿瘤、HIV 感染以及既往和当前结核病）。COVID-19 住院死亡率定义为住院期间发生的与 COVID-19 相关的死亡，排除其他原因或出院后发生的死亡，仅纳入已知住院结局的患者。使用链式方程多重插补解释缺失数据，采用随机效应多变量逻辑回归模型评估 HIV 状态和原发合并症对 COVID-19 住院相关死亡率的影响。

(3)结果:该研究纳入已知住院结局的 219 265 名 COVID-19 患者,其中 51 037 人(23.3%)死亡。最常见的合并症是高血压(37.4%,61 098/163 350),糖尿病(27.4%,43 885/159 932),HIV 感染(9.1%,13 793/151 779)和结核病(3.6%,5 282/146 381)。潜在风险因素和协变量分析显示,年龄增长是 COVID-19 住院死亡率最强的预测因素,其他相关因素包括 HIV 感染[调整优势比(adjusted odds ratio,aOR)=1.34,95% CI:1.27~1.43];与从未患过结核病相比,结核病既往史(aOR=1.26,95% CI:1.15~1.38),结核病现病史(aOR=1.42,95% CI:1.22~1.64),结核病既往史和现病史(aOR=1.48,95% CI:1.32~1.67)也是 COVID-19 住院死亡率的危险因素;其他 COVID-19 住院死亡率的危险因素包括男性、非白人种族、原发性高血压、糖尿病、慢性心脏病、慢性肾病、过去 5 年的恶性肿瘤史,以及在公共卫生部门治疗。调整其他因素后,未接受抗逆转录病毒治疗(antiretroviral therapy,ART)的 HIV 感染者(aOR=1.45,95% CI:1.22~1.72)比接受 ART 的 HIV 感染者更可能在医院死亡。在 HIV 感染者中,其他合并症的发生率是 29.2%,而在未感染 HIV 的个体中是 30.8%。在 HIV 感染者和未感染 HIV 的个体中,合并症数量的增加与 COVID-19 住院死亡风险的增加有关。

(4)结论:年龄增长、原发合并症、HIV 感染(尤其是未接受 ART 的 HIV 感染者)和结核病(既往史和/或现病史)是 COVID-19 住院死亡率的危险因素。

二、SARS-CoV-2 特异性 CD4 细胞应答与 COVID-19 严重程度及 HIV-1 和结核病合并感染影响的关系

COVID-19 是一种典型的异质性疾病,临床病程表现为从无症状到急性呼吸窘迫综合征甚至死亡。从免疫学来看,COVID-19 的严重程度与宿主免疫系统的重大系统性改变有关,并且越来越多的证据表明,SARS-CoV-2 特异性 T 细胞反应在 COVID-19 的发病机制中有重要作用。更有意思的是,20%~50% 未感染 SARS-CoV-2 的个体中可检测到交叉反应性 T 细胞,而这些细胞能否保护个体有效预防 SARS-CoV-2 感染或减轻 COVID-19 的严重程度尚不可知。2021 年 6 月,南非开普敦大学的 Catherine Riou 团队在 *J Clin Invest* 上发表了一项病例对照研究,探索 SARS-CoV-2 特异性 CD4 T 细胞应答与 COVID-19 严重程度及 HIV-1 和结核病共感染影响的关系。

(1)目的:该研究探索 SARS-CoV-2 特异性 CD4 T 细胞反应与 COVID-19 疾病严重程度及 SARS-CoV-2、HIV 和结核病彼此合并感染影响的关系。

(2)方法:2020 年 6 月至 8 月,在南非开普敦的格鲁特舒尔医院纳入 COVID-19 患者和未感染 SARS-CoV-2 的其他住院患者,以及 2018 年 SARS-CoV-2 疫情暴发前的一项病例对照研究作为对照。基于患者的临床特征,采用层次聚类分析对患者的严重程度进行分级,采用主成分分析区别 COVID-19 患者和未感染 SARS-CoV-2 的住院患者。利用全血 T 细胞检测方法检测 SARS-CoV-2 特异性 T 细胞,采用流式细胞术对病毒特异性 T 细胞进行分型分析。

(3)结果:该研究纳入 95 名急性期 COVID-19 患者[HIV⁺aTB⁺/HIV⁻aTB⁺/HIV⁺aTB⁻(n=38),HIV⁺(n=31),aTB⁺(n=15),aTB⁺HIV⁺(n=8)]作为病例组,以及 38 例未感染 SARS-

CoV-2 的住院患者［aTB⁺(n=5),HIV⁺(n=5),aTB⁺HIV⁺(n=5)］作为对照组。在病例组和对照组患者中,SARS-CoV-2 特异性 CD4⁺ T 细胞的检出率分别是 83.2% 和 34.2%。病例组 CD4 T 细胞的应答特征是 γ 干扰素(interferon gamma,IFN-γ)表达受限、白细胞介素 2 (interleukin-2,IL-2)和 TNF-α 共表达的细胞丰富、记忆表型为早期分化、反应病毒持续复制的细胞标志较高［如人类白细胞 DR 抗原(human leukocyte antigen DR,HLA-DR),CD38 和 Ki67］,未感染 SARS-CoV-2 的住院患者的 CD4 T 细胞主要是 IL-2⁺IFN-γ⁺TNF-α⁺ 多功能 CD4 细胞及 IFN-γ 和 TNF-α 共表达的 CD4 细胞。该研究进一步发现,SARS-CoV-2 特异性 CD4⁺ T 细胞的功能和表型特征与疾病严重程度相关,严重疾病的特征是多功能潜能较差、增殖能力降低和 HLA-DR 表达增强。该研究还发现先前存在的淋巴细胞减少会损害 SARS-CoV-2 的免疫应答。HIV-1 介导的 CD4⁺ T 细胞耗损与 SARS-CoV-2 的次优 T 细胞和体液免疫反应相关,在 aTB COVID-19 患者中 SARS-CoV-2 特异性 CD4⁺ T 细胞的多功能潜能降低。以 2018 年 SARS-CoV-2 疫情暴发前的一项病例对照研究作为对照［LTBI/HIV⁻ (n=24),LTBI/HIV⁺(n=30),aTB/HIV⁻(n=32),aTB/HIV⁺(n=36)］,发现急性 SARS-CoV-2 感染会降低 *M. tb* 特异的记忆 CD4⁺ T 细胞反应。此外,急性 COVID-19 不促进潜伏 *M. tb* 的再激活,但可以增强活动性 *M. tb* 特异性 CD4⁺ T 细胞反应的激活。

(4) 结论:根据 SARS-CoV-2 应答 CD4⁺ T 细胞的表型可以区分先前存在的 SARS-CoV-2 交叉反应性 CD4⁺ T 细胞和 SARS-CoV-2 特异性 CD4⁺ T 细胞,且后者的功能和表型与疾病的严重程度相关。此外,HIV-1 和 aTB 合并感染会扭曲 SARS-CoV-2 的 T 细胞反应。

三、静脉注射卡介苗可保护小鼠免受 SARS-CoV-2 的致命攻击

Ⅰ型干扰素(type 1 interferon,IFN-Ⅰ)是抗病毒反应的重要介质。据报道,IFN-Ⅰ反应延迟或较弱与 COVID-19 更严重的疾病表型相关。因此,诱导早期先天细胞因子,可能是疾病结局的重要决定因素。卡介苗(BCG)可诱导广泛而有益的非特异反应,对抗不相关的肺部病原体,而其能否“老药新用”有效预防或治疗 COVID-19 是科学家们非常关注的问题。2022 年 2 月,美国国立卫生研究院的 Alan Sher 团队在 *J Exp Med* 上发表了一项关于静脉注射 BCG 在 2 种动物模型上的保护性评价的研究。

因此,诱导早期先天细胞因子,然后调节这种反应,可能是疾病结局的重要决定因素。

(1) 目的:该研究探索静脉注射 BCG 对 SARS-CoV-2 感染小鼠的免疫保护作用。

(2) 方法:选用表达人类血管紧张素转换酶 2(angiotensin converting enzyme 2,ACE2)受体的转基因小鼠 K18-hACE2 和 C57BL/6 野生型小鼠分别感染 SARS-CoV-2 和 α B.1.1.7 突变株。实验组静脉注射 BCG,对照组分静脉注射 PBS 和皮下注射 BCG2 组。采用实时荧光定量 PCR(real time quantitative PCR,RT-qPCR)和组织半数感染剂量(50% tissue culture infective dose,TCID50)分别检测组织中的病毒核酸载量和感染性病毒颗粒数量,通过免疫组织化学分析肺组织的病理特征及抗原定位表达,采用流式细胞术分析肺组织的细胞组成、T 细胞激活及单核来源巨噬细胞的表达情况,通过细胞因子多通路评估肺组织的炎症环境。

(3) 结果:在转基因小鼠 K18-hACE2 模型中,与静脉注射 PBS 和皮下注射 BCG 相比,

静脉注射 BCG 组的小鼠,体重保持不变,疾病症状轻微,存活率高达 85%,表明静脉注射 BCG 可保护小鼠免受 SARS-CoV-2 的致命攻击。而将攻毒时间由免疫后 42 天延长至 112 天后,静脉注射 BCG 对 SARS-CoV-2 感染小鼠的保护能力下降,存活率为 50%,表明静脉注射 BCG 诱导的保护随着时间的推移而减弱。在 K18-hACE2 模型中,SARS-CoV-2 攻毒后第 5 天,静脉注射 BCG 组小鼠肺组织的病毒核酸载量和 TCID50 显著下降,而在鼻甲和脑组织中无显著差异。但静脉注射 BCG 组小鼠肺组织的 *M. tb* 负担更高。在野生型小鼠模型中,静脉注射 BCG 组小鼠肺组织的病毒核酸载量和 TCID50 也显著下降。结果表明静脉注射 BCG 有效控制了 2 种小鼠模型中 SARS-CoV-2 的复制。静脉注射 BCG 组小鼠对 SARS-CoV-2 感染抗性的增强还表现为 SARS-CoV-2 相关的肺部组织病变基本不存在,SARS-CoV-2 核蛋白分布非常有限;炎性细胞浸润减少,如 CD88$^+$CD64$^+$ Siglec F$^-$ CD11b$^+$ 单核来源的巨噬细胞、cDC2 和 CCL2;细胞因子和趋化因子的产生减少,如 IL-6、粒细胞 - 巨噬细胞集落刺激因子(granulocyte-macrophage colony-stimulating factor,GM-CSF)、IL-12p70 和 IFN-β。而多变量分析显示,这些只与病毒载量减少部分相关。该研究认为这种保护源于 BCG 诱导的肺细胞的组成和功能的改变,其影响了对病毒的先天反应和随后的免疫病理。

(4)结论:静脉注射 BCG 可保护小鼠免受 SARS-CoV-2 的致命攻击,为肺组织非特异性刺激促进宿主对 SARS-CoV-2 致死性抵抗的机制研究提供了一个实验模型。

[专家点评]

自 2019 年底 SARS-CoV-2 席卷全球,COVID-19 肆虐人间,给人类的生命健康带来巨大威胁,尤其是那些慢性病患者。早期在一些高收入国家的小队列研究未能确认 HIV 感染和结核病是否为 COVID-19 患者疾病严重程度和死亡的危险因素。来自南非西开普省和英国的大队列研究发现 HIV 感染是 COVID-19 相关死亡率的中等风险因素。在以上研究中,仅西开普省的研究提供了高病毒载量或免疫抑制相关的死亡风险数据,发现无论这些因素如何,严重程度都相似。最近的荟萃分析确认了 HIV 感染与 COVID-19 死亡率的相关性。目前,尚无 HIV 感染和非传染性合并症与 COVID-19 相关死亡率相互作用的报道。该研究选择贫困率高、医疗资源匮乏、HIV 感染和结核病等慢性传染病高流行的大人群队列,全面评估了 COVID-19 的危险因素,发现除年龄外,HIV 感染和结核病与其他潜在合并症一样,也是 COVID-19 住院死亡率的中等危险因素,特别是未接受 ART 治疗的感染者。该研究为 COVID-19 患者中高风险人群的防护(如疫苗优先接种)和治疗(如早期转诊和治疗、HIV 感染者的 ART、病毒抑制及免疫恢复)提供新见解和新思路。

SARS-CoV-2 特异性 T 细胞反应在 COVID-19 的发病机制中发挥关键作用,虽然 T 细胞反应提供保护的确切机制尚不清楚,但 SARS-CoV-2 在大多数患者中都能诱导广泛的 T 细胞反应,且 CD4 反应优于 CD8。在 SARS-CoV-2 应答反应中,T 细胞的功能和表型及其与疾病严重程度的关系是免疫学上亟须回答的问题。此外,COVID-19 与其他疾病的合并感染是公共卫生领域的又一重大挑战。本节第二篇研究聚焦病原体特异性 CD4 T 细胞反应,通过评估其数量、功能、表型区别于交叉反应,阐明其与疾病严重程度各种指标的关系,及 COVID-19、HIV-1、aTB 三者彼此合并感染的 CD4 应答反应的交互作用,提高了我们对

COVID-19 免疫病理学的认识,为我们对 COVID-19 临床过程的免疫决定因素有了更详细更深入的理解,揭示了潜在的保护相关性,也为 HIV-1 感染和结核病高流行国家的疫情防控、临床治疗以及未来评估新型疫苗应答提供依据。不过,该研究队列较小,应该在更大的人群队列中进行评价和验证,同时结合 COVID-19、HIV-1 感染、结核病的预防和治疗策略指导疫苗及药物的疗效评价和临床诊治。

SARS-CoV-2 不仅跨越物种感染人,而且在人际间具有极强的传播能力。作为一种新的病原体,国内外学者极力探索 SARS-CoV-2 的有效防治策略。BCG 是一种减毒活疫苗,广泛应用于新生儿和儿童结核病的预防。此外,BCG 还能产生非特异保护效应,源于固有免疫系统的表观遗传和代谢重编程,及造血功能向快速生成保护性髓系亚群的重定向,可对不相关的肺部病原体产生非特异抗性。因此,BCG 诱导的非特异性固有免疫是否能够有效预防或者治疗 SARS-CoV-2 感染是学术界非常感兴趣和关注的问题。本节第三篇研究采用比传统的皮下注射产生更强烈非特异保护效应的静脉注射途径,选用表达人类 ACE2 受体的转基因小鼠和 C57BL/6 野生型小鼠分别感染 SARS-CoV-2 和 α B.1.1.7 突变株,系统评价 BCG 抗 SARS-CoV-2 感染的保护作用和机制。尽管 BCG 缺乏临床转化价值,但 BCG 的全身递送可直接启动肺部固有免疫反应,触发免受 SARS-CoV-2 致病攻击的强大非特异性保护,这个概念的实验证明非常重要,可能对发现以前未被重视的抗病毒效应机制,设计针对 SARS-CoV-2 早期反应的其他 COVID-19 预防策略具有意义。

点评专家:赵雁林

参考文献

［1］ JENUM S, TONBY K, RUEEGG C S, et al. A Phase I / II randomized trial of H56: IC31 vaccination and adjunctive cyclooxygenase-2-inhibitor treatment in tuberculosis patients [J]. Nat Commun, 2021, 12 (1): 6774.

［2］ PRENTICS S, NASSANGA B, WEBB E L, et al. BCG-induced non-specific effects on heterologous infectious disease in Ugandan neonates: an investigator-blind randomised controlled trial [J]. Lancet Infect Dis, 2021, 21 (7): 993-1003.

［3］ SCRIBA T J, FIORE-GARTLAND A, PENN-NICHOLSON A, et al. Biomarker-guided tuberculosis preventive therapy (CORTIS)-a randomised controlled trial [J]. Lancet Infect Dis, 2021, 21 (3): 354-365.

［4］ SEMITALA F C, KADOTA J L, MUSINGUZI A, et al. Completion of isoniazid-rifapentine (3HP) for tuberculosis prevention among people living with HIV-Interim analysis of a hybrid type 3 effectiveness-implementation randomized trial [J]. PLoS Med, 2021, 18 (12): e1003875.

［5］ SILVA S, ARINAMINPATHY N, ATUN R, et al. Economic impact of tuberculosis mortality in 120 countries and the cost of not achieving the Sustainable Development Goals tuberculosis targets-a full-income analysis [J]. Lancet Glob Health, 2021, 9 (10): e1372-e1379.

［6］ OXLADE O, BENEDETTI A, ADJOBIMEY M, et al. Effectiveness and cost-effectiveness of a health systems intervention for latent tuberculosis infection management (ACT4)-a cluster-randomised trial [J]. Lancet Public Health, 2021, 6 (5): e272-e282.

［7］ ÖHD J N, HERGENS M, LUKSHA Y, et al. Evaluation of the latent tuberculosis screening and treatment strategy for asylum seekers in Stockholm, Sweden 2015-2018: a record linkage study of the care cascade [J]. Eur Respir J, 2021, 57 (3): 2002255.

［8］ BLOUNT R J, PHAN H, TRINH T, et al. Indoor air pollution and susceptibility to tuberculosis infection in urban Vietnamese hildren [J]. Am J Respir Crit Care Med, 2021, 204 (10): 1211-1221.

［9］ LIU Q, LIU H, SHI L, et al. Local adaptation of Mycobacterium tuberculosis on the Tibetan Plateau [J]. Proc Natl Acad Sci USA, 2021, 118 (17): e2017831118.

［10］ HALABI J E, PALMER N, MCDUFFIE M, et al. Measuring health-care delays among privately insured patients with tuberculosis in the USA-an observational cohort study [J]. Lancet Infect Dis, 2021, 21 (8): 1175-1183.

［11］ MENARDO F, GAGNEUX S, FREUND F, et al. Multiple merger genealogies in outbreaks of Mycobacterium tuberculosis [J]. Mol Biol Evol, 2021, 38 (1): 290-306.

［12］ EZENWA V O, BUDISCHAK S A, BUSS P, et al. Natural resistance to worms exacerbates bovine tuberculosis severity independently of worm coinfection [J]. Proc Natl Acad Sci U S A, 2021, 118 (3): e2015080118.

［13］ GYGLI S M, LOISEAU C, JUGHELI L, et al. Prisons as ecological drivers of fitness-compensated multi-drug-resistant Mycobacterium tuberculosis [J]. Nat Med, 2021, 27 (7): 1171-1177.

［14］ DORJEE K, TOPGYAL S, TSEWANG T, et al. Risk of developing active tuberculosis following tuberculosis screening and preventive therapy for Tibetan refugee children and adolescents in India: An impact assessment [J]. PLoS Med, 2021, 18 (1): e1003502.

［15］ IRVINE E B, ONEIL A, DARRAH P, et al. Robust IgM responses following intravenous vaccination with Bacille Calmette-Guérin associate with prevention of Mycobacterium tuberculosis infection in macaques [J]. Nat Immunol, 2021, 22 (12): 1515-1523.

［16］ DAY T A, PENN-NICHOLSON A, LUABEYA A K K, et al. Safety and immunogenicity of the adjunct therapeutic vaccine ID93 + GLA-SE in adults who have completed treatment for tuberculosis-a randomised, double-blind, placebo-controlled, phase 2a trial [J]. Lancet Respir Med, 2021, 9 (4): 373-386.

［17］ KOTHEGAL N, WANG A, JONNALAGADDA S, et al. Screening for HIV among patients at tuberculosis clinics: results from population-based HIV impact assessment surveys, Malawi, Zambia, and Zimbabwe, 2015—2016 [J]. MMWR Morb Mortal Wkly Rep, 2021, 70 (10): 342-345.

［18］ HANNA C C, ASHHURST A S, QUAN D, et al. Synthetic protein conjugate vaccines provide protection against Mycobacterium tuberculosis in mice [J]. Proc Natl Acad Sci USA, 2021, 118 (4): e2013730118.

［19］ GLYNN J R, DUBE A, FIELDING K, et al. The effect of BCG revaccination on all-cause mortality beyond infancy: 30-year follow-up of a population-based, double-blind, randomised placebo-controlled trial in Malawi [J]. Lancet Infect Dis, 2021, 21 (11): 1590-1597.

［20］ MANDALAKAS A M, HESSELING A C, KAY A, et al. Tuberculosis prevention in children-a prospective community-based study in South Africa [J]. Eur Respir J, 2021, 57 (4): 2003028.

［21］ TAGLIANI E, ANTHONY R, KOHL T A, et al. Use of a whole genome sequencing-based approach for Mycobacterium tuberculosis surveillance in Europe in 2017—2019: an ECDC pilot study [J]. Eur Respir J, 2021, 57 (1): 2002272.

［22］ BUREL J G, SINGHANIA A, DUBELKO P, et al. Distinct blood transcriptomic signature of treatment in latent tuberculosis infected individuals at risk of developing active disease [J]. Tuberculosis, 2021, 131: 102127.

［23］ MAEYAMA J, IHO S, SUZUKI F, et al. Evaluation of a booster tuberculosis vaccine containing mycobacterial DNA-binding protein 1 and CpG oligodeoxynucleotide G9. 1 using a Guinea pig model that elicits immunity to Bacillus Calmette-Guérin [J]. Tuberculosis, 2021, 128: 102067.

［24］ MIYAMOTO Y, TSUKAMOTO Y, MAEDA Y, et al. Production of antibiotic resistance gene-free urease-deficient recombinant BCG that secretes antigenic protein applicable for practical use in tuberculosis vaccination [J]. Tuberculosis, 2021, 129: 102105.

［25］ JASSAT W, COHEN C, TEMPIA S, et al. Risk factors for COVID-19-related in-hospital mortality in a high HIV and tuberculosis prevalence setting in South Africa: a cohort study [J]. Lancet HIV, 2021, 8 (9): e554-e567.

［26］ RIOU C, DU BRUYN E, STEK C, et al. Relationship of SARS-CoV-2-specific CD4 response to COVID-19 severity and impact of HIV-1 and tuberculosis coinfection [J]. J Clin Invest, 2021, 131 (12): e149125.

［27］ HILLIGAN K L, NAMASIVAYAM S, CLANCY C S, et al. Intravenous administration of BCG protects mice against lethal SARS-CoV-2 challenge [J]. J Exp Med, 2021, 219 (2): e20211862.

数字健康与大数据篇

随着互联网、大数据和人工智能技术的快速发展,数字健康与大数据技术在医学领域的应用也取得了突飞猛进的进展,在结核病领域的应用也日新月异,尤其是在结核病筛查诊断、数据检测、项目管理、患者管理等领域的广泛使用。

第一章 数字健康

第一节 计算机技术辅助诊断

随着互联网、大数据和人工智能技术的快速发展,数字健康与大数据技术在医学领域的应用也取得了突飞猛进的进展,在结核病领域的应用也日新月异,尤其是在结核病筛查诊断、数据检测、项目管理、患者管理等领域的广泛使用。本节分析了计算机技术辅助诊断结核病筛查的成本效益。

计算机辅助数字胸部 X 线片对马拉维咳嗽患者的艾滋病与结核病筛查:一项随机试验和成本效益分析

结核病是导致全球成年人死亡的主要传染病之一,不断提高结核病的诊断技术十分必要,特别是在资源匮乏的地区和国家尤为重要。在撒哈拉以南的非洲地区,部分城市地区的艾滋病流行率较高,其活动性肺结核患病率可超过 1%。然而,由于卫生工作者人数有限,结核病患者人数众多,检测能力不足,以及诊断的可获得性低和成本高等原因,导致只有一小部分诊所就诊人员能够完成结核病系统筛查。现有的常规结核病诊断技术,比如痰涂片、Xpert、痰培养等都无法适用于艾滋病流行率较高人群的结核病筛查和诊断。计算机辅助数字化胸部 X 线片的应用可以实现结核病的快速筛查和诊断,尤其是在人力、物力、财力相对匮乏的地区。本节介绍了英国 Peter MacPherson 等人于 2021 年 9 月发表在 *PLOS MEDICINE* 上的一项艾滋病筛查结合基于计算机辅助数字化胸部 X 线片(DCXR-CAD)进行结核病诊断的研究。

(1)目的:在撒哈拉以南的非洲地区,计算机辅助数字化胸部 X 线片技术已被广泛应用于初级卫生保健,计算机软件可以自动对胸部 X 线片进行解读,提供结核病患病的概率评分,其准确性与人工读片接近。艾滋病是结核病的主要危险因素之一。该研究旨在评估在马拉维布兰太尔地区有咳嗽症状的成年人中,进行常规艾滋病检测或抗逆转录病毒治疗(ART)以及联合计算机辅助数字化胸部 X 线片(DCXR-CAD)与痰液 Xpert 检测,与目前标准方法相比,是否可以提高艾滋病和结核病诊断与治疗的及时性和完整性。

(2)方法:研究对象来源于马拉维布兰太尔的邦威健康中心,为 18 岁以上有咳嗽症状且

6 个月内未接受结核病治疗或预防性治疗的人群。1 462 名研究对象按照 1∶1∶1 的比例被随机分为 3 组：①接受标准护理（SOC 组）；②接受口腔 HIV 检测及治疗（HIV 筛查组）；③接受 HIV 检测、治疗与 DCXR-CAD，并对 CAD4TBv5 评分高于 45 的患者进行痰液 Xpert 检测（HIV-TB 筛查组）。对以上研究对象进行为期 56 天的随访，来调查结核病初始治疗、结核病漏诊以及艾滋病诊断和相关成果效益情况。该研究采用的是意向性分析方法。主要结局为结核病的治疗时间，次要结局为同期结核病治疗比例、第 56 天经细菌学证实结核病的未诊断 / 未治疗流行情况和未诊断 / 未治疗艾滋病的情况。

（3）结果：在 2018 年 11 月 15 日至 2019 年 11 月 27 日期间，共有 8 236 名患者被纳入研究，其中 473 人、492 人和 497 人被随机分配到 SOC、HIV 和 HIV-TB 筛查组，3 组的失访率分别为 53（11%）、52（11%）和 47（9%）。在第 56 天，开始结核病治疗的人数分别为 SOC 组 5 人（1.1%），HIV 筛查组 8 人（1.6%），HIV-TB 筛查组 15 人（3.0%）。结核病治疗的中位时间（IQR）分别为 SOC 组 11 天（6.5~38 天）、HIV 筛查组 6 天（1~22 天）和 HIV-TB 筛查组 1 天（0~3 天）[HIV-TB 筛查组与 SOC 组的风险比为 2.86（1.04，7.87）]。各组当日治疗情况为 SOC 组 0/5（0%）、HIV 筛查组 1/8（12.5%）和 HIV-TB 筛查组 6/15（40.0%）（$P=0.03$）。在第 56 天，经微生物学确诊但未被诊断的患者，SOC 组有 2 名（0.5%），HIV 筛查组 4 名（1.0%）和 HIV-TB 筛查组 2 名（0.5%）。HIV 筛查将 SOC 组未诊断或未治疗 HIV 感染的比例从 10 人（2.7%）降低到 HIV 筛查组 2 人（0.5%，RR：0.18，95% CI：0.04~0.83），以及 HIV-TB 筛查组的 1 人（0.2%，RR：0.09，95% CI：0.01~0.71）。每名参与者 HIV 筛查和 HIV-TB 筛查的增量成本分别为 3.58 美元和 19.92 美元；在 1 200 美元 / 质量调整寿命年（QALY）阈值下的成本效益概率为 83.9% 和 0。此研究结果的主要限制在于结核病患病率低于预期，且随访时间较短。

（4）结论：DCXR-CAD 结合 HIV 筛查显著提高了 HIV 感染和结核病诊断的及时性和完整性，改善患者的生命质量。如果大规模实施，有可能迅速且有效地改善结核病和艾滋病的诊断和治疗。然而，本研究中为期 8 周的试验未观察到计算机辅助数字胸部 X 线片对 HIV-TB 筛查的成本效益，可能需要对更长的时间范围进行进一步经济分析。

[专家点评]

本文是一项在马拉维布兰太尔地区开展的艾滋病筛查结合计算机辅助数字化胸部 X 线片进行结核病诊断的研究。研究将 18 岁以上有咳嗽症状，且 6 个月内未接受结核病治疗或预防性治疗的人群作为研究对象，研究对象分为 3 组分别接受标准护理（SOC 组）、口腔 HIV 检测及治疗（HIV 筛查组）、HIV 检测治疗与计算机辅助数字化胸部 X 线片检测（HIV-TB 筛查组）。在 56 天随访后比较结核病初始治疗、漏诊、艾滋病确诊和成果效益情况。

研究结果显示，与 SOC 组（11 天）和 HIV 筛查组（6 天）相比，HIV-TB 筛查组开始治疗结核病的中位时间更短（1 天）。HIV 筛查将未诊断 / 未治疗的 HIV 感染从 SOC 组的 10 例（2.7%）减少到 HIV 筛查组的 2 例（0.5%）和 HIV-TB 筛查组的 1 例（0.2%）。研究提示，与目前的标准方法相比，ART（单独或与计算机辅助数字化胸部 X 线检查和随后的痰 Xpert 确认相结合），可以提高艾滋病和结核病诊断和治疗的及时性和完整性。如果大规模实施，这些干预措施有可能迅速和有效地改善结核病和艾滋病的诊断和治疗。但是由于随访时间较短，无法说明长期效果，提示未来有必要开展中长期的随访，从而评价计算机辅助数字化胸部X线片技术对于早期筛查结核病和艾滋病的成本效益。

数字健康技术作为一个新兴领域,伴随着全球手机的普及、全民生活数字化的推进、大数据和人工智能的发展,不断地进入人类生活的方方面面,在结核病防治领域的应用也日新月异。计算机辅助数字化胸部X线片的应用可以实现结核病的快速筛查和诊断,尤其是在人力、物力、财力相对匮乏的地区,能够很好地弥补工作人员读片能力不足、人员数量不够等缺陷。这种技术的及时性和准确性在多项研究中都得到展现。本研究展示了在艾滋病高流行地区,将计算机辅助数字化胸部X线片结合艾滋病筛查提高结核病和艾滋病诊断与治疗的效果,对于未来更大范围推广使用计算机辅助数字化胸部X线片技术提供了很好的证据。

点评专家:胡冬梅,徐彩红,赵雁林

第二节　人工智能算法在结核病诊断中的应用

随着人工智能(AI)的飞速发展,在医学领域越来越多地使用AI辅助诊断,从而弥补基层诊断能力不足和提高诊断准确性。本节介绍了AI算法在结核病诊断领域的应用。

一、深度学习模型测定胸部X线片判定肺结核的活动性

胸部X线片作为诊断结核病的分诊工具、诊断辅助和筛查方法,是结核病初诊影像学检查的首选。带有视觉评分系统的胸部X线片对细菌培养证实的肺结核诊断敏感性高(高达98%),但特异性低(76%),同时,在不同的读片者之间存在很大的差异,并且读片者也必须有足够的经验。深度神经网络模型在检测肺结核胸部X线片影像学异常方面要优于人类专家。Hwang等人用深度学习算法对活动性肺结核进行了最先进的分类性能筛查,受试者工作特征曲线下面积(AUC)在0.98~1.00之间。然而,对于有不同残余纤维化异常的结核病患者,该神经网络模型没有通过胸部X线片进行训练。因此,目前的神经网络模型在结核病高发国家的效果如何尚不可知。由于缺乏训练有素的成像专业人员,这些神经网络模型在这些国家将发挥重要作用。在这些国家,治疗或自行治愈的结核病患者相对常见,放射后遗症的发生率高达90%。此外,来自结核病高发和低发国家的移民或难民对结核病的控制提出了挑战。在出入境管制方面,活动性肺结核的初步筛查和监测主要依赖于胸部X线片。在这种情况下,评估肺结核的放射性活度比区分活动性肺结核患者和健康人更有意义。韩国Seowoo Lee等人于2021年11月发表在*Radiology*上的一项研究,利用深度学习模型来识别胸部X线片判定活动性肺结核。

(1)目的:本研究的目的是开发一个深度神经网络,通过胸部X线片确定肺结核的活动性,并将其性能与影像学专业人员进行比较。此外,试图确定这种方法是否可以用于跟踪胸部X线片了解治疗反应。

(2)方法:在该研究中,研究人员回顾性地收集了2011—2017年间在韩国6家医院成功治疗的多中心连续队列肺结核患者的胸部X线片。阳性组收集的是治疗开始1个月前至

治疗开始 1 周后期间的胸部 X 线片;阴性组收集的是最后一次用药前 1 周至最后一次用药前 1 个月期间的胸部 X 线片。纳入研究的胸部 X 线片包括前位和后位的胸部 X 线片。从 6 509 例患者收集到 9 836 张胸部 X 线片后,按 7∶3 的比例将胸部 X 线片随机分配为训练集和验证集。神经网络的输出值为活动性肺结核的概率,数值在 0 到 1 之间。利用训练得到的神经网络模型来计算活动性肺结核与治愈肺结核的概率。研究者选取了 2 个测试集对该模型进行评价:一个来自单中心连续队列(测试集 1:89 例患者,148 张胸部 X 线片);另一个来自多中心随机对照试验(测试集 2:366 例患者,3 774 张胸部 X 线片)。

为将此神经网络模型与影像学专业人员的诊断结果相比较,研究者邀请 2 位结核病肺科专家与 2 位胸科放射学专家对测试集 1 中的 148 张胸部 X 线片和随机选取的测试集 2 中的 200 张胸部 X 线片进行肺结核活动性评估。采用受试者工作特征 AUC 评价神经网络模型和 4 名专家读者的准确性。

(3)结果:此研究共收集到来自 3 327 名肺结核患者的 6 654 张治疗前后的胸部 X 线片(平均年龄 55 岁 ±19 岁,男性 1 884 人)和 3 182 张正常的胸部 X 线片(平均年龄 53 岁 ±14 岁,男性 1 629 人)。在测试集 1 中,神经网络模型的 AUC(0.83,95% CI:0.73~0.89)高于其中一名肺科专家(0.69,95% CI:0.61~0.76,$P<0.001$),与其他专家的表现相似(AUC 为 0.79~0.80,P 为 0.14~0.23)。从测试集 2 中随机选取的 200 张胸部 X 线片,模型的 AUC(0.84)高于肺科医生(0.71 和 0.74,$P<0.001$ 和 $P<0.01$),与放射科医生表现相似(0.79 和 0.80,$P=0.08$ 和 $P=0.06$))。细胞涂片阳性程度每增加一级,模型输出量平均增加 0.30(95% CI:0.20~0.39,$P<0.001$)。在治疗的第 0、3、6、9 个月时疾病活动度评分分别为 0.85、0.51、0.26、0.11。随着治疗时间的增加,每治疗 1 个月,疾病活动度评分平均下降 0.37(95% CI:0.35~0.39,$P<0.001$)。

(4)结论:深度神经网络能够通过识别胸部 X 线片判定肺结核的活动性,对于胸部 X 线片反映的活动性肺结核的识别可与放射科医生相比。同时,该网络还能反映 $M.tb$ 的负担和治疗后的变化。在结核病高负担国家应用该网络,可通过排除已治愈的结核病,帮助对活动性结核病患者进行放射分类,并可协助监测需要长期治疗的分枝杆菌疾病的活动性。

二、基于胸部 X 线片对结核病进行检测和分诊:5 种人工智能算法的评估

在过去十年中,AI 技术在医疗诊断方面的应用越来越广泛,AI 驱动的深度学习神经网络越来越多地被用于分析医学图像,如胸部 X 线片。AI 技术大大提高了各种背景下的图像读取能力。这种技术利用神经网络和深度学习来识别胸部 X 线片中与肺结核相关的异常。2021 年 3 月,WHO 更新了结核病筛查指南,建议用计算机辅助检测软件代替人类读者分析数字胸部 X 线片,可用于 15 岁以上人群的结核病筛查和分诊。各种 AI 算法已经商业化,但几乎没有公正的证据表明它们之间的性能如何比较,以及它们与放射科医生的性能如何比较。2021 年 9 月瑞士 Zhi Zhen Qin 团队在 *Lancet Digit Health* 上发表了一项关于利用从未用于训练任何 AI 算法的大型数据集,对 5 种用于结核病分诊的商业 AI 算法进行评估的研究。

(1)目的:通过模型训练,AI 算法可以识别胸部 X 线片上与肺结核相关的异常。各种

AI算法已经商业化,但几乎没有公正的证据表明它们之间的性能如何比较,以及它们与放射科医生的性能如何比较。此研究的目的是使用一个此前从未用于训练任何AI算法的大型数据集,评估5种用于结核病分诊的商业AI算法。

(2)方法:2014年5月15日至2016年10月4日期间,研究者选取在孟加拉国达卡的3个结核病筛查中心就诊或转诊、年龄在15岁以上的患者纳入研究。每个参与者都进行症状问诊筛查,并接受数字前后胸部X线和Xpert MTB/RIF(Xpert)测试。所有胸部X线片均由3名注册放射科医生和5种商业AI算法独立读取:CAD4TB(版本7)、InferRead DR(版本2)、Lunit INSIGHT CXR(版本4.9.0)、JF CXR-1(版本2)和qXR(版本3)。研究比较了AI算法之间,以及与放射科医生、WHO分诊测试的目标产品描述(TPP)(90%的敏感性和70%的特异性)的性能差异。研究使用了一种新的评估框架,该框架可以同时评估灵敏度、避免使用Xpert测试的比例和告知操作者软件选择与异常阈值评分界定所需要测试的数量。

(3)结果:23 954人的胸部X线片被纳入分析。5种AI算法的表现都明显优于放射科医生。受试者工作特征曲线下面积(AUC):qXR为90.81%(95% CI:90.33%~91.29%),CAD4TB为90.34%(95% CI:89.81%~90.87%),Lunit INSIGHT CXR为88.61%(95% CI:88.03%~89.20%),InferRead DR为84.90%(95% CI:84.27%~85.54%),JF CXR-1为84.89%(95% CI:84.26%~85.53)。只有qXR(特异性为74.3%,95% CI:73.3%~74.9%)和CAD4TB(特异性为72.9%,95% CI:72.3%~73.5%)在敏感度为90%时符合TPP。5种AI算法都将Xpert测试所需的数量减少了50%,同时保持90%以上的灵敏度。所有AI算法在年龄较大的人群(60岁以上)和有结核病史的人群中效果较差。

(4)结论:此研究是最大的一项评估多种AI算法作为胸部X线片结核病分诊测试的独立研究,并首次公布了对JF CXR-1、InferRead DR和最新版本CAD4TB(版本7)发现结核病检测异常的评估。研究结果表明AI算法可以成为高负担地区结核病检测的精度高且有效的分诊工具,其准确性优于人类读者。

[专家点评]

近年来,AI的风潮愈演愈烈,越来越多的技术领域使用AI来辅助工作。医疗诊断的门槛更高,对AI的要求也更严格。AI在医学影像领域应用的准确度、诊断效率和覆盖病种数量都不断取得突破,国内外相关前沿研究都取得了比较好的成果。2篇文章均介绍了AI算法在结核病诊断领域发挥的作用。研究结果显示AI算法对于胸部X线片上活动性肺结核的识别与放射科医生基本相同。

胸部影像学检查是肺结核诊断中重要的筛查手段。通过胸部X线检查,可判断肺结核的部位、范围、病变性质、病变进展、治疗反应,辅助诊断病情、评估疗效。在结核病高发地区,由于欠缺结核病诊断经验丰富的人员,致使疫情形势十分严峻。AI筛查正是解决这一问题的有效手段。在医学影像的基础上,通过深度学习,可对胸部X线片进行智能转化,实现病变的分割,帮助医生在短时间内发现结核病,并进行量化分析,协助医生完成诊断、治疗工作。

AI算法不仅极大减少了肺结核漏诊,而且增加工作效率,提高肺结核检出的敏感度与正确率,对于及早发现肺结核患者及正确指导肺结核患者的治疗有着重要的临床意义。

点评专家:胡冬梅,徐彩红,赵雁林

第二章　大数据应用研究与结核病模型

第一节　疾病负担研究

疾病负担是指疾病、失能（伤残）和过早死亡对健康和社会造成的总损失，包括流行病学负担和经济负担两个方面。既往流行病学主要关注于发病、患病和死亡等疾病相关的直接指标。20世纪80年代以来，疾病负担加入了质量调整生命年（QALY）和伤残调整生命年（DALY），不仅考虑了人群的生存数量，也考虑了对人群生存质量的衡量。下列的3项研究分别利用疾病负担模型探索性地对全球结核病的性别差异、暴露后注射疫苗可避免的耐药结核病和儿童结核病发病情况进行了研究和估算。

一、1990—2019年全球、区域和国家按HIV感染状况划分的结核病负担性别差异比较：全球疾病负担（GBD）研究2019结果

尽管WHO终止结核病战略（end TB strategy）强调了获得结核病诊断和治疗的公平性，但不同性别的结核病负担差异却很少得到关注。本研究对2019年全球结核病负担进行了全面评估，重点是描述不同结核病负担指标的性别差异。

（1）目的：评估全球结核病负担水平和趋势差异，重点关注1990—2019年204个国家和地区的HIV感染状况的性别差异。

（2）方法：利用贝叶斯层次死因集成模型（CODEm）平台，分析21 505个站点年的生命登记数据、705个站点年的死因推断数据、825个站点年的基于样本的生命登记数据和680个站点年的死亡监测数据，以估算HIV阴性人群的结核病死亡情况。使用人口归因分数方法来估算与HIV和结核病合并感染相关的死亡情况。然后使用分区元回归工具（DisMod-MR 2.1）综合所有可用的数据来源，包括患病率调查、年度病例报告、基于人群的结核菌素调查和结核病归因死亡数据，以产生内部一致的发病、患病和死亡估算值。进一步估算HIV阴性个体中可归因于风险因素（吸烟、饮酒和糖尿病等）独立影响的结核病死亡的比例。对于合并感染HIV和结核病的个体，评估由HIV危险因素包括不安全性行为、亲密伴侣暴力（仅在女性中估算）和注射毒品使用等导致的死亡。所有估算给出95%置信区间。

（3）研究结果

1）全球范围内，2019 年在 HIV 阴性个体中，有 118 万人（95% *CI*：10.8 万 ~129 万）死于结核病，有 850 万例（95% *CI*：745 万 ~973 万）结核病发病。在 HIV 阳性个体中有 21.7 万人（95% *CI*：15.3 万 ~27.9 万）死于结核病，有 115 万例（95% *CI*：101 万 ~132 万）结核病发病。

2）2019 年，在全球 HIV 阴性个体中，男性的死亡和发病均多于女性，男性的死亡人数比女性多 34.2 万（95% *CI*：6.33 万 ~10.0 万），发病人数比女性多 101 万（95% *CI*：82 万 ~123 万）。2019 年，在 HIV 阳性个体中，女性死亡人数比男性多 6 250 人（95% *CI*：1 820~11 400 人），发病人数比男性多 81 100 人（95% *CI*：63 300~100 000 人）。

3）2019 年，105 个国家 HIV 阴性男性的年龄标化死亡率是 HIV 阴性女性的 2 倍以上，74 个国家的 HIV 阴性男性的年龄标化发病率是 HIV 阴性女性的 1.5 倍以上。

4）2019 年，在全球 HIV 阴性个体中，因饮酒、吸烟和糖尿病导致的结核病死亡人数中，男性比女性分别高出 4.27（95% *CI*：3.69~5.02）、6.17（95% *CI*：5.48~7.02）和 1.17（95% *CI*：1.07~1.28）倍。

5）在 HIV 和结核病合并感染的个体中，男性因注射毒品导致死亡的比例比女性高 2.23（95% *CI*：2.03~2.44）倍，而女性因不安全性行为而死亡的比例比男性高 1.06（95% *CI*：1.05~1.08）倍。

（4）结论：以 HIV 阴性男性、HIV 和结核病合并感染女性的结核病负担为目标将有助于减轻结核病的总体负担，这对于实现全球可持续发展目标（SDG）和终结结核病战略提出的公平和负担目标至关重要。此外，结核病规划应关注饮酒和吸烟等导致男性结核病负担过重的关键风险因素。

二、暴露后注射疫苗可避免的全球耐药结核病负担模型研究

耐药性的出现给全世界结核病控制带来了严重挑战。由于目前没有针对结核潜伏感染确定感染菌株的药物敏感性的方法，因此对耐药感染的预防治疗变得复杂。最近接触耐药结核病的患者可以根据指标病例的药物敏感性状况进行预防性治疗，但对于对结核病特异性抗原具有免疫力或暴露状况未知人群还难以应对。通过提供保护，无论药物敏感度如何，未来的结核病疫苗可能会提供一个重要的机会来减少耐药结核病的传播，以及减少结核病的总体负担。然而疫苗对全球耐药结核病负担的潜在影响以及与新的二线治疗方案的应用情况相比的影响如何仍是未知数。

（1）目的：评估暴露后注射结核病疫苗对全球耐药结核病负担的潜在影响并与新二线治疗方案的作用比较。

（2）方法：通过对 30 个耐药结核病高负担国家的结核病传播动态过程进行数学建模，模拟在成年人和青少年中推广类似 M72 的"接触后"疫苗（post-exposure，即打算在已经感染结核病的人群中使用的疫苗）的潜在影响，重点评估 2020—2035 年对利福平耐药结核病（RR-TB）的健康影响。为了说明这些不同国家之间的结核病流行病学和卫生系统的巨大差异，研究使用了 4 种不同的结核病模型。不必要的抗生素使用是抗生素耐药性的关键驱动因素，如果疫苗能减少整体的结核病负担，也可能减少不必要的抗生素使用。研究者还估算了未来结核病疫苗通过旁观者效应减少这种(比治疗结核病更广泛的)抗生素消费的潜在可能。

(3)结果:①疫苗对 RR-TB 发病的影响:2020—2035 年,类似 M72 结核病疫苗可以避免 620 000 例(95% *CI*:516 000~867 000)RR-TB 或 10%(95% *CI*:9.7%~11%)的 RR-TB 病例。②疫苗对 RR-TB 死亡的影响:2020—2035 年,类似 M72 结核病疫苗可以避免 119 000 例(95% *CI*:96 000~174 000)死亡病例或 7.3%(95% *CI*:6.6%~8.1%)的死亡病例。③疫苗对抗生素消费的影响:未来的结核病疫苗对结核病药物以外的抗生素消耗的影响可能不大,通常占每个国家估算的抗生素消费总量<1%。当类似 M72 疫苗与 RR-TB 诊断和治疗改进相结合时,相对于不使用疫苗和没有此类改进的情况,对 RR-TB 的发病和死亡的影响将分别增加到 14%(95% *CI*:12%~16%)和 31%(95% *CI*:29%~33%)。

(4)结论:类似 M72 的疫苗在成年人和青少年中作为暴露后疫苗使用时,可以对耐药结核病产生重要影响。这样的疫苗,如果单独发挥作用,可以在未来 15 年内避免 10%(95% *CI*:9.7%~11%)的累计 RR-TB 病例。这一影响与加强 RR-TB 管理(检测和治疗)的影响相当,疫苗接种和加强管理的综合效果具有累加效应。

三、2013—2019 年全球儿童结核病发病估算:数据建模分析

虽然大多数结核病死亡发生在年龄较大的年龄组中,但 0~2 岁的幼儿是一个特殊风险群体。他们抵抗力较差,为结核病的高危人群,疾病进展较快,病死率较高。此外,由于症状不典型、检测困难等原因,儿童结核病患者容易漏诊和漏报,造成严重危害。

(1)目的:本研究目的是估算 2013—2019 年间结核病负担占全球结核病负担 99% 以上的国家儿童结核病发病和漏报情况。

(2)方法:本研究设计了一个儿童结核病自然史的数学模型,该模型可解释儿童暴露危险因素(HIV、营养不良和未接种卡介苗)发病机制,暴露后感染的概率以及感染个体的疾病进展。儿童人口数来自联合国人口数据库,同时使用了 WHO 对成年人结核病的发病估算值。研究对全球 185 个国家和地区的模型参数进行了设置,并使用国家的病例监测和报告系统对该模型进行校准。研究估算了各个国家/地区分年龄组和年度的儿童结核病发病趋势,以及诊断和病例发现比例(CDR)。

(3)结果

1)根据模型估算,2019 年全球共有儿童结核病患者 997 500(95% *CI*:868 700~1 163 100)名,其中 0~4 岁组 481 000(95% *CI*:398 400~587 400)名,5~14 岁组 516 500(95% *CI*:442 900~608 000)名。研究同时也估算了 185 个国家的儿童结核病发病情况。2019 年,这 185 个国家共报告了 520 818 例儿童结核病病例,与模型估算的发病数相比,全球儿童结核病 CDR 为 53%(95% *CI*:45%~60%)。

2)按年龄组划分,0~4 岁儿童的 CDR 为 41%(95% *CI*:34%~50%),5~14 岁儿童的 CDR 为 63%(95% *CI*:53%~75%)。据估算,在研究期间,全球 CDR 从 2013 年的最低值 18%(95% *CI*:15%~20%)大幅增加到了 2019 年 53%(95% *CI*:45%~60%)。

3)该研究总结了 2019 年结核病负担最高的 30 个国家的儿童结核病发病情况和估算的

CDR,其中诊断和报告水平较高的国家主要有印度尼西亚、缅甸、巴布亚新几内亚和俄罗斯,而柬埔寨、刚果(金)、尼日利亚和越南 CDR 较低,低于 20%。

4)儿童结核病主要集中在地中海东部、东南亚和西太平洋地区。在研究期间,估算儿童结核病发病以年均 1.52%(95% CI:1.42%~1.66%)的速度缓慢下降。

5)与本研究结果相比,WHO 估算的 185 个国家和地区的 2019 年儿童结核病的发病高出 18%(95% CI:11%~35%)。两套数据中估算儿童结核病发病最高的国家均为印度,WHO 估算 333 000 例,本研究估算为 193 000 例(95% CI:164 300~228 900)。本研究中,185 个国家和地区中的 129 个国家(70%)估算发病数高于 WHO 估计值。而华盛顿大学健康指标和评估研究所(IHME)估算的 2019 年全球儿童结核病低于本研究 14%。

6)全球估算儿童结核病病例中,HIV 感染者约占总发病率的 0.7%(95% CI:0.3%~1.3%),营养不良占 12.7%(95% CI:5.8%~20.5%),未接种卡介苗占 13.5%(95% CI:9.5%~17.8%),3 种危险因素合计占总发病率的 25.1%(95% CI:17.8%~33.0%)。

(4)结论:必须强化儿童结核病的监测体系,加强初级卫生保健,确保儿童结核病患者得到及时的诊断和治疗,增加暴露感染的儿童获得预防护理的机会。加大研究经费的投入,研发负担得起、准确和易于使用的在高负担环境中诊断结核病的诊断方法。

[专家点评]

疾病模型特别是传染病模型研究在过去的几十年中已经发展为一个成熟的跨学科领域,交叉了数学、流行病学、生态学、进化生物学、免疫学、社会学和公共卫生学。疾病负担研究结合了数学模型和大数据应用的先进方法,自 20 世纪 80 年代开创概念以来,为包括结核病在内的疾病或者健康状态的评价和测量提供了有力证据。

近年来有关结核病疾病负担的研究日益增多,从全球到不同地区到各个国家均有体现,全球性的结核病疾病负担研究更是为比较不同区域间结核病疫情严重程度和借鉴策略实施效果有着重要意义。GBD 2019 中有关结核病性别差异的数据显示全球范围内结核病发病男女比例约为 1.3∶1,而我国结核病监测数据中男女性别比平均在 2.0 以上,男女暴露和发病的风险差异更为明显,如何有针对性地进行改善需要我们进一步探索。

由于研究背景的局限性,不同研究的参数难以协调统一,传染病模型或者疾病负担研究提供的证据与临床试验等常规研究的证据在循证依据中是不等价的,读者关注研究假设与自身所处地区情境的一致性,并谨慎使用。有关暴露后注射疫苗以减少耐药结核病产生的模型提供了正面的结果,如何转化为可在现实世界中使用的防治措施以及相对于其他耐药防治策略是否存在优势效益有待进一步评价。最佳地利用模型为决策提供信息,需要模型专业人员和决策者之间的持续对话。

无论如何,当需要组合和权衡各种数据源以评估证据和建议的质量时,尤其是在无法进行严格试验的情况下,模型是必不可少的。近年来在全球儿童结核病负担领域已有多篇模型估算的文章,相关结果不尽相同。Yerramsetti 等人的最新估算结果中比较了其研究结果与 WHO 和 GBD 研究的差异。相较既往的模型结果,该研究估算的 2019 年中国 15 岁以下儿童结核病发病数较少(2.5 万)。

点评专家:李涛,杜昕,赵雁林

第二节　结核病治愈后的疾病负担

尽管结核病是可以治愈的,但即使在康复后,结核病幸存者仍面临严重的临床和社会后果。既往有关结核病流行病学负担的研究主要关注于结核病发病直接造成的伤残和死亡影响,而忽视了结核病幸存者的健康需求,医疗卫生服务体系也通常不会将注意力集中在治疗结束后的结核病患者身上。WHO、各个国家对结核病的监测报告要求同样侧重于诊断和治疗,可获得的与结核病幸存者相关的数据也较少。本次入选的 2 篇文献分别评估了全球范围内现存活的结核病幸存者数量和结核病可能导致的终身疾病负担,为公共卫生政策制定者考虑改善相关干预措施提供了宝贵数据。

一、新发结核病导致的终身疾病负担:包括结核后遗症在内的全球再评价

据估算,2019 年因结核病死亡的人数约为 140 万人。虽然成功的治疗可以防止死亡,但许多结核病幸存者在疾病发作后仍面临持续的健康问题,越来越多的证据表明,这一人群长期残疾和死亡的风险增加。由肺部组织破坏造成的功能性损伤可能是无法消除的,并在较长时期内造成慢性阻塞性肺疾病(chronic obstructive pulmonary diseases,COPD)、肺活量限制、支气管扩张、肺动脉高压以及继发性非结核性肺部感染等多种后遗症。尽管许多结核病幸存者面临持续的残疾和较高的死亡风险,但在政策分析和疾病负担估算中,结核病后遗症的影响通常被忽略。本项研究致力于估算包括后遗症在内的结核病全球疾病负担。

(1)目的:估算结核病的全球负担,包括结核病后遗症的发生和死亡情况。

(2)方法:构建了一个假想队列,该队列由 2019 年发病的肺结核和肺外结核个体组成。模拟该队列的终身健康结局,按国家、年龄、性别、HIV 感染和治疗状况分层。使用伤残调整生命年(disability-adjusted life year,DALY)来总结疾病发作期间和之后由结核引起的致命和非致命健康损失。根据结核病引起的肺功能下降估算了结核病后遗症的死亡率和发病率。

(3)结果

1)在全球范围内,估算 2019 年有 1.22 亿(95% *UI*:0.98 亿~1.51 亿)个 DALY 由新发结核病引起,其中 5 800 万(95% *UI*:3 800 万~8 300 万)个 DALY 归因于结核后遗症,占总负担估算值的 47%(95% *UI*:37%~57%)。

2)结核病后遗症负担的增加在不同国家和地区之间存在很大差异,这主要是由估算病死率差异所致。对于年轻人和发病率高的国家,每个病例的结核病后遗症负担估算值更大。

3)估算每个结核病病例有 12.1(95% *UI*:10.0~14.9)个 DALY,其中 6.3(95% *UI*:5.6~7.0)个 DALY 来自疾病发作期间,5.8(95% *UI*:3.8~8.3)个 DALY 归于结核病程之后的时期。

4)总 DALY 估算数和人均 DALY 估算数因个人水平和国家水平因素而异。对于年轻人、HIV 阳性感染者、未接受结核病治疗的人和生活在高发病率国家的人来说,每次事件的平均 DALY 较高。

5)结核病后遗症的负担分散于结核病幸存者的剩余生命周期中,几乎 1/3 的 DALY

(28%，95% *UI*：23%~34%)是在结核病事件发生 15 年后或更长时间累积发生的。

6)2019 年由结核病发病导致的平均预期寿命减少为 4.79 岁(95% *UI*：3.94~5.86 岁)，其中由发病期间死亡直接导致的平均预期寿命减少为 2.92 岁(95% *UI*：2.60~3.35 岁)，由后结核病时期死亡导致的平均预期寿命减少为 1.87 岁(95% *UI*：1.21~2.80 岁)。

(4)结论：结核病后遗症大大增加了由结核病引起的总体疾病负担，未来的政策分析和疾病负担估算需要更好地考虑结核病后遗症的公共卫生影响，以避免继续忽视这一问题，进而导致潜在的经费、政策关注和研究工作等方面的错误分配。

二、量化全球结核病幸存者人数：一项建模研究

全球每年约有 1 000 万结核病发病，其社会和经济影响在治疗结束后仍然长期存在，包括复发、过早死亡、持续的歧视和由结核病导致的贫困和儿童营养不良 / 教育中断等等。解决结核病幸存者面临的挑战的第一步是确定受影响人数、他们的基本人口特征以及在哪里找到他们。这些信息对于帮助卫生系统规划可以减轻结核病对幸存者持久影响的干预措施是必要的。

(1)目的：本研究旨在估算 1980—2019 年初次罹患肺结核的人数，存活到 2020 年的人数，以及在过去 5 年或 2 年内接受治疗的人数。

(2)方法：在这项建模研究中，研究者利用 WHO 报告的国家层面的结核病病例数据，估算了经结核病治疗存活的人数。同时采用 WHO 国家层面的发病估算值和报告值之间的差异，辅以已报告的按年龄分层和按 HIV 分层的病死率，估算了未经治疗的结核病存活人数。为了估算随时间推移的存活情况，研究采用联合国《2019 年全球人口展望》(*World Population Prospects 2019*)的死亡率和已发表的结核病后死亡风险比，为每个国家制订了后结核病时期生命表。根据既往文献研究设定结核病幸存者的全因死亡率为非结核病患者的 2.91 倍。

(3)结果：1980—2019 年，约有 3.63 亿(95% *UI*：2.87 亿 ~4.38 亿)人罹患结核病，其中 1.72 亿(95% *UI*：1.69 亿 ~1.74 亿)人得到了治疗。到 2020 年，1980—2019 年患病的结核病患者存活了 34.8 亿(95% *UI*：3.0 亿 ~3.9 亿)生命年，其中，结核病发病时年龄小于 15 岁的幸存者占 12%(95% UI：7%~17%)。到 2020 年，约有 1.55 亿(95% *UI*：1.38 亿 ~1.71 亿)结核病幸存者，其中，9 600 万(95% *UI*：8 900 万 ~10 400 万)接受过抗结核治疗，5 800 万(95% *UI*：4 300 万 ~7 300 万)从未接受过抗结核治疗。东南亚地区的结核病幸存者人数最多，占全球的 47%(95% *UI*：37%~57%)，在这些存活的结核病患者中，59%(95% *UI*：49%~69%))为男性，中位年龄为 45 岁(IQR：33~57 岁);8%(95% *UI*：6%~10%)的患者在结核病发病时感染了 HIV。2020 年仍然存活的结核病幸存者在第一次结核病发作后的平均寿命为 12 年(IQR：6~21 年)，在过去 5 年中接受过治疗的占 18%(95% *UI*：16%~20%)，在过去 2 年内接受过治疗占 8%(95% *UI*：7%~9%)。在东地中海区，近期治疗后存活的患者中超过 10% 为儿童，这一数据主要由巴基斯坦推动。非洲区现存活并在 5 年内接受过治疗的结核病患者中，有 44% 为 HIV 感染者。

(4)结论：2020 年存活的结核病幸存者人数超过每年估算结核病发病人数的 10 倍多。

应优先考虑对最近接受过治疗的结核病幸存者实施减轻呼吸系统病症、筛查和预防复发的干预措施并减少其病耻感。

[**专家点评**]

Menzies 等人的研究结果表明,当考虑到相关后遗症时,结核病引起的疾病负担大大高于传统的疾病负担估算结果。这些信息对于帮助卫生系统规划旨在减轻结核病对幸存者的持久影响的干预措施是必要的。Dodd 等人首次全面估算了全球结核病幸存者的数量,考虑到结核病幸存者的总人数是每年估算罹患结核病人数的 10 倍以上,对结核病负担的估算影响巨大。大量结核病幸存者中,许多人有着复杂的健康需求,而当前的卫生系统尚未解决这些需求,包括但不限于结核病复发的风险,长期肺功能损伤和慢性呼吸系统症状等等。加强对结核病幸存者的经济、食物、住宿等社会支持,需要我们开展队列研究以进一步明确结核病幸存者的长期影响以及可实施的干预措施的效果。此外,当前我们对于结核病患者的监测和管理主要关注于患者的发病和治疗管理,考虑将结核病幸存者的监测纳入记录和报告系统,对加速实现终止结核病的目标和改善幸存者的生存质量有重要的现实意义。

点评专家: 李涛,杜昕,赵雁林

第三节　机器学习模型

从群体传播模型到个体发病模型,数学模型为理解疾病的发病过程、流行模式以及开发新的诊断、治疗方法和管理措施提供了有价值的方法。特别是在个体研究方面,数学模型对于病原体在宿主内的作用机制探索越来越重要,同样也是筛选生物标志物用于结核病诊断和优选可用化合物用于结核病治疗的重要手段和经济途径。机器学习在生物医学领域的应用日益广泛,这与信息时代数据丰度的迅速积累有着密切关联,下面的研究就为利用既往经验识别潜在的抗 *M. tb* 活性分子提供了一种选择。

通过机器学习识别抗结核分枝杆菌活性分子

最后一种一线抗结核药物利福平于 1963 年获得许可。迫切需要开发新的抗结核药物,以有效对抗结核病特别是耐药结核病。然而,发现新的抗结核药物极其困难,更有效和节省成本的策略对于加速设计和发现新的抗结核药物治疗方法至关重要。在过去十年中,随着大量实验数据的积累,基于定量结构 - 活性关系(QSAR)方法,开发了许多计算模型来预测 *M. tb* 活性分子,有必要探索这些先进的方法在预测 *M. tb* 抑制化合物方面的表现。

(1)目的:研究旨在建立可靠的 *M. tb* 抑制预测分类模型,并提供可自由访问的平台进行分享。

(2)方法:从 CHEMBL 数据库收集了一个针对 *M. tb* 的生物活性数据集,基于 6 种不同类型的分子表征或分子指纹,使用 4 种机器学习(ML)算法(支持向量机 SVM、随机森林 RF、极端梯度提升 XGBoost 和深度神经网络 DNN)开发了 24 个模型。为了进一步提高模型的性能,在模型构建中采用了结合分子表征和分子指纹的策略以及 2 种集成方法(投票和堆叠)。采用局部离群因子(LOF)算法评估最佳模型的应用领域。此外,使用 SHapley 加法解释(SHAP)算法重点描述了重点分子表征。最后,开发了一个用于检测潜在 *M. tb* 抑制物的 Web 服务器,以供有需求的人员自由评估。

(3)结果

1)基于 6 种不同类型的分子表达(RDKitDes、MACCSF、MorganFP、PairsFP、PubChemFP 和 RDKitFP)开发的 24 个模型大多具有良好的识别能力,曲线下面积(AUC)值在 0.801~0.832。为了进一步提高模型性能,不同的分子表达被组合为建模的分子特征。基于这 5 种组合特征,构建的 20 个模型提供了更准确的预测,基于 RDKitDes + MorganFP 的模型表现最好,平均 AUC 为 0.832。每个模型对非抑制物的预测能力(特异性>90%)远优于对抑制物的预测能力(敏感性<60%)。

2)通过 2 种模型集成方法(投票和堆叠)组合了不同的机器学习分类器,堆叠模型略优于投票模型。对于使用不同算法构建的集成模型,基于 SVM、RF、XGBoost 和 DNN 组合的堆叠模型表现最好,AUC 为 0.846。

3)从准备数据集中随机抽取测试集 100 次,总体而言,所有模型表现良好,AUC 值均高于 0.91。根据平均 AUC 值和其他评估指标,堆叠模型明显优于其他 4 个单独模型,测试集的平均 AUC 为 0.935,准确率为 0.878。

4)特征分析为先导化合物的选择提供了辅助参考,并证明所建立的 XGBoost 模型在一定程度上具有逻辑可靠性。此外,由 SHAP 值给出的分子指纹位揭示了一些重要的子结构,可用于进一步的先导化合物优化。

5)使用 2018 年报告的包含 726 种化合物的外部测试集评估了模型的泛化能力,结果同样证明集成模型比 4 个单独的模型更稳定可靠。对于具有不熟悉结构的分子,模型的泛化能力变差。与训练集相似的分子化合物更有可能被预测为抑制物。可以通过 LOF 方法检查堆叠模型预测的准确性。

(4)结论:研究建立了一个有效预测 *M. tb* 抑制物的模型,可信的预测结果需要满足相关要求:①与训练集中的分子相比相似度高于 0.7;② LOF 值高于 1.5;③避免立体异构分子。用于模型分类的重要分子特征使用 SHAP 方法进行了验证,并且与专家经验一致,表明所建模型的可靠性。

[**专家点评**]

机器学习所研究的主要内容,是关于如何从数据中提取特征,产生"模型"算法,这个步骤可以抽象为计算机学习数据的过程,所以称之为"机器学习"。有了学习算法,我们把经验数据提供给它,它就能基于这些数据产生模型。在药物研发领域,机器学习为通过定量结构 - 活性关系(QSAR)方法筛选有效的抗结核分子结构提供了可能更精准有效的途径。但是机器学习算法受限于训练数据的质量,同时研究者也提到了这种筛选方式对于不熟悉的分子结构预测效果相对较差。相对来说,更适合在总结认知已有药物的结构基础上改良或探索新的合成药物。

点评专家:李涛,杜昕,赵雁林

参考文献

［1］ MAC P P, WEBB E L, KAMCHEDZERA W, et al. Computer-aided X-ray screening for tuberculosis and HIV testing among adults with cough in Malawi (the PROSPECT study): A randomised trial and cost-effectiveness analysis [J]. PLoS Med, 2021, 18 (9): e1003752.

［2］ LEE S, YIM J J, KWAK N, et al. Deep learning to determine the activity of pulmonary tuberculosis on chest radiographs [J]. Radiology, 2021, 301 (2): 435-442.

［3］ QIN Z Z, AHMED S, SARKER M S, et al. Tuberculosis detection from chest X-rays for triaging in a high tuberculosis-burden setting: an evaluation of five artificial intelligence algorithms [J]. Lancet Digit Health, 2021, 3 (9): e543-e554.

［4］ GBD 2019 TUBERCULOSIS COLLABORATORS. Global, regional, and national sex differences in the global burden of tuberculosis by HIV status, 1990—2019: results from the Global Burden of Disease Study 2019 [J]. Lancet Infect Dis, 2022, 22 (2): 222-241.

［5］ FU H, LEWNARD J A, FROST I, et al. Modelling the global burden of drug-resistant tuberculosis avertable by a post-exposure vaccine [J]. Nat Commun, 2021, 12 (1): 424.

［6］ YERRAMSETTI S, COHEN T, ATUN R, et al. Global estimates of paediatric tuberculosis incidence in 2013-19: a mathematical modelling analysis [J]. Lancet Glob Health, 2022, 10 (2): e207-e215.

［7］ MENZIES N A, QUAIFE M, ALLWOOD B W, et al. Lifetime burden of disease due to incident tuberculosis: a global reappraisal including post-tuberculosis sequelae [J]. Lancet Glob Health, 2021, 9 (12): e1679-e1687.

［8］ DODD P J, YUEN C M, JAYASOORIYA S M, et al. Quantifying the global number of tuberculosis survivors: a modelling study [J]. Lancet Infect Dis, 2021, 21 (7): 984-992.

［9］ YE Q, CHAI X, JIANG D, et al. Identification of active molecules against Mycobacterium tuberculosis through machine learning [J]. Brief Bioinform, 2021, 22 (5): bbab068.